国家社会科学基金重大项目（17ZDA330）

运动戒毒康复理论与应用

周成林　王小春　著

东北大学出版社

·沈　阳·

Ⓒ 周成林 王小春 2021

图书在版编目（CIP）数据

运动戒毒康复理论与应用 / 周成林，王小春著. —
沈阳：东北大学出版社，2021.7
ISBN 978-7-5517-2708-2

Ⅰ. ①运… Ⅱ. ①周… ②王… Ⅲ. ①运动疗法－应
用－戒毒 Ⅳ. ①R163.4

中国版本图书馆 CIP 数据核字（2021）第 131854 号

出 版 者：东北大学出版社
地址：沈阳市和平区文化路三号巷 11 号
邮编：110819
电话：024－83683655（总编室） 83687331（营销部）
传真：024－83687332（总编室） 83680180（营销部）
网址：http://www.neupress.com
E-mail: neuph@ neupress.com
印 刷 者：沈阳市第二市政建设工程公司印刷厂
发 行 者：东北大学出版社
幅面尺寸：170 mm×240 mm
印 张：19.25
字 数：335 千字
出版时间：2021 年 7 月第 1 版
印刷时间：2021 年 7 月第 1 次印刷
策划编辑：孟 颖
责任编辑：郎 坤
责任校对：魏雪莲
封面设计：潘正一
责任出版：唐敏志

ISBN 978-7-5517-2708-2 定 价：79.00 元

前　言

　　药物依赖已成为世界主要的公共健康问题之一，不仅能引发各种生理疾病，而且会增加犯罪风险，对社会、家庭和个人造成巨大危害。在我国，药物依赖也是一个严重的社会问题。《2019 年中国毒品形势报告》中统计结果显示，我国现有吸毒人员 214.8 万名，其中新发现依赖者 22.3 万名，虽然我国减少毒品需求工作成效明显，但滥用人数规模依然较大，治理巩固难度加大。近年来，运动戒毒作为健康的、长效的康复巩固治疗手段，得到我国政府及各类戒毒机构的认可，并在全国范围内进行开展和普及。基于理论知识的角度，培养药物依赖者"从心戒毒"的理念，有助于其树立正确的人生观、价值观，掌握基本社会适应能力，从而成功回归社会，杜绝复吸。本课题在上海市科委"运动锻炼干预海洛因成瘾的关键技术与应用"等相关项目成果的基础上，获得国家社会科学基金重大项目"戒断药物依赖人群的健康教育模式及体育运动干预机制研究"（项目编号：17ZDA330）的资助，以周成林教授为首席专家，针对运动戒毒康复教育模型进行了理论分析和评价，并建立了相应的运动戒毒康复处方和评价方案，以期客观地评价运动干预效果，完善戒毒工作。为了更好地推广运动戒毒康复教育在基层康复治疗体系的实施，故撰写本书。

　　本书主要从理论和评价两个角度阐述运动戒毒康复教育在药物依赖康复治疗中的积极作用。首先，对我国药物依赖者的理论教育现状进行梳理，并初构了基于政府、强制隔离戒毒所、家庭"三位一体"的运动戒毒康复教育模型，从行为、心理、认知、神经和生理等层面积极调控，促进药物依赖者对戒毒理念的理解与认同。其次，总结了我国运动戒毒的开展现状，作为国家重点推动的戒毒项目，运动戒毒的科学性、有效性、规范性与安全性得到了进一步发展；体育健康教育、运动处方和康复治疗评价标准也在实践中不断地完善；大

1

数据平台与新技术的应用，让运动戒毒模式走上了智能化发展的道路。同时，本书也总结了课题组从 2014 年起开展的上海市科委项目所积累的近 7 年的一线研究成果，并结合近年来国内外的研究进展，对运动戒毒促进康复的科学依据进行了综述，包括运动对身体健康、心理认知功能等的积极作用，以及对运动剂量的详细说明。此外，通过介绍运动戒毒康复效益的主要评价手段，涵盖问卷调查方法、运动能力测评方式、行为反应测试、刺激暴露测试、血液检测、电生理检测及影像学检测等方面，从测试方法和评价指标入手，阐述了各种测试方法的基本原理、操作手段及常用的评估方式。最后，通过对课题组成员深入强制隔离戒毒所 10 个月所采集的数据分析，从行为表现、大脑动力学变化、奖赏功能康复、情绪状态改善等方面进行了基础研究；并通过数据所反映的运动锻炼效益进行数学建模，最终形成了运动戒毒康复评价方案，建立了适用于戒毒人员的运动康复处方，并联合杭州赛翁思科技有限公司开发了"运动戒毒康复评估系统"，以期在戒毒所内实施常态化的测试、保存和数据查看功能，完成评估标准的数字化，为评估方案在基层的实施提供智能一体化的操作平台。

本书的完成是课题组成员集体智慧的结晶，大家相互配合、相互协作完成了写作任务。尽管在撰写本书过程中付出诸多努力，但是由于著者水平有限，本书中难免存在不足或引用标注疏漏，敬请读者批评指正。同时，我们也希望本书能够帮助广大的基层戒毒康复工作者，推进运动干预辅助戒毒康复的科学化和智能化，帮助药物成瘾者从生理脱毒到心理脱毒，早日掌握基本的社会适应能力，重返社会；并且希望给予教育管理者、教师和家长一定的启迪，为青少年营造健康的教育环境，大力支持青少年参加运动锻炼，共同努力让青少年远离毒品，构建和谐社会。

著　者

2021 年 5 月

目　录

第一章　我国药物依赖康复的治疗矫治特征

　　药物依赖已成为世界主要的公共健康问题之一，不仅能引发各种生理疾病，而且会增加犯罪风险，对社会、家庭和个人造成巨大危害。在我国，药物依赖也是一个严重的社会问题。目前，禁毒工作已废除劳动戒毒制度，形成了强制隔离戒毒制度、社区戒毒及康复制度、自愿戒毒制度等较完善的戒毒康复体系，逐渐实现康复矫治科学化和专业化。当前，我国针对药物依赖者的健康教育主要集中在法律法规教育、行为矫治教育、心理健康教育和技能培训教育4个方面。同时，实践证明，有效的体育健康教育和运动锻炼指导，是促进个体身心合一的最佳载体，也是提高药物戒断康复率、降低复吸率的优质途径。我国已初步形成运动戒毒模式康复矫治手段，体现了我国禁毒工作理论创新、方案创新、评价标准具体的新举措。智能化戒毒模式已经在我国一些强制戒毒所试点开展，为实现科学化、信息化、科技化禁毒工作奠定了良好的基础。

第一节　我国药物依赖的现状

　　药物依赖一直是社会高度关注的问题，也是当前重要的公共健康问题。据2020年世界卫生组织（World Health Organization，WHO）公布的数据显示，全球目前共有3500多万人药物成瘾，世界各地的吸毒人数一直在增多，无论是从总体数字还是从吸毒者在世界人口中所占比例来看都是如此。2009年，药物依赖者有2.1亿人，占全球15—64岁人口的4.8%；而2018年药物依赖者有2.69亿人，占这类人口的5.3%。

　　在过去二十年，发展中国家药物依赖情况的增长速度远远快于发达国家，其中青少年所占比例逐年增大。在我国，药物依赖也是一个严重的社会问题。2017年的禁毒报告统计结果显示，我国现有药物依赖者已达250.5万人，其中新发现依赖者44.5万人，并且在不断增长。当前，我国正处于社会转型时期，伴随着经济的快速增长和社会的急剧变迁，药物滥用形势愈加严峻。随着新型毒品的出现，药物依赖者出现年轻化、学历增高及女性成瘾者增多的情况，已严重威胁到我国人民的健康、社会稳定和经济发展等。长期的药物滥用不仅能引发各种生理疾病（如糖尿病和HIV感染），而且对心理、行为等方面也会产生负面影响，严重者甚至会产生精神方面的障碍。任其发展必然会增加犯罪风险，使社会治安恶化，对社会、家庭和个人造成巨大危害。因此，药物依赖现象需受到社会各界广泛的重视，并协同一致降低药物依赖对身心和社会的危害。下面从药物依赖的增长情况及其危害两个方面具体阐述我国药物依赖现状。

一、药物依赖增长的特点

（一）药物使用人数增速减缓

近年来，我国药物依赖现象日趋严重，使用人数不断增加，主要表现为：① 它已扩展到社会一切阶层，个体户及无业人员占多数；② 所有年龄组均被波及，青年所占的比重增大；③ 滥用者以男性为主，但妇女所占比例日趋增加；④ 青少年与儿童起始滥用药物的年龄更为提前，并且往往一开始就滥用作用强的毒品和采用危险的滥用方式（戴冬菊，2009）。

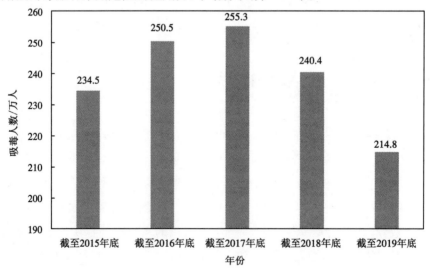

图1-1　2015—2019年全国吸毒人数

（来源：《中国禁毒报告》，2020）

根据《2019 年中国毒品形势报告》（2020），截至 2019 年底，中国有吸毒人员 214.8 万人，占全国人口总数的 0.16%，自 2018 年下降 5.8%后，连续第二年减少，同比下降 10.6%，如图 1-1 所示。其中，35 岁以上 109.5 万人，占 51%；18—35 岁 104.5 万人，占 48.7%；18 岁以下 7151 人，占 0.3%。戒断三年未发现复吸人员 253.3 万人，同比上升 22.2%，首次超过现有吸毒人数。全年共查获吸毒人员 61.7 万人次，同比下降 13.9%；新发现吸毒人员 22.3 万人，较上年减少 3 万人。全年新发现吸毒人员中青少年占比下降，青少年毒品预防教育成效继续得到巩固，但 60 岁以上吸毒人员同比增加 3.5%。

（二）新型药物层出不穷

根据联合国《1961 年麻醉药品单一公约》和《1971 年精神药品公约》中的规定，致依赖性或具有滥用潜力的药物分为麻醉药品和精神药品两大类别，前者包括阿片类、可卡因类和大麻类 3 类，后者包括镇静催眠药、中枢兴奋剂和致幻剂 3 类。此外，还有一些具有药物依赖性或滥用潜力的物质，如酒精、烟草和挥发性有机溶剂未被列入国际公约管制。近年来，滥用冰毒人员占总吸毒人数一半以上，冰毒已取代海洛因成为我国滥用人数最多的毒品，与滥用海洛因和滥用氯胺酮成为我国三类主要滥用品种。大麻滥用继续呈现上升趋势，截至 2019 年底，全国滥用大麻人员 2.4 万人，同比上升 25.1%，在华外籍人员、有境外学习或工作经历人员及娱乐圈演艺工作者滥用出现增多的趋势。

新型毒品滥用问题来势迅猛，形势严峻，其吸食人数正以超过海洛因等传统毒品蔓延的速度增长，有专家认为，新型毒品将会是 21 世纪滥用的主要毒品。由于科技水平的不断提高，制贩冰毒等化学合成毒品比重明显加大。当前我国混合滥用合成毒品和阿片类毒品交叉滥用情况突出，截至 2018 年底达 31.2 万人，同比上升 16.8%，占吸毒人员总数的 12%。2018 年，复吸人员滥用总数 50.4 万人次，其中滥用合成毒品 28.9 万人次，占总数的 57.3%；滥用阿片类毒品 21.2 万人次，占总数的 42.1%（《2018 年中国毒品形势报告》，2019）。为吸引消费者、迷惑公众，一些不法商家不断翻新毒品花样，变换包装形态，"神仙水""娜塔沙""0 号胶囊""氟胺酮"等新类型毒品不断出现，具有极强的伪装性、迷惑性和"时尚性"，以青少年在娱乐场所滥用为主，增大识别难度。《2019 年中国毒品形势报告》中指出，目前我国已列管 431 种毒品和整类芬太尼类物质，但新类型毒品不断出现。如含 LSD 成分的"邮票"、向学生兜售的"聪明药"以及逐渐蔓延的"0号胶囊""G点液""犀牛液"等色胺类物质，品种五花八门。有的变换包装，伪装成食品、香烟等，如"奶茶"、巧克力形态的毒品；有的是未列管的毒品替代品，如号称"改良K粉"的氟胺酮；还有新精神活性物质作为第三代毒品，在国内迅速扩张，且花样不断翻新，如合成大麻素"娜塔莎"等，据国家毒品实验室检测，全年检测出新精神活性物质41种，其中新发现5种，新精神活性物质快速发展蔓延是目前全球面临的突出问题。

（三）药物来源途径增多

根据《2019年中国毒品形势报告》（2020），我国毒品来源于境外输入和国内制造。近年来，经过我国连续开展的禁毒工作，中国国内制造合成毒品活动受到有效遏制，产能大幅下降，流入市场数量大幅减少。但是，"金三角"、"金新月"和南美等境外毒源地对中国"多头入境、全线渗透"的复杂态势仍未改变，境外毒品向我国渗透呈进一步加剧势头。随着经济全球化和社会信息化加快发展，世界范围毒品问题泛滥蔓延，特别是周边毒源地和国际贩毒集团对中国渗透毒品不断加剧，成为中国近年来毒品犯罪面临的外部威胁。在我国禁毒工作取得重要成果的当下，国产毒品产量减少及毒品价格暴涨，境外毒品向我国渗透不断加剧，迅速抢占市场，弥补需求空缺，取代了国产毒品的市场主导地位。境外来源中"金三角"毒品仍是主流，该地区还大规模制造冰毒片剂、晶体冰毒和氯胺酮并向我及周边地区大肆输出，是中国毒品的主要来源地。2019年，全国共缴获海洛因、冰毒晶体及片剂、氯胺酮等主要毒品33吨，其中来自"金三角"地区的共27.3吨，同比上升5.5%，占总量的82.7%。同时，"金新月"和南美两大毒源地毒品产能巨大，"金新月"地区与我国地缘便利，南美贩毒集团不断扩张全球可卡因贩运网络，两地毒品对我国渗透的风险始终存在。

受欧美一些国家大麻合法化政策影响，中国境内外籍员工、高校留学生、海外归国人员以及文娱从业人员通过互联网勾连，以国际邮包、航空夹带等方式从境外购买大麻及其制品现象明显增多。当前全球药物滥用现象愈发严峻，世界各地药物滥用人数持续增加，我国禁毒工作也面临着新的挑战。随着科技不断发展和"互联网+"时代的到来，药物获取渠道更加丰富和隐秘，一些吸毒人员从线下转入线上，利用网络社交软件建立"毒友群"，采用虚拟身份、暗语交流，进群先直播吸毒，进群后不参与直播吸毒或不购买毒品即被踢出群，形成更加隐蔽的网络吸毒圈。当前，通过寄递渠道运送毒品的网络贩毒模式已成新常态，我国依旧面临着吸毒人数基数大、进一步增加的风险[《2019年中国毒品形势报告》，（2020）]。

二、药物依赖的危害性

药物依赖是一组认知、行为和生理症状群，因其复发性极高、慢性渐进加重性和多重病理等特征受到社会各界的广泛专注。目前，大量研究结果证明，长期药物依赖不仅能造成生理上的疾病障碍，而且对于大脑组织结构以及心理精神障碍等方面也存在危害，其引起的神经精神病害和典型非对称性身心损残是一个极其复杂的、以大脑为主且伴有多脏器组织损害的病理过程。药物依赖人群由于长期滥用药物，其违法性、隐躲性、避治性、卑责性和精神障碍等负面特性，不仅使我国禁毒工作和医学治疗面临极大的挑战，同时也给家庭和社会带来了不良影响。

（一）社会危害

药物依赖不仅给依赖者本人及其家庭带来严重危害，而且诱发了盗抢骗等一系列违法犯罪活动。长期滥用合成毒品还极易导致精神性疾病，由此引发的自伤自残、暴力伤害他人、"毒驾"肇事等事件在各地仍时有发生，给公共安全带来风险隐患。同时，面对依赖者戒断、康复、医治等各项问题，政府需用大笔财政开支来处理，这加重了国家的财政负担。药物依赖者长期滥用药物，导致身体机能下降，缺乏甚至丧失劳动能力，影响生产力，进而影响社会财富的创造，也给社会经济带来严重损失，给社会安定带来了巨大威胁（戴冬菊，2009）。随着当前药物滥用局势的变化，境内来源受阻，境外来源增多，无疑也增加了药物依赖者的经济负担，更是社会安定的潜在危害。

（二）身体损害

长期药物依赖人群的生理机能将会出现明显的功能障碍。与正常健康人相比，药物依赖人群也表现出较差的体适能、低下的免疫反应、失调的神经递质系统等。例如，由于生理和心理依赖导致的大脑和机体能量代谢失衡、内分泌紊乱（精神恍惚、食欲不振、失眠等）（Weber, et al., 2004），药物依赖人群体重下降明显，尤其针对药物依赖的母体，其子代也表现出较高的低出生体重风险（Walton-Moss，et al.，2009）。随着药物滥用时间的延长，药物依赖人群免疫机能损伤加剧，炎性反应逐渐恶化，伴随心肺耐力、肌肉力量和灵敏素质等体适能显著下降（Weber，et al.，2004）。药物依赖人群常出现各种不健康的生活方式（不正常饮食和很少或不进行体力活动）。随着药物依赖程度的增加，其心肺、循环和免疫系统等生理机能逐渐被削弱，进而表现出较差的体适能。生理机能的损伤，往往伴随着深层次生化指标的改变。例如，内源性大麻素和内啡肽是维持奖赏环路的关键递质，是由身体和大脑分泌的激素，就像天然的大麻和吗啡，两者具有相似的解剖学分布和功能，尤其对大脑神经环路可塑性的构建十分必要（Viganò，et al.，2005）。当外源性成瘾药物进入体内后，便会拮抗人体内源性的大麻素和内啡肽，竞争性地与其受体结合，阻断正常的生理功能。与健康人相比，药物依赖人群的外周和中枢内源性大麻素和内啡肽含量显著下降（González，et al.，2002；Manthou，et al.，2016）。

吸食冰毒、摇头丸等苯丙胺毒品会对心脏造成极大的损害。对血管系统也有危害，常见的疾病有血栓性静脉炎、动脉炎、动脉损伤、动脉瘤、坏死性血管炎等。当吸毒者由静脉注射海洛因等毒品后，毒品及其所含的杂质对血管壁产生化学刺激及继发性感染，造成局部血管的阻塞，可能引起脑栓塞、大动脉栓塞，甚至造成坏死性脉管炎，以至于不得不截肢。毒品损害人体神经系统，特别是对中枢神经系统有明显的毒害作用。吸毒可以引起多种神经系统并发症，如急性横贯性脊髓炎、脑白质病变、细菌性脑膜炎、脑脓肿、多发性神经根炎和视神经病态等。

（三）心理健康危害及对家庭危害

药物依赖不仅对吸食者的神经系统造成病理性改变，对依赖者的认知、思维、情绪、行为影响后果严重，还会引发各种精神障碍，控制大脑。常见的依赖性药物主要有麻醉药品（如阿片类、可卡因类和大麻类等）、精神药品（如苯丙胺、致幻剂等）、酒精和尼古丁等。这些依赖性药物能够直接或间接激活机体的大脑神经环路（依赖性药物的共同通路），反复刺激中枢释放过量的多巴胺神经递质，产生欣快感，形成生理和心理依赖（Volkow，et al.，2009）。有医学研究证实，冰毒吸食者患精神病性和人格障碍的比例明显比海洛因吸毒者更高（刘婷，2020）。长期使用冰毒，可以造成大脑器质性改变，出现幻觉、妄想等症状，形成苯丙胺类精神病。精神系统出现障碍或变异和病态人格是吸毒成瘾者的一个主要特征，Hoffman 在 1964 年通过临床观察指出，低自尊是海洛因依赖者最为突出的人格特征（程旭，2003）。在海洛因依赖者中存在人格障碍者高达 86%，抑郁者占 23.6%（刘婷，2020）。

药物依赖对家庭具有破坏作用，并阻碍家庭关系的良性发展。一旦家庭中出现了吸毒者，吸毒者在自我损害的同时，也必将使家庭关系恶化，往往还会使家庭成员陷入困境。通常，无固定职业的人员吸毒的比例要高于有固定职业的人群（干部、知识分子、工人等）和在校学生，这说明无固定职业是吸毒的最重要的危险因素之一。无业者吸毒的可能性远大于有固定职业者（Bush，et al.，2002）。反复的吸毒行为在不同程度上破坏吸毒人员原有的社会支持系统——家人放弃、朋友疏离、婚姻关系破裂。吸毒者的家人通常要直接面对吸毒者在成瘾之后的种种不良行为，家人通常会有更高的焦虑、应激和其他行为障碍水平，时时担忧吸毒人员的健康问题，甚至走向家破人亡的困境。

第二节 我国戒毒教育矫治制度的演变

一、劳动教养制度

劳动教养制度，即针对于违法行为人，对其进行劳动、教育和培养，使其能够重返社会的制度，是一种根植于我国法制土壤、具备强烈中国特色的制度（康晓东，2018）。劳动教养作为我国一项主要应对严重违法和轻微犯罪的措施，其性质在半个世纪的发展历程中，一直处于运动、变化之中。劳动教养制度在我国存在 50 余年，一定程度上发挥了维护社会治安的"工具"作用。但由于近些年来，司法制度改革的展开以及民众法治观念的觉醒（康晓东，2018），加上其制度本身缺乏合宪性合法性依据、程序不正当、实际运行过程中的权力滥用和制度扭曲等问题（卢方，等，2019），最终在 2013 年，由第十二届全国人民代表大会常务委员会第六次会议通过《中共中央关于全面深化改革若干重大问题的决定》，正式废止劳动教养制度（王沿琰，等，2018）。

2008 年 6 月 1 日起实施的《中华人民共和国禁毒法》（简称《禁毒法》）中规定："国家采取各种措施帮助吸毒人员戒除毒瘾，教育和挽救吸毒人员。""吸毒成瘾人员应当进行戒毒治疗。""吸毒成瘾的认定办法，由国务院卫生行政部门、药品监督管理部门、公安部门规定。"同时颁布了戒毒工作体系主要由强制隔离戒毒，社区戒毒和社区康复以及自愿戒毒构成。《禁毒法》中还规定了公安机关查获吸毒人员后，责令其接受社区戒毒，由县级以上公安机关审批，社区戒毒的期限为 3 年；对于拒绝接收社区戒毒的，在社区戒毒期间吸食注射毒品的，严重违反社区戒毒协议的，经社区戒毒、强制隔离戒毒后再次吸食、注射毒品的执行强制隔离戒毒；对于接受强制隔离戒毒的人员，强制隔离戒毒的决定机关可以责令其接受不超过 3 年的社区康复。

二、强制隔离戒毒制度

2013 年戒毒劳教制度废止后，全国戒毒管理相关部门就戒毒工作转型进行了激烈而深刻的大讨论。2014 年以来，围绕"戒除毒瘾"，以"提高操守率""降低复吸率"为目标，浙江司法行政戒毒系统提出了"四四五"戒毒模式，并在全省各强制戒毒所进行推广。2018 年 5 月，司法部以"四四五"戒毒模式为蓝本，印发了《关于建立全国统一的司法行政戒毒工作基本模式的意见》，以建立和完善全国统一的司法行政戒毒工作基本模式。"四四五"戒毒模式即"四区分离"（生理脱毒区、教育适应区、康复巩固区和回归指导区）是基础，"四式管理"（病房式管理、军营式管理、校园式管理和社区式管理）为特色，以及"五大戒毒专业"（戒毒医疗中心、心理矫治中心、康复训练中心、教育矫正中心和诊断评估中心）为支撑的新型综合戒毒模式（滕关和，等，2017），如图 1-2 所示。药物依赖者在强制隔离戒毒期间需要经历生理脱毒期、教育适应期、康复巩固期、回归指导期 4 个阶段。

湖南司法行政戒毒系统就当地情况，构建了以"三期四区五级管理六项机制"为框架，以七类戒治方法为支撑的湖南综合矫治戒毒模式，如图 1-3 所示。湖南省将戒毒过程分为生理脱毒、身心康复、回归适应三期；"四区"包括在戒毒场所内建立相对独立的医疗戒护、康复教育、常规矫治和回归适应四个功能区域；"五级管理"是针对不同心理行为热点划分的临床监护、封闭、常规、宽松、自我的管理等级，作为教育效果的评价手段；"六项机制"是建立戒毒医疗、康复训练、再社会化教育、心理矫治、关怀救助、后续照管等机制；而"七类方法"中教育的内容则包括了医疗戒治、戒毒教育、心理矫治、运动康复、劳动锻炼、管理矫正、文化教化等（曾启尚，等，2017）。

广东省"三三六"强制隔离戒毒模式即"三期、三分、六法"戒毒模式，

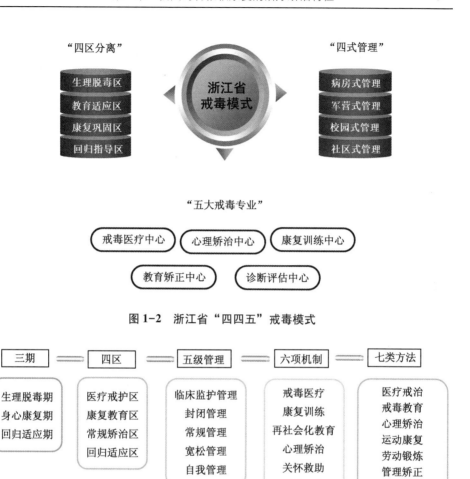

图1-2 浙江省"四四五"戒毒模式

图1-3 湖南综合矫治戒毒模式

如图1-4所示。该模式从强制药物依赖者不同时期生理、心理特征及戒治进程角度，将所内戒毒过程划分为"三期"：戒治适应期（加强针对性的医学治疗和常规的毒害认知教育），康复训练期（系统开展心理矫治、意志力培育、行为训练和技能培训）和回归体验期（主要进行情境模拟和拒毒技巧训练）。药物依赖者每完成一期的戒治训练，即进行考核评价，合格通过者将转入下一阶段接受戒治（唐园，2017）。"三分"即"分别管理、分类戒治、分级处遇"，是根据药物依赖者日常管理和戒治工作需要进行的划分。"分别管理"是根据药物依赖者的类型，将男性与女性药物依赖者、未成年药物依赖者、艾滋病感染药物依赖者进行分别管理，有条件的场所可以根据吸食毒品类型以及强制戒毒次数等进行分别管理。"分类戒治",就是按照药物依赖者吸食毒品的不同种类和戒断症状、心理健康及体能健康情况等,分别采取有针对性的戒治措施。"分级处遇"是指按照药物依赖者戒治表现,将药物依赖者的管理级别划分为4种递进的管理级别,享有不同的管理处遇。依据马斯洛的"需要层次"理论,对4个级别由低至高,分别给予不同处遇,在管理方式、探访、亲情电话、购物和加菜等方面体现差异化,以进阶式标准形成目标激励效应,提升药物依赖者的戒治积极性。"六法"是融合社会学、教育学、行为学、药理学、心理学等多学科的知识形成的6种戒治方法,从生理、行为、心理、体能和社会化等角度帮助药物依赖者戒除毒瘾,具有很强的实用性和可操作性(唐园,2017)。

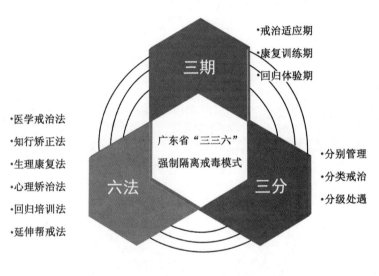

图1-4　广东省"三三六"强制隔离戒毒模式

除了以上列出的戒毒纲要外,还有很多省市均提出了适合本省发展的戒毒体系,不难发现,虽然各戒毒方案之间存在不同,但就药物依赖者在强制隔离戒毒所戒断的时期分类是基本一致的,而且在理论教育方面,加入了心理学、运动学、社会学、职业技能等理论教育板块,强制隔离戒毒制度呈现出新时代的综合特征。

三、社区戒毒及康复制度

社区戒毒（康复）模式是以社区为戒毒空间，由政府主导，各相关职能部门配合，多种社会力量参与辅助，共同帮助成瘾人员完成戒毒矫治的戒毒模式（张琳，2017）。我国社区戒毒（康复）相较于西方发达国家起步较晚，与强制隔离戒毒和自愿戒毒构成现阶段我国戒毒措施的基本体系。《禁毒法》规定："对吸毒成瘾人员，公安机关可以责令其接受社区戒毒，同时通知吸毒人员户籍所在地或者现居住地的城市街道办事处、乡镇人民政府。社区戒毒的期限为三年"，同时"对于被解除强制隔离戒毒的人员，强制隔离戒毒的决定机关可以责令其接受不超过三年的社区康复"、"接受社区戒毒的戒毒人员应当遵守法律、法规，自觉履行社区戒毒协议，并根据公安机关的要求，定期接受检测"。

社区戒毒（康复）在对药物依赖者摆脱强制隔离戒毒环境后，回归社会生活指导、在开放环境中拒绝毒品诱惑以及调动社会力量开展戒毒工作中发挥着不可替代的作用。目前，社区戒毒（康复）在借鉴西方国家社区治疗模式的基础上，着力打造以药物依赖者为中心、以降低复吸率为目标、以政府财政为依托，社会组织管理、社工团队介入、社区医疗保障、社会力量扶持的中国特色社区戒毒（康复）发展模式。

四、自愿戒毒制度

无论强制戒毒或是自愿戒毒，由于其戒毒手法与自身资源的限制，无法从根本上帮助和支持药物依赖者顺利走上康复之路。所以，不仅强制戒毒要跟社区康复建立过渡衔接关系，在法律上对其做出相应的规定并完善相关保障措施，自愿戒毒也同样不能缺少帮助药物依赖者康复回归的重要环节（张希范，等，2012）。自愿戒毒是与强制性戒毒区分，通过成瘾者意识到吸毒行为给自己、家庭、社区带来的影响与伤害，主动脱离毒瘾的过程。《禁毒法》中规定："吸毒人员可以自行到具有戒毒治疗资质的医疗机构接受戒毒治疗。"自愿戒毒模式的确立，填补了我国戒毒方式中依靠社会力量开展戒毒工作的空白，为戒毒模式的发展提供了新的方向，同时也符合人道主义的要求，让药物依赖者享有自主、自愿戒毒的权利。

自愿戒毒机构作为禁毒战线上不可或缺的有效补充部分，由于其戒毒治疗过程中患者痛苦小、管理人性化、对患者身份保密等特点受到越来越多成瘾物质滥用患者的关注（李华林，等，2018）。《禁毒法》对自愿戒毒机构也做出相应规定："设置戒毒医疗机构或者医疗机构从事戒毒治疗业务的，应当符合国务院卫生行政部门规定的条件，报所在地的省、自治区、直辖市人民政府卫生行政部门批准，并报同级公安机关备案。戒毒治疗应当遵守国务院卫生行政部门制定的戒毒治疗规范，接受卫生行政部门的监督检查。"目前，我国自愿戒毒机构仍处于发展的初期，尽管政府大力开展政策扶持，但是在我国以政府为主导的戒毒体系影响下，自愿戒毒机构的发展相对强制隔离戒毒机构出现发展滞后、缺少规范以及资源匮乏等问题。

第三节　我国戒毒教育矫治的特点

当前我国戒毒教育工作的发展趋势是：科学化、专业化和综合矫治（秦颖，等，2017）。生理脱毒、身心康复和重返社会是药物戒断过程必经的 3 个环节，缺少一个环节都不能被称为戒断成功。以往的戒断工作主要是围绕生理戒毒后开展的禁毒教育，近些年禁毒工作人员发现了身心健康教育以及再社会化教育的重要性。因此，对药物依赖者的教育矫治需要在充分认识禁毒工作的客观规则基础上，适应当前法律法规对禁毒工作的客观要求，围绕药物成瘾的本质问题展开。尤其是在完成生理脱毒后，应充分发挥教育对药物依赖者身心改善的积极作用，有效遏制药物依赖者对于毒品的渴求，改善药物依赖者的行为、认知、观念等方面，提高教育矫治的效果，同时完善药物依赖者回归社会后的适应过程，为防止复吸，构建和谐社会发挥更好效能。

鉴于药物依赖问题的严重性，急需对药物依赖者进行健康教育干预。而基于文献的梳理发现，目前，我国针对药物依赖者的健康教育主要集中在法律法规教育、行为矫治教育、心理健康教育和技能培训教育 4 个方面。

一、法律法规教育

我国政府一直在不断加强禁毒立法，1990 年 12 月 18 日全国人大常委会通过了《关于禁毒的决定》，1997 年 3 月 14 日对毒品犯罪的法律规定做了重要修改和补充，并着手制定禁毒法，从严惩处毒品犯罪。1995 年 1 月 12 日国务院发布了《强制戒毒办法》，同年 6 月 8 日，卫生部发布了《戒毒药品管理办法》，使戒毒工作有法可依。目前，现行有效的是由中华人民共和国第十届全国人民代表大会常务委员会第三十一次会议于 2007 年 12 月 29 日通过，自 2008 年 6 月 1 日起施行的《禁毒法》。在《禁毒法》出台之前，我国主要有强制和劳教两种戒毒模式，目前"社区戒毒、自愿戒毒、强制隔离戒毒、社区康复"4 种戒毒体制充分体现了我国"以人为本"的戒毒宗旨，更体现出戒毒手段多样化、戒毒过程一体化、社会帮教法制化的特点（王蕊，2015）。之后，2011 年国务院颁布的《戒毒条例》对新时期禁毒戒毒工作的宗旨、原则、方法途径、责任主体、工作机制和模式以及药物依赖者的权利义务做出了明确规定。此外，全国各省、市、自治区从实际出发，制定并逐渐完善地方性禁毒法规，不断创新发展更高效的戒毒模式，以便更有效地实施禁毒、戒毒。

全国强制隔离戒毒所的调研数据表明，当今吸毒者仍是以文化程度较低，无固定收入来源或低收入人群居多，这些人的思维方式较为简单，而越来越多的年轻人沾染毒品也是由于其辨别是非的能力较差，法制道德观念没有建立，对国家法律法规的知识匮乏最终使他们走上了违法犯罪的道路。在戒毒过程中，进行严肃有针对性的法纪道德条例教育，让药物依赖者深刻认识到吸毒对自身、家庭、社会的危害，增强法律意识和社会责任感，使其在回归社会后能远离毒品，做守法遵纪的好公民，因此，法律知识教育是戒毒教育的首要教育内容。

对药物依赖者的法律教育是一项长期的工作，也是自禁毒工作开展以来的重要教育项目，在这个过程中需要所有相关工作人员树立正确的教育理念，更新教育方法，改变教育形式，立足于药物依赖者的真实情况，因材施教，开展多种考核形式，采用多样化的评价标准，通过不断地摸索和创新，最终实现人人知法、人人懂法的新局面。

二、行为矫治教育

对药物依赖者进行的行为矫治教育多是指通过"行为疗法"等矫治手段，消除吸毒行为的影响，强化戒断行为，建立良好健康的行为模式，进而实现成功脱毒。对于药物依赖者而言，身体对毒品已经产生了一定的适应能力，一旦吸食毒品的量减少或者中断，身体会出现各种不适症状。结合中国禁毒报告，强制隔离戒毒所面临的困难和挑战仍然不可忽略（龙桂芳，等，2016）：自伤自残、患有各类传染性疾病等的收治人员占相当大的比例，教育矫治的难度较大；在现实生活中，戒毒的教育方式较为陈旧，教育工作较浅显，长远的教育规划和体系不完善，教育目标不明确，教育者的专业素质参差不齐，不能全面地分析教育效果，针对性不强，有效性较差。而对于药物依赖者的行为教育也要立足于身体健康教育的基础上，集中在了解毒品对于人体机能的危害和行为如何帮助药物依赖者康复的问题上。其中最为突出的行为教育则是对运动行为的培养和康复运动的教育工作，运动锻炼行为方面的健康教育多以开展体能康复训练为主。

一般情况下，体能康复训练贯穿整个戒断过程，体育锻炼与劳动相结合，定期测量结果并做出针对性的计划开展训练，使药物依赖者的力量、速度、耐力、协调、柔韧、灵敏等运动能力恢复为正常人的水平。运动能有效地提高运动者的身体机能，提高肌肉的力量和耐力，增强血管弹性和血氧的运输能力，促进心脏供给血液的能力，改善心脏机能，提高呼吸系统气体转换的能力，有利于预防和抵抗疾病（刘涛波，等，2008；孟宪奎，等，2000）。朱晓东（2010）在关于药物依赖者康复的研究中，强调了运动锻炼对于药物依赖者的身体、心理健康促进的重要作用，指出长期坚持有规律的正确运动，并保持一定强度，对于戒毒者的康复有着积极的作用，可以有效地控制稽延性戒断综合征，提升强制药物依赖者的心理健康水平。毕超（2014）在其研究中针对药物依赖者的身高、体重、心率、坐位体前屈、握力、立定跳远、肺活量、简单反应时、动作反应时、最大摄氧量等相关数据，验证运动能改善药物依赖者的身体机能。

三、心理健康教育

思想是行为的先导，心理是行为的主导（周影，2019）。毒瘾难以戒除的重要原因就是药物依赖者在心理上对毒品难以完全戒断。同时，有研究指出，药物依赖者社会角色认同感、社会环境认同感、社会责任认同感是自身主动去适应戒毒所环境，主动接受戒治的重要心理因素，心理教育就是通过认识自我，矫正不合理认知，重塑健全的人格，树立正确的人生观和价值观，恢复身心健康，适应社会等途径达成认同的过程（马立骥，等，2019）。对药物依赖者而言，其康复是一个长期、周而复始的过程。康复阶段的主要难点在于防止复吸，复吸是指药物依赖者经过一段时间的治疗康复，远离毒品依赖后，又重新用药的行为（曹家琪，1997）。研究结果显示，药物依赖者的复吸行为与其心理健康状况有密切关系，药物依赖者的心理健康状况较差，脱毒后仍存在明显的心理问题，是导致复吸的主要原因（孙步青，等，2001）。

一项考察药物依赖者的心理健康状况与成瘾行为的相关性的研究发现，与全国常模结果相比，药物依赖者 SCL-90 症状自评量表总分及各项因子分均显著高于正常人，这说明其心理健康状况明显较差，并且揭示心理健康状况与成瘾行为之间存在密切相关（韩卫，等，2004）。关于苯丙胺类兴奋剂的研究也发现，该类药物依赖者的 SCL-90 得分显著高于正常对照人群，并且其心理健康问题检出率为 55.06%，同样高于全国常模的检出率水平（王玮，等，2013），这说明苯丙胺类兴奋剂成瘾者心理健康状况也较差。随着我国新型毒品的出现，研究者探讨该类新型毒品与海洛因成瘾者异同时，发现两类人群的 SCL-90 得分不存在显著性差异，但都表现出心理健康状况普遍低下的特点（石爱军，等，2014）。这表明无论是海洛因、鸦片等毒品，还是人工化学合成的致幻剂、兴奋剂类等新型毒品，它们对个体心理健康的影响都较大。此外，在性别比较上，也有显著性差异。考察强制隔离成瘾者心理健康状况的调查中，不仅发现了其 SCL-90 各因子分及总分均高于全国常模水平，心理问题检出率为 30.4%，还发现女性 SCL-90 的因子分值高于男性，说明女性心理健康水平低于男性。研究者认为这与女性的个性特点如生理特点、家庭地位、社会地位等相关，同时对自己未来的担心等相关心理负担更为沉重。国外一项基于大型临床数据库的研究，着重考察精神障碍和酒精或其他药物滥用的并发症。该研究结果发现，精神障碍和物质滥用并发症发病比例达到 9.6%。这个数据放在精神障碍人群中，并发症比例为 10.5%，而对于酒精和其他物质成瘾人群，比例为 52%。从数据可以看出精神障碍与药物成瘾两者相互影响较大，容易引起并发症（邱瑜霞，等，2013）。同时在人格方面的研究也发现，在部分药物依赖者中，某些人格障碍以及性格特征与病程的持续时间相关，其中更容易复吸的人群表现为情感不稳定，做事情不认真，自我控制力较差（Lai，et al.，2009）。

这些结果都表明当前药物依赖者心理健康状况低下，并且精神障碍与药物成瘾交互影响较大。因此，我们在关注药物依赖者对药物渴求的同时，也要积极关注其心理健康状况。对于药物依赖者的心理健康教育，其中最为重要的是培养个体拒绝吸毒的坚强意志，促进个人努力完成自我实现，找到生活的目标感，增强其对人类价值观念的认识以及领悟自由的真谛。研究发现通过对戒断人群开展积极心理疏导措施以及进行心理安抚，培养戒毒的决心和毅力，有助于脱毒人群感到没有被遗弃，不孤独，心情愉快地走向社会，开始新的生活。

值得注意的是，随着大环境下对个体心理健康方面的重视，对药物依赖者的心理教育也要根据其进入强制隔离戒毒所的不同阶段展开，其中：①入所初期的心理教育应当多围绕环境适应展开，强化药物依赖者的戒毒动机，增强其戒断的意愿；②戒断的中期，应多注重巩固药物依赖者对毒品的正确认识，形成新的心理认知过程，从而完善人格；③戒毒的后期，也就是即将回归之前的心理教育重点应该围绕对重归社会之后的心理预期建设，强调药物依赖者自身与家庭、社会的关系，模拟回归后可能出现的场景进行心理辅导训练，提高回归社会后的适应能力（马立骥，等，2019）。

四、技能培训教育

药物依赖者职业技术教育是一个系统工程，既包括技能培训，也包括职业咨询、就业指导、职业介绍等活动（温子义，2017）。据统计，我国每年完成强制戒毒的人员多达数十万，然而，由于文化水平低、就业技能缺乏、社会支持力度弱等，加之社会中一些对药物依赖者的刻板印象和偏见，完成强制隔离脱毒人员回归社会之后出现再就业困难的问题。其中缺乏职业技能是阻碍药物依赖者再就业的主要心理障碍，药物依赖者在出所后面临的巨大就业困境，失业导致的无收入状态使得他们原本就贫困的生活陷入更深的泥潭，而且"出门就碰壁"的遭遇将严重挫伤他们回归社会的自信心和积极性。此外，他们在没有工作、没有收入、缺乏社会支持的绝望境地下极容易继续陷入毒品的深渊，甚至是走上盗抢、制毒贩毒的违法犯罪道路（王清，2014）。

据调查，相较于其他教育形式，戒毒场所职业技能培训教育师资力量、设备等严重不足，加之场所的特殊性、人员结构的复杂性，以及收治地区经济发展的滞后性等诸多限制，严重影响和制约药物依赖者职业技能培训教育的正常发展（温子义，2017）。目前强制戒毒所对药物依赖者的技能培训中，多数是与集体做工相联系的培训，就像在同一个工厂中做着"流水线"工作一样，但是其中针对药物依赖者自身实际情况进行的回归社会的技能培训较少，大多数药物依赖者对于自身回归社会后的职业规划并没有深刻的认识和考虑（贾东明，等，2016），因此，常出现药物依赖者离开强制戒毒所后就变得无所事事，没有一技之长，社会适应能力较低，最终走上复吸的道路。有研究者提出可以采用情景模拟教学法对戒毒义工进行培训（贺林华，2016），通过设置各种模拟情景，培养戒毒义工的"调解者""指导者""辅导者""陪伴者"等角色，增加经验。这一方法同时也可以用于药物依赖者的职业技能培训中，除了日常需要进行的"做工"之外，通过模拟情景的方法，扩充药物依赖者的职业方向和就业情景，紧跟社会需要，让他们可以在离开强制隔离戒毒所之后，更好地融入真实的社会大环境中去。

加强强制隔离戒毒所的职业技能培训，是保证药物依赖者顺利回归社会、适应生活的重要保障。以"标准化、合理化、正规化"为目标的职业技能培训体系可以从以下几个方面进行改善：① 加强与有能力和影响力的企业或者职业技术学校建立互联合作关系，减少戒毒所人力、师资、资金的投入，同时也为药物依赖者回归社会工作奠定基础；② 针对药物依赖者的特殊性，合理开展具有针对性的职业规划，并且联合地方劳动部门进行定期指导和考核，向通过考核的药物依赖者颁发社会认可的职业技能资格证书；③ 鼓励药物依赖者在各戒毒所期间加强技能学习，争取落实生产劳动现场持证上岗制度（笪艺璇，2018）。

第四节　我国运动戒毒模式的建立

吸毒一直是社会高度关注的问题，复吸率过高也是戒毒工作的一大难题。我国戒毒几十年的历史证明，强制戒毒后重新回到社会的已戒毒人员仍有着极高的复吸率，两次甚至多次回到强制戒毒所的比例达80%以上。我国的药物戒断工作常陷入"戒毒—复吸—戒毒"的恶性循环之中。因此，要使我国的戒毒工作取得良好的效果，除了打击吸毒犯罪等违法行为，更应提高戒毒的有效性，控制并降低高发的复吸现象。有效的体育健康教育和运动锻炼指导，是促进个体身心合一的最佳载体，是实现"强健其体魄，文明其精神"的有效形式，也是提高药物戒断康复率，降低复吸率的优质途径。为了促进我国药物依赖人群的戒断与康复工作的改革与发展，首先要切实了解目前在戒断康复中的实际状况和需求，并且通过科学有效的指导，以及各层社会机构间的联动，有效提升体育健康教育对药物依赖人群戒断与康复的效果。

一、运动戒毒模式的基础

（一）国家战略发展的需要

当前，我国的体育健康事业蓬勃发展，体育强国战略、健康中国 2020、全民健身计划的提出，意味着运动对国民健康水平的提升发挥着不可替代的作用。发挥全民健身和体育健康教育在促进人们健康幸福生活方面的独特优势，加快推进体育强国建设，是人民群众向往美好生活的必然要求，也是我国体育事业"十三五"规划中后程阶段的重要战略任务。而全民健身和体育健康教育不仅要继续以"提质增效"为核心目标，更重要的是在人民对于美好生活需要日益广泛的今天，全民健身公共服务应该在民主、法治、公平、正义等方面都要担起改善民生的新责任。运动戒毒的出现不仅意味着与国际戒毒手段的发展接轨，也符合我国体育健康事业发展的大潮流、大趋势。

（二）戒毒体制发展的需要

从劳动教养制度到强制隔离戒毒制度的转变，是我国戒毒工作的一大关键性突破。作为符合新时期我国社会发展的强制隔离制度，在发挥政府第一位的指导作用的同时，更能关注到个体自身的合法权益。强制隔离戒毒所在司法行政戒毒规范化建设、教育戒治、场所安全稳定等工作研究方面具有政府的指导性作用，且对于教育戒治工作发展发挥着不可替代的作用。同时，在我国强制隔离戒毒、社区和社会戒毒组织三个重要戒毒场所中，强制隔离戒毒所作为政府主导的戒毒机构应发挥出具有规范性、引领性、全面性的重要作用，利用自身优势，结合多方力量进行资源互动和整合，搭建具有鲜明时代特色又尊重保障人权的高端戒毒平台，推动我国的戒毒体制、戒毒治疗模式、戒毒方案共同发展。

在强制隔离戒毒所的四区规划中，康复巩固区作为强制隔离戒毒所中戒毒人员停留时间最久、接受任务最多的一个区，采取有效措施促进戒毒人员的身心康复一直受到各界专家学者的高度关注，试图从不同学科角度出发，探索出适用于我国戒毒体制机制、适合我国戒毒人员身心特征的科学有效的戒毒方式。在与时俱进思想的指导下，经历生理脱毒期之后，在教育矫治区和康复巩固区采取何种康复治疗手段成为司法机构和专家学者研究的重点内容。运动戒毒在国际上获得流行病学、心理学、神经科学以及医学诸多研究领域的认可，同时，作为一种新型戒毒方式得到我国学者的关注。专家学者正在尝试以不同学科为基础，与强制隔离戒毒所合作开启实验研究之路，探讨运动戒毒是否适用于我国强制隔离戒毒模式，以及是否适用于我国药物依赖者的特殊体质。

（三）学界研究的推动

运动作为康复治疗的手段，在流行病学中的应用极为广泛。而吸毒成瘾又称药物依赖，作为流行病学的一种，国外专家学者在实践中多次证明运动戒毒在这一领域的康复效用。尽管国际上运动戒毒作为康复方式被探讨已久，但我国科研领域最早关于运动戒毒的文献只能追溯到 2010 年的一篇心理学方向的硕士论文。该研究以心理学为基础，通过自评量表的形式，对戒毒人员进行分组干预实验，尽管该研究在运动干预设置上具有一定的模糊性，但是证明了运动干预对戒毒人员的心理健康具有一定的积极促进作用，同时认为运动干预具有一定的可行性和推广性。2019 年，司法部宣布：将运动戒毒作为常规戒治项目在全国范围内推广，由此运动戒毒在追求人权发展的时代背景下，在司法、行政机构与科研院所合作推动下，凭借自身无毒、无副作用、绿色环保的特性在我国成为备受推崇的运动康复治疗新方案。

（四）治疗手段创新发展的需要

现阶段，在强制隔离戒毒所中，接受生理脱毒治疗后，运动戒毒康复治疗、正念疗法以及 VR 智能设备干预等众多新兴康复治疗手段层出不穷，但始终都没有形成一个有针对性的、系统的康复治疗体系。运动戒毒康复治疗在强制隔离戒毒所的开展，使其成为众多康复治疗手段中推广最快、戒毒人员接受度最高、效果反馈最佳的康复治疗新手段。如今，司法部在全国范围内的推行，力证了运动戒毒治疗在得到司法戒毒机构的认可的同时，成为生理脱毒治疗之后公认且有效的巩固治疗手段。而运动戒毒康复治疗方法在我国特色的戒毒体系中被广泛推广，全国各地的戒毒所在运动戒毒发展的实践中不断探索总结，标志着我国戒毒康复治疗事业从单一的强制性手段到多机构合作、多途径发展、多技术融合、尽显人文关怀的科学戒毒方式转变。

目前，运动戒毒康复治疗在全国范围内如火如荼地开展。在教育指导区，体育健康教育的课程为运动康复训练提供理论基础。戒毒人员在接受体育健康教育课程的过程中，了解锻炼对个体身心健康的效益和掌握更多的营养健康知识。体育健康教育的目的不仅是知识的传播，更是通过药物依赖者对体育锻炼的了解，增加其体育素养，培养运动兴趣，为运动习惯的养成起到关键作用。之后在康复巩固区，运动锻炼的形式主要有运动康复操、体能训练、抗阻训练、舞蹈、瑜伽、太极拳、八段锦等。通过对不同地区强制戒断的成瘾者的兴趣爱好和体质特征进行有针对性的选择，各地的强制隔离戒毒所形成具有自己特色的运动戒毒治疗康复方案，其中，可以作为集体训练项目的戒毒康复操搭配个人训练项目有氧运动训练，已成为各地戒毒所在康复巩固期最为推崇的运动康复治疗模式。二者协调搭配进行，既有强制性运动又有自愿选择性锻炼，为强制戒毒人员提供了良好的运动方案，保证了强制隔离戒毒所内运动康复治疗手段的多元化、个性化和规范化。

二、运动戒毒模式的特点与标准

（一）理论创新

运动戒毒的快速发展得益于运动戒毒理论的不断创新。运动戒毒的学科基础涉猎广泛，从基础医学、康复医学、预防医学到临床医学，从运动训练学、运动康复学到运动心理学，再从社会学到教育学，各领域的专家学者不断地在实验、调研中验证和创新本学科理论，为运动戒毒实践的深入发展提供良好的理论支撑。

成功戒断药物依赖的首要前提是深入了解药物依赖行为，通过相关行为理论解释药物依赖，为运动干预药物依赖者提供指导方向和实践干预方案。其中，健康促进理论和计划行为理论是当前运动戒毒模式开展的主要理论基础。李洋和傅华（2004）在结合行为学、传播学、市场学、生态学、社会学等多学科基础上，对成瘾者态度和行为进行测量和规范，从而预测觅药行为。这些理论的创新运用，在丰富运动戒毒的理论之外，为探究成瘾者的觅药行为提供了具体的研究方向，使相关研究具有科学性和严谨性，也使戒毒教育理论在微观层面得到丰富和发展。

（二）方案创新

运动戒毒方案即运动戒毒康复治疗方案具体可以分为体育健康教育、治疗过程之中的运动处方和运动康复治疗之后的康复评价体系三个重要组成部分。体育健康教育贯穿于运动康复治疗的全过程，而运动处方和康复评价标准与体育健康教育共同推动了运动戒毒康复治疗的发展，在运动戒毒康复治疗中三者各司其职，发挥着不可替代的关键性作用。

体育健康教育作为运动戒毒康复治疗的理论性教育可以规避众多外界因素影响，运动健康理念的传播和健康知识的普及，会直接影响戒毒人员对运动戒毒康复治疗的认可程度和接受程度，进而影响着由于药物依赖带来的神经环路和生理机能受损后的修复能力。在运动戒毒的开展过程中发现，体育健康教育在运动戒毒康复治疗中发挥着基础性、指导性的作用，它存在于运动戒毒康复治疗工作开展的全过程。完备的体育健康理论课程教育的开展，为加强运动认知、健康知识储备，运动康复治疗工作的顺利开展奠定基础。

运动处方是指针对个人的身体状况，采用处方的形式规定健身者锻炼的内容和运动量的方法。其特点是因人而异、对"症"下药。同时，运动处方也是一门边缘学科，可分为用于健身的运动处方和康复疗法的运动处方，基本内容包括运动种类、运动强度、运动持续时间、运动频率以及相关注意事项。制定时涉及解剖、生理、生化等基础医学以及临床医学、康复医学、预防医学、运动训练学、运动康复学、运动心理学等众多学科。针对强制隔离戒毒人员的运动处方就是利用体育运动对戒毒人员进行运动干预，恢复其生理、心理和社会适应能力，是典型的康复疗法运动处方（钱玉想，2017）。如今，强制隔离戒毒所与科研院校合作创新研制出了适用于强制隔离戒毒所的运动康复治疗处方，成功实现了体育和医疗的共享和协同作用。运动康复治疗处方的成功研制，使戒毒人员的运动康复训练更加规范化、科学化。将体医融合的理念引入运动康复治疗的过程中，提升了运动戒毒工作水平，同时对戒毒人员顺利回归社会降低复吸率起到了一定的促进作用。

（三）评价标准

运动处方和康复治疗评价手段对于完备的运动康复治疗方案而言缺一不可，运动处方的创新研制成功解决了运动康复治疗过程中的各种难题，康复评价在戒毒人员康复训练中的存在，对提高戒毒人员康复效果同样具有十分重要的意义。对强制隔离戒毒所收容的戒毒人员进行运动康复的评价，在避免主观性和单一性的前提下，还加入了符合戒毒人员特殊体质的评价指标，增加了运动康复评价标准对戒毒人员这一特殊人群使用的信度和效度。在多学科基础的科研人员的共同努力下，强制隔离戒毒所经过多次实验探索、调试、改良后的运动康复评价指标的创新研制具有很高的公信力，与运动处方一起，提高了运动戒毒康复治疗影响力，使运动康复治疗方案在我国强制隔离戒毒体制内走向成熟。

在三个重要运动戒毒组成部分设计较完备基础上，强制隔离戒毒所与时俱进，推出最新的"4+1+1+1"戒毒康复运行模式，每周 4 天劳动、1 天教育、1 天康复训练、1 天休息。"这样的设计从戒毒规律出发，特别是把康复训练作为戒毒重要手段。"戒毒人员既是违法者，也是病人、受害者，这样的戒毒康复模式与戒毒人员的"三重属性"相符，同时将体育健康教育、运动处方以及康复评价很好地与强制隔离戒毒所的实际情况相融合，为运动戒毒康复治疗提供有力保障。

三、运动戒毒智能化模式的运用

国内一些科研工作者和戒毒相关从业人员已经开发了多个针对药物依赖人群的管理与追踪系统。包括针对复吸问题开发的行为治疗系统、更加全面的综合测评管理和随访管理系统以及社会化管理服务系统（陆云霞，等，2002；任思颖，2016）。以上三个系统都侧重于药物依赖人群的信息管理，而忽视了对药物依赖人群的康复提供帮助这一重要环节。本书课题组成员在 2015 年曾开发了《药物依赖性测试及运动处方生成系统》（软件登记号：2015SR036161），该系统侧重于为药物依赖人群提供帮助，它可以根据成瘾个体的特点，生成相应的运动处方，从而帮助其更好地康复。经过运用和完善，2019 年我们又开发了《药物依赖性测试及运动处方生成系统 V2.0》（软件登记号：2019SR0933279）。

当前，智能化戒毒模式已经在我国一些强制戒毒所试点开展，其中杭州赛翁思科技有限公司早前就研发了结合脑电波生物反馈技术与心理学理论的《防复吸脑功能训练系统》，提升戒毒学员的戒毒动机，降低重复吸食毒品的风险，提供管控人员客观的生理指标评估，已在全国多所强制隔离戒毒所进行推广。而《虚拟现实毒瘾评估矫正系统》应用虚拟现实技术结合线索诱发实验范式，采用心率变异性指标，以计算机数据分析技术，有针对地对甲基苯丙胺成瘾的渴求度进行科学、有效的评估与矫正。随着运动戒毒工作的开展，由赛翁思科技有限公司与浙江省戒毒管理局联合开发的《个性化运动戒毒智能管理系统》，面向强制隔离戒毒学员，用于加强科学运动，协助强戒所内康复训练中心进行运动管理。该系统针对康复训练中心进行设计，主要解决戒毒人员运动过程中科学性、安全性等管理问题。2020 年 6 月 22 日，浙江省首次推出了《结合虚拟现实的经颅直流电毒瘾矫治系统 1.0》，这一新型 tDCS-VR 毒瘾矫治系统可用于解决物质依赖成瘾性治疗，且具有较好的临床疗效。

国外也有少数研究者采用诸如计算机辅助认知行为治疗系统、针对酒精成瘾者的网络在线系统以及计算机虚拟环境系统等对药物依赖人群进行了干预（Carroll，et al.，2009；Cunningham，et al.，2006；Moon，et al.，2009），成果也较为显著。戒断药物依赖人群的体育教育及运动干预需要政府相关部门、戒毒所、社区及家庭等多方面的共同参与，它们在戒断康复过程的不同环节中发挥着各自的重要作用，并且有着鲜明的特点与需求。如何将来自不同环节的反馈信息、工作需求和实验结果进行系统收集，通过平台将以上数据进一步整合、分析与挖掘，形成可以服务于不同对象的康复应用系统是目前亟待解决的主要问题。

参 考 文 献

Bush D M，Autry J H，2002. Substance abuse in the workplace：epidemiology，effects，and industry response［J］.Occupational Medicine，17(1)：13-25.

Carroll K M，Ball S A，Martino S，et al，2009. Enduring effects of a computer-assisted training program for cognitive behavioral therapy：a 6-month follow-up of CBT4CBT［J］.Drug and Alcohol Dependence，100(1/2)：178-181.

Cunningham J A，Humphreys K，Kypri K，et al，2006. Formative evaluation and three-month follow-up of an online personalized assessment feedback intervention for problem drinkers［J］.Journal of Medical Internet Research，8(2)：e5.

González S，Cascio M G，Fernández-Ruiz J，et al，2002. Changes in endocannabinoid contents in the brain of rats chronically exposed to nicotine，ethanol or cocaine［J］.Brain Research，954(1)：73-81.

Manthou E，Georgakouli K，Fatouros I G，et al，2016. Role of exercise in the treatment of alcohol use disorders：review［J］.Biomedical Reports，4(5)：535-545.

Moon J，Lee J H，2009. Cue exposure treatment in a virtual environment to reduce nicotine craving：a functional MRI study［J］.Cyberpsychology and Behavior，12(1)：43-45.

Viganò D, Rubino T, Parolaro D, 2005. Molecular and cellular basis of cannabinoid and opioid interactions [J]. Pharmacology Biochemistry and Behavior, 81(2): 360-368.

Volkow N D, Fowler J S, Wang G J, et al, 2009. Imaging dopamine's role in drug abuse and addiction [J]. Neuropharmacology, 56(1): 3-8.

Walton-Moss B J, Mcintosh L C, Conrad J, et al, 2009. Health status and birth outcomes among pregnant women in substance abuse treatment [J]. Womens Health Issues, 19(3): 167-175.

Weber R J, Gomez-Flores R, Smith J E, et al, 2004. Immune, neuroendocrine, and somatic alterations in animal models of human heroin abuse [J]. Journal of Neuroimmunology, 147(1/2): 134-137.

Lai H M X, Huang Q R, 2009. Comorbidity of mental disorders and alcohol- and drug-use disorders: analysis of New South Wales inpatient data [J]. Drug and Alcohol Review, 28(3): 235-242.

毕超, 2014. 运动干预对强制隔离戒毒人员心理健康影响的实验研究[D]. 芜湖: 安徽师范大学.

曹家琪, 1997. 海洛因滥用者脱毒后复吸的若干问题[J]. 中国药物依赖性通报 (2): 68-72.

程旭, 2003. 戒毒人员复吸情况调查与分析[J]. 云南警官学院学报(4): 47-50.

笪艺璇, 2018. 关于对戒毒人员顺利回归社会的思考[J]. 法制博览(2): 236-237.

戴冬菊, 2009. 药物依赖性与药物滥用[J]. 西藏医药(1): 52-54.

韩卫, 姚斌, 李生斌, 2004. 毒品依赖者心理健康状况与成瘾行为的相关性[J]. 西安交通大学学报(医学版), 25(1): 5-7.

贺林华, 2016. 情景模拟教学法在戒毒义工戒毒康复技能培训教育中的应用[J]. 中国培训(20): 64.

贾东明, 郭崧, 2016. 1412名强制隔离戒毒人员教育现状的调查分析[J]. 健康教育与健康促进(1): 48-51.

康晓东, 2018. 违法行为教育矫治管理制度研究[D]. 秦皇岛: 燕山大学.

李华林, 刘海旺, 2018. 浅谈自愿戒毒机构如何查截毒品问题[J]. 中国药物滥用防治杂志, 24(3): 156-158.

李洋, 傅华, 2004. 健康促进理论在体力活动促进中的应用[J]. 中国健康教育, 20

（2）:138-141.

刘涛波,许思毛,丁海丽,等,2008. 有氧运动对人体心血管功能及血液相关指标的影响[J].中国组织工程研究与临床康复,12(15):2965-2968.

刘婷,2020. 社会生态系统理论视角下毒品的危害[J].中国药物滥用防治杂志,26(3):163-166.

龙桂芳,符军,郭青,等,2016. 新形势下强制隔离戒毒所教育矫治工作的对策研究[J].中国药物滥用防治杂志(2):96-98.

卢方,邢小川,2019. 劳动教养制度废止后我国轻罪制度构建研究[J].池州学院学报,33(1):53-56.

陆云霞,王增珍,凌秀凤,等,2002. 戒毒治疗管理信息系统的开发与应用[J].中国药物依赖性杂志,2(22):146-149.

马立骥,胡钟鸣,2019. 构建以戒治戒毒人员不良心理为目标的"修心教育"心理矫治体系[J].中国司法(4):109-112.

孟宪奎,张清潭,2000. 运动锻炼对心血管的影响[J].心血管康复医学杂志,9(2):91-94.

钱玉想,2017. 医体结合视阈下戒毒人员身体康复训练运动处方的制订:以安徽"三四五一"戒毒模式为例[J].运动,175(23):148-150.

秦颖,金化良,罗冰,2017. 戒毒矫治质量评价维度及实现路径研究[J].广西警察学院学报,30(5):79-83.

邱瑜霞,陈良,朱建林,等,2013. 强制隔离戒毒人员心理健康状况的调查研究[J].中国药物滥用防治杂志(1):30-32.

任思颖,2016. 强制隔离戒毒人员治疗与康复管理信息系统的研究[J].科学中国人(18):84-86.

石爱军,王丽娟,孔燕,2014. 新型毒品与海洛因依赖者心理健康与应对方式的初探[J].中国药物依赖性杂志,23(2):121-124.

孙步青,叶遇高,秦领军,2001. 615例海洛因依赖者复吸原因调查与分析[J].中国药物依赖性杂志,10(3):214-216.

唐园,2017. 广东省"三三六"强制隔离戒毒模式研究[D].广州:华南理工大学.

王清,2014. 强制戒毒人员再就业困境的原因分析与路径探讨[D].武汉:华中科技大学.

王蕊,2015. 我国社区戒毒现状的研究[J].法制博览(8):142-143.

王玮,任桂秋,肇恒伟,等,2013. 苯丙胺类兴奋剂滥用者心理健康状况及其影响因素研究[J].中国药物依赖性杂志(2):131-134.

王沿琰,曹幸,2018. 基于劳动教养制度终结的法治反思和制度重构[J].内蒙古师范大学学报(哲学社会科学版)(4):64-67.

温子义,2017. 推进戒毒场所职业技能培训之我见[N].中国禁毒报,03-07(3).

曾启尚,张军,2017. 戒毒工作模式理论研究与实践探索[J].中国药物依赖性杂志,26(4):277-281.

张琳,2017. 关于我国社区戒毒模式运行的法律思考[J].法制博览(20):169-170.

张希范,袁俏芸,黄南西,2012. 谈"以人为本",走自愿戒毒与社区戒毒康复工作相结合之路[J].中国药物依赖性杂志,21(1):72-74.

周影,2019. 个别教育对戒毒人员的作用和影响[J].产业与科技论坛(4):124-125.

朱晓东,2010. 运动干预对强制隔离戒毒人员心理健康促进的研究[D].南宁:广西民族大学.

第二章 运动促进戒毒康复的理论机制

第一节 药物依赖的主要表现

药物依赖是以失去控制地服用某种成瘾药物为特征的并伴有身心健康和社会功能受损的慢性、复发性脑病（American Psychiatric Association，2000），其特点表现为强迫性觅药行为和对药物的持续渴求（陈绮，等，2015）。即使在戒断后，与成瘾药物有关的场所、活动、工具等环境线索仍然可以诱导药物依赖者恢复觅药行为，从而增加复发的风险（Fuchs，et al.，2008；Sinha，et al.，2007）。少量服用毒品即可严重影响认知功能。认知功能受损后，冰毒吸食者无法调节其对毒品的渴求，进而成瘾。本节将从药物依赖者的行为表现、认知障碍和情绪记忆障碍三部分来描述药物成瘾的主要表现。

一、药物依赖者的行为表现

冰毒已成为我国药物依赖者滥用的"头号毒品"，冰毒吸食者无法调节其对毒品的渴求。经强制戒毒后，往往出现"冰毒戒断综合征"（Cruickshank，et al.，2009），表现为身心受损，戒断后无法回归正常社会生活，且当毒品相关信息呈现时，其无法调控自身对毒品的主观渴望，致使冰毒药物依赖者的复吸率居高不下。药物依赖者主要的特征就是无法抑制的、不断增强的对毒品的渴求。药物依赖者对毒品具有强烈的欲望，而该欲望是由过去的体验所赋予的，被解释为毒品渴求。其实精神依赖性在所有成瘾药物中都存在着，只是依赖的程度不同，即对成瘾物的渴求程度不同。渴求被认为是复吸的主要原因之一，药物依赖者往往把复吸归因于由于成瘾药物或与之相关的某些线索诱发的对成瘾物的欲望与渴求。渴求的特征多持久、强烈且难以抑制。

并且由于药物依赖人群奖赏功能失调，会出现对成瘾性药物敏感性增加，对自然的非药物奖赏的敏感性降低的情况。主要体现在食欲以及进食行为上，例如药物依赖者在吸毒期间食欲降低，饥饿感减少，进食减少，最终导致药物依赖者体重降低、体质变弱的结果。然而在药物戒断阶段，随着戒断时间的延长，药物依赖者的体重由偏低恢复到正常体重并向超重趋势发展，主要是因为在药物奖赏无法获取情况下自然奖赏的恢复，最终导致体重失调。

同时长期反复使用成瘾性药物往往使药物依赖者出现情绪加工障碍，多数药物依赖者都伴随着一系列负性情绪，包括焦虑、抑郁、沮丧、绝望和易激惹等，其中，抑郁和焦虑最常见。一旦戒断药物，负性情绪体验将更加严重。此外，药物依赖者还表现出对一般性自然奖赏刺激物的愉悦情绪体验降低，这就使得他们的负性情绪很难从一般生活事件中得到缓解，因此，为了缓解焦虑等负性情绪状态，药物依赖者往往会出现复吸。已有药物依赖模型及实证研究也证实，焦虑等负性情绪是导致药物依赖者复吸的重要因素之一。

药物依赖会导致人格丧失，道德沦落，健康水平下降，寿命缩短。毒品能够影响人的精神活动，有的（例如致幻剂、大麻、可卡因）使人产生各种幻觉；有的引起狂暴行为甚至产生中毒性精神病，苯丙胺类药品可使人产生类偏执狂精神分裂症就是一个典型例子。由于长期大量用药，容易出现药物的各种毒性反应，再加上当药品使人产生身体依赖性以后，突然断药引起严重的戒断症状，都会对身体健康造成严重损害。阿片类药物成瘾后的戒断症状表现出一系列植物神经系统功能亢进及躯体症状，使药物依赖者感到极端痛苦；对镇静催眠药成瘾后，戒断症状当中最危险的是使人发生惊厥，严重时可以致命。

吸毒者一旦对毒品上瘾，其生活所追求的头号目标就是想方设法得到毒品以满足瘾癖，对其他一切事情包括自己的饮食起居在内都漠不关心，个人卫生很差，营养状况不佳，身体抵抗力低，易患病和恶化，且海洛因药物依赖者多数寿命短，一般不超过 40 岁。此外，同时多种药物依赖的现象极为普遍，尤其是同时饮酒，严重地损害人的身心健康。家庭中一旦出现了吸毒者，家便不成家了。吸毒者在自我毁灭的同时，也迫害自己的家庭，使家庭陷入经济破产、亲属离散，甚至家破人亡的困难境地。

二、药物依赖者的认知障碍

许多理论模型已经证实了认知控制（cognitive control）能力在药物依赖中占有重要的地位（Dawe，et al.，2004；Goldstein，et al.，2011；Jentsch，et al.，1999；Lubman，et al.，2004；Oscar-Berman，et al.，2007）。药物依赖者的显著特点是无法有效地抑制与药物使用等相关的行为，如戒断对药物的使用。抑制能力（inhibitory control）和错误加工（error processing）是认知控制的两个重要成分，这两个成分与特定的中枢神经网络相关联：抑制控制用来实现对不适当的行为的抑制，而错误加工是用来监控行为错误以预防将来发生的错误（Ridderinkhof，et al.，2004）。抑制功能受损后的成瘾个体会表现出无法控制自己的优势反应，而表现出动作冲动性特征（MacKillop，et al.，2016）。有研究者采用巴雷特冲动性量表（Barratt impulsivity scale，BIS）和感觉寻求量表（sensation seeking scale，SSS）对 227 例药物依赖者和 100 例年龄、性别、智商相匹配的对照组进行去抑制性人格测试发现，药物依赖者去抑制性人格得分（BIS，SSS）高于正常人，提示抑制功能的受损是药物依赖者的显著特征（曾红，等，2013）；王艳秋等采用改编过的 Go/NoGo 任务考察健康对照组和 MA 成瘾组以探究 MA 药物依赖者抑制能力是否受损，结果发现 MA 成瘾组 NoGo 正确率显著低于健康对照组，表明药物依赖者存在普遍性的抑制能力受损（王艳秋，等，2015）；陈小莹等分别对 69 名 MA 药物依赖者和健康个体采用数字 Stroop 任务考察抑制功能，发现 MA 药物依赖者的抑制能力显著差于健康对照组（陈小莹，等，2018）；另外，也有研究者采用元分析，对 97 篇研究药物滥用或成瘾行为的人群与健康对照者抑制功能差异的文章进行了总结，发现大量使用或依赖 MA、可卡因、摇头丸、烟草和酒精者以及病态赌徒中，抑制性缺陷显而易见，表明药物成瘾与抑制功能障碍息息相关（Smith，et al.，2014）。

工作记忆作为影响决策功能和抑制性的重要认知因素，被认为在行为调节过程中扮演了中心角色（Finn，et al.，2004；郑希耕，等，2006），而在大多数药物滥用个体中均发现了工作记忆能力不同程度的受损（Chambers，et al.，2009）。曾红等采用 2-back 任务考察 150 名药物依赖者和 100 名年龄、性别、智商相匹配的健康对照组的工作记忆差异，发现成瘾组在正确率、虚报率和反应时方面均显著弱于对照组，出现了工作记忆能力的损伤（曾红，等，

2013）；Chang 等同样采用经典的 2-back 任务测试 MA 药物依赖者工作记忆的刷新能力，发现药物依赖者与健康对照组相比正确率较低，表明刷新能力受损（Linda，et al.，2002）；闫亚涛（2015）采用改编过的 n-back 范式考察 MA 成瘾对于言语工作记忆和视觉工作记忆系统的影响，发现言语和视觉工作记忆均出现了不同程度的缺陷，表现为反应时间的增长和正确率的下降；Rendell 等则采用了数字正背和倒背任务对工作记忆的言语存储能力进行测试，发现 MA 药物依赖者的工作记忆容量同样存在缺陷（Simões，et al.，2007）。

毒品药物依赖者通常具有决策功能障碍，不断做出错误的选择（Gowin，et al.，2018）。毒品药物依赖者时间贴现障碍使他们选择立即获得奖励而忽略了长期利益（Grant，et al.，2000）。时间贴现（也称延迟贴现）可作为毒品药物依赖者的诊断标记（Amlung，et al.，2019；Amlung，et al.，2017；Bickel，et al.，2019）。毒品药物依赖者具有较高的时间贴现率，因此比健康人更易做出冲动性选择吸食毒品（Karakula，et al.，2016；Reynolds，2006）。

三、药物依赖者的情绪记忆障碍

国外学者 Mello 在 1972 年首次提出"成瘾记忆"这一概念（Mello，et al.，1972）。许多研究者均认为成瘾记忆是导致复吸的关键因素（David，et al.，2018；Milton，et al.，2012；Tronson，et al.，2013）。成瘾记忆是一种顽固的病理性记忆，形成之后，很难消除。成瘾记忆的神经生理机制是精神活性物质反复作用于大脑神经系统所造成的突触可塑性改变，主要包括对毒品、吸毒工具、吸毒场所、吸毒的情绪体验等的记忆（刘望，等，2019；周雨青，等，2017）。对成瘾记忆进行系统分类，发现成瘾记忆包含与成瘾有关的陈述性记忆和非陈述性记忆（Müller，2013）。陈述性记忆中又包含成瘾情景记忆和成瘾语义记忆；成瘾情景记忆是与每次药物依赖者吸毒行为直接相关的记忆，包括吸毒时间、吸毒地点、吸毒情绪体验等，同时还包括戒断药物时的情景记忆、复吸时的情景记忆，并认为单次的成瘾情景记忆实际上是对这次吸毒时药效体验的记忆；成瘾语义记忆是对毒品相关客观事实的记忆，包括毒品名称、毒品价格、毒品类别、毒品药效等的记忆，这一记忆往往在成瘾情景记忆形成之前就已存在。与成瘾陈述性记忆不同，成瘾相关非陈述性记忆是从药物依赖者的一系列行为改变中推断出来的成瘾记忆，包含经典性条件成瘾行为记忆、操作性条件成瘾行为记忆、成瘾习惯记忆、成瘾启动记忆。经典性条件成瘾记忆是由一系列以巴甫洛夫条件反射为基础的成瘾行为相关记忆，包括对药效敏感性、毒品耐受性、所有与毒品有关的条件反应（情绪反应、生理反应、戒断反应）的记忆。操作性条件成瘾记忆是对一系列成瘾相关操作条件反射行为的记忆，包括求药行为、用药行为以及与这些行为有关的线索刺激。成瘾习惯记忆指的是以外在线索刺激为导向的成瘾行为，是一种自下而上的行为模式，不以人的意志为转移。成瘾启动记忆是与吸食药物直接相关的所有记忆，只存在于药物滥用人群中，且这一记忆可以诱发吸毒行为，初始用药的人并没有这种记忆（见图2-1）（Müller，2013）。

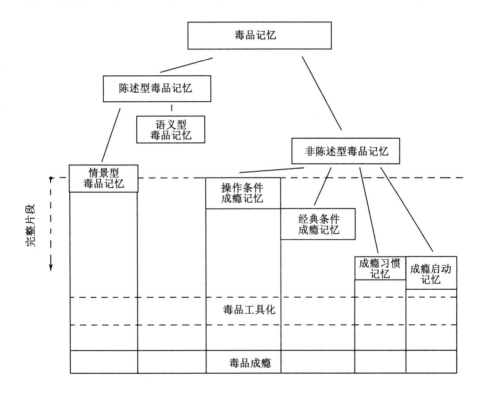

图2-1　成瘾记忆（Christian，2013）

Nora等（2016）综述前人研究进一步阐明了成瘾的脑机制，再次强调成瘾是一种脑疾病，并认为成瘾的形成包含三个阶段：享受使用、戒断反应、强迫觅药（Nora, et al., 2016）。

成瘾药物主要通过激活个体大脑内的奖赏系统起作用。奖赏系统中，中脑边缘多巴胺系统是核心区域，主要包括背侧纹状体、苍白球、位于腹侧纹状体的伏隔核。背侧纹状体是多巴胺神经元所在区，成瘾性药物刺激该区域可以释放大量的多巴胺。享受使用阶段初期，整个奖赏系统受药物的刺激强势发挥奖赏功效，有时甚至会增强自然奖赏的功效，吸食者在此阶段享受强烈的满足感和欣快感。吸食者在反复吸食毒品之后，会使多巴胺系统发生适应性改变，多巴胺系统逐渐耗竭，不仅多巴胺的释放减少，多巴胺受体含量也会减少，导致整个奖赏系统功能下降，阈限升高，进而导致吸食者对一切自然奖赏不再敏感。吸食者只有通过不断地增加药物剂量来维持欣快体验。

适应性改变会进一步扩大到杏仁核、纹状体基底核这些和情绪加工密切相关的区域。一旦用药剂量不够或停药，就会出现戒断症状，到达成瘾的第二个阶段——戒断反应阶段。METH 的戒断反应主要表现为疲劳、多梦、头痛等躯体症状以及体验到强烈的负性情绪等心理症状。相较于海洛因等传统毒品，METH 的躯体戒断症状不是太严重，经过康复治疗之后可以恢复。然而，焦虑、抑郁等负性情绪则不易消除，甚至会导致自杀（Darke，et al.，2019；Zorick，et al.，2010）。负性情绪体验也是导致 METH 戒断者复吸的一个重要因素。

长期吸毒造成奖赏和情绪神经环路发生适应性改变的同时，也会导致前额叶、扣带回、海马产生神经适应性变化，且这些脑区之间的神经投射也会受到影响。首先，前额叶受损会直接造成与这一区域密切相关的执行功能紊乱，这一功能涉及自我控制、决策、计划与动作实施，外在表现为自我控制能力下降、冲动等，药物依赖者遇到毒品相关刺激往往会表现出难以自控的觅药行为。同时，奖赏和情绪脑区与前额叶之间多巴胺信号传导受损，导致药物依赖者奖赏阈限升高，正性情绪体验减少，负性情绪体验增多，这些情绪体验会进一步削弱药物依赖者对药物的抵抗力。

最关键的是记忆中枢海马会发生神经可塑性变化，产生成瘾记忆。成瘾记忆较其他记忆更顽固、更容易提取，这是导致药物依赖者复吸的关键因素之一（Nora，et al.，2016；周雨青，等，2017）。成瘾形成的相关机制研究更多关注的是中脑多巴胺系统，而成瘾记忆的研究更多关注的是记忆中枢海马，该区域与成瘾相关刺激的编码、存储、提取密切相关。记忆系统在成瘾形成过程中起着非常关键的作用，可以影响药物依赖者的药物渴求以及觅药行为。研究者们认为，成瘾与一般的学习、记忆过程有共同的神经生理基础，且相互影响。成瘾造成的神经突触可塑性变化和一般学习记忆造成的突触可塑性变化类似

（Russo，et al.，2010）。

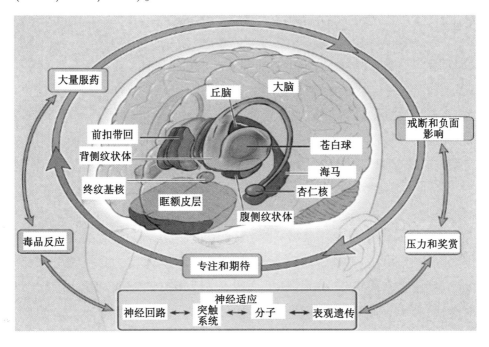

图 2-2　成瘾形成的脑机制（Nora，et al.，2016）

第二节　运动锻炼的积极效益

运动锻炼可以强化人体的心血管功能，改善呼吸系统，增强人体的骨密度和骨强度，防止骨质疏松，还可以增强人体的肌肉力量和肌肉耐力。不仅如此，运动锻炼可以通过提高人体整体的身体素质，从而增强人体免疫力，预防各种疾病的侵袭。药物依赖者通过不同方式的运动锻炼可以得到全面的身体机能改善。运动可以直接促进心理健康、改善消极的心境状态、减少抑郁和焦虑症状、提高认知能力、改善人际关系和社会适应能力、增加自我效能感（Zysberg，et al.，2018；胡冰倩，等，2017）。同时，运动锻炼对认知功能有积极影响，主要包括对抑制功能、工作记忆和决策能力的影响。

一、运动锻炼的体质效益

运动锻炼主要有身心运动、抗阻运动等。下面，将从心肺功能、肌肉骨骼机能和身体素质的改善这三方面来详细探讨运动锻炼对药物依赖者的体质效益。

（一）运动锻炼对心肺功能的改善

运动锻炼对个体体质的改善尤其是对心肺功能的改善已被大家认可。最常见的运动锻炼有慢跑、快走、登阶运动、球类运动、游泳、有氧健身操等。运动锻炼可以对心肺功能起到良好的改善作用，其中包括心血管功能以及呼吸系统的强化。步行和登阶运动可以提高正常人的心肌收缩能力，增加心输出流量和血管的收缩、舒张功能，有效提高心脏的功能储备能力。运动锻炼也可通过降低胆固醇、甘油三酯等，增加高密度脂蛋白胆固醇等防治动脉血管硬化，降低患心血管疾病的危险。运动锻炼还可以有效地改善呼吸系统功能，其中健身跑和登阶运动都是有效的运动锻炼方式。健身跑是指以健身为目的，经常进行的一种有效心率为 120~160 次／分钟的慢跑，被认为是最有利于提高心肺功能的有氧代谢运动。登阶运动可以采用双阶走上 6 层楼梯，即刻折返单阶跑下的运动形式，可根据锻炼者情况随时调节锻炼的负荷。经过 16 周的健身跑和登阶运动，肥胖男大学生的安静心率分别减缓了 14.50% 及 16.46%，肺活量分别增加了 9.75% 及 8.70%，在日常的健身锻炼中，有很多人更偏爱健身跑，但登阶运动与健身跑相比，对场地、时间、天气等条件的要求更低，很利于长期开展和坚持，也可以作为一种长期运动锻炼的方式，无论如何，健身跑和登阶运动都可以对心肺功能的提高起到很好的效果，运动者可根据自身情况及偏好进行选择。

除此之外，身心运动对心肺功能的改善也大有裨益。目前常见的身心运动主要有瑜伽、太极拳等。瑜伽是当代女性比较偏爱的一种锻炼方式，瑜伽不仅对女性有塑形、养颜、调养身心的作用，对男性也有增肌、减压等作用。瑜伽主要包含瑜伽体位、瑜伽调息、冥想、瑜伽休息这几部分，虽然流派繁多，但身心合一的主旨是不变的。这里特别需要提及的是瑜伽中的调息，瑜伽的调息主要为腹式呼吸，与日常的呼吸恰恰相反，腹式呼吸在吸气时小腹微微鼓起，呼气时小腹微微内收。这种呼吸方式更加缓慢深长，有利于全部肺泡的锻炼，进而有助于呼吸系统功能的改善。瑜伽不仅对健康人群的呼吸系统功能起到改善作用，还可以持续改善儿童青少年哮喘患者的肺功能，可作为哮喘的理想辅助治疗手段。Jain 等使 46 名平均年龄为 15.8 岁的有儿童哮喘病史的青少年每天早、晚 2 次进行瑜伽练习，40 天后评价显示，其第一秒用力呼气量提高 11.63%，最大通气量提高 21.2%，最大通气中期流速提高 21.01%，12min 走路距离增加 5.90%，由步数评定的体适能指数提高了 13.02%，表明青少年经过一段时间的瑜伽训练后静态肺功能和肺功能储备可以得到提高，运动诱发的支气管痉挛指数下降，体适能提高（Jain, et al., 1991）。在追踪观察 2 年后，发现被试临床症状继续减轻，持续追踪到的 26 名被试中有 24 人的哮喘症状恢复为正常水平以上，且用药量继续减少。

身心运动中的太极拳也是为大众普遍喜爱的一种锻炼方式。常见的健身太极拳可分为很多流派，目前流行最广的为杨式太极拳，特点是：拳架舒展大方，动作和顺连绵，要求绵里藏针；又如在上海等南方地区广为流行的吴式太极则有小巧紧凑、速度均匀、不纵不跳、斜中寓正、以柔化刚的特点。各派太极拳虽特点不同，各有所长，但共同的核心特征可概括为：心静体松，动作缓慢连贯，意念、呼吸和动作相配合，周身一体。四条特征可以统一为"静、松、慢、圆、整"五个因子，这五个因子既是在"意"的统驭下渐次形成，又都包含了"意"本身。这既是太极拳练出浑圆内劲的主要因素，也是太极拳促进健康的本质因子。太极拳可以很好地增强心血管功能。司昌军（2006）研究发现，进行太极拳运动 2 年，每次锻炼 40~60min，每周练习 4 次以上的运动组中老年人的静态心率低于无运动的中老年人 7.88 次/分钟。且运动组的动脉硬化、高血压病、高甘油三酯血症、高胆固醇血症发生率分别为 43.30%、16.60%、10.00%、6.00%，也明显低于无运动组的发病率（53.30%、33.30%、20.00%、10.00%）。以上数据说明长期规律的太极拳运动不仅可以增强心血管功能，还可以降低心血管疾病的发生，具有很好的预防作用。太极拳不但对中老年人的心肺功能有良好的促进作用，对青年也大有裨益，适当地进行太极拳等身心运动也可以缓解压力，舒缓负性情绪，愉悦身心。

（二）运动锻炼对肌肉骨骼机能的改善

运动锻炼对肌肉骨骼机能有良好的改善作用，可以增强肌肉力量和肌肉耐力，强化骨密度和骨强度。规律、适量的运动锻炼可以增加骨骼肌中毛细血管的密度，增强或维持肌肉力量和耐力。步行和登楼梯锻炼都能有效提高肌肉的力量和耐力，从而使骨骼、韧带、肌腱都得到加强，增强关节的稳定性，提高肢体的平衡和协调能力，有效预防跌倒，防止骨折的发生。前文提到的运动锻炼健身跑和登阶运动都可以提高肥胖男性大学生的立定跳远成绩（分别提高2.56%，2.00%），这反映了下肢肌肉的爆发力的提高。其中，登阶运动比起健身跑对肥胖男性大学生的立定跳远成绩的提高效果更好。

运动对于成年后骨量丢失、骨质疏松和骨折起着非常重要的预防作用。高水平体力活动的女性骨折发生率低，体力活动（包括登楼梯运动）与发生骨折的风险呈负相关。中老年人在补充钙剂的同时，若将步行或登楼梯锻炼贯穿到日常生活中，可以有效减缓骨质的丢失速度，降低骨折发生的风险。

（三）运动锻炼对身体素质的改善

运动锻炼对身体素质有极大的改善作用，耐力、柔韧性、平衡性、速度、灵敏度作为反映身体素质的指标，在经过运动锻炼后都有不同程度的提高。这对于增强药物依赖者的体质、促进药物戒除期间的身体恢复及增强对疾病的免疫与预防都是大有裨益的。

有氧运动对身体素质有极大的改善作用。登阶跑运动及健身跑都对肥胖男大学生的50m成绩（速度）、1000m成绩（耐力）、坐位体前屈成绩（柔韧性）有很大程度的提高。其中，登阶运动与健身跑使50m成绩分别提高4.15%及2.15%，使1000m成绩分别提高了10.62%及11.11%，坐位体前屈成绩分别提高了34.55%及12.48%，这里可看出登阶运动比起健身跑对速度与柔韧性有更大程度的提高。在身心运动中，研究发现，12个月的太极拳练习后，男子脊柱的灵活性增加了11度；女子的柔韧性增加了8.8度。9周瑜伽体位法锻炼后，男性大学生的身体柔韧素质各项指标都要好于练习前，尤其是立位腰后屈向后弯曲平均增加了23度，达到35度；俯卧抬臂平均增加了16度，达到26度；坐位体前屈平均增加了9度，达到17度，这三个方面均有了明显的提高（周峥，2012）。通过太极拳和瑜伽的练习不仅能提高人体的柔韧素质，还能共同提高其力量素质和耐力素质。因此，经常进行太极拳和瑜伽锻炼可以对身体的各项素质有很好的提高作用。

此外，结合有氧运动、力量运动等的综合运动也对身体素质有所改善。让体质测试成绩不合格者周一以锻炼心肺功能为主（形式以跑、跳绳、爬楼梯为主，锻炼强度为70%~80%的最大心率）；周三以力量训练为主（锻炼强度以

12RM 为主）；周五进行综合训练（以娱乐性活动为主），每天锻炼时间为
90min。结果发现，身体素质指标立定跳远（反映了下肢爆发力）、握力（反
映了上肢力量）、坐位体前屈（反映了柔韧性）、仰卧起坐（反映了腹肌力量、
耐力的指标）分别提高了 2.86%，9.51%，19.07%，24.16%，身体素质均都
有不同程度的提升（瞿贤和，等，2012）。

　　综上所述，身心运动等运动锻炼方式可以改善药物依赖者的心肺功能，强
化肌肉骨骼机能，提高身体素质，从面全面提高药物依赖者的身体机能，强健
体魄，促进药物戒除期间的身体恢复，增强对疾病的免疫，预防疾病的侵扰。
运动锻炼所带来的体质效益为药物依赖者孱弱的体质康复带来了可能性。

二、运动锻炼的情绪效益

　　运动锻炼包含运动类型、运动强度、运动时间、运动频率等要素。尽管研
究者采用的运动类型不尽相同，但大部分研究均表明，运动可以促进积极情绪
状态的发生，减少消极的情绪状态。熊明生等的研究证明，参加运动锻炼可以
有效改善心理健康状况，缓解抑郁、焦虑、敌对、恐怖等心理状态（熊明生，
等，2011）。肖海婷对珠三角农村留守老年人进行运动干预的研究发现，对强
迫症状、抑郁、敌对、偏执、精神病性等心理因子有明显的改善（肖海婷，
2013）。近年来，运动作为一种辅助康复治疗手段可以有效地缓解情绪加工以
及认知加工受损的人群的病情（Chang，et al.，2014；Den-Heijer，et al.，
2017；Penedo，et al.，2005）。倪虹剑等（2018）发现经过 8 周简化 24 式太极
拳训练，抑郁障碍相关性失眠患者的睡眠、抑郁焦虑状态得到了显著的改善
（饶婷，等，2018）。有氧运动是一种可以促进心血管代谢的运动方式，研究
发现，规律性有氧运动可以有效改善慢性阻塞性肺疾病患者的情绪障碍（王会
霞，2018）。研究同样发现，运动之所以可以改善情绪状态，与其生理机能有
着很大的联系，运动可以促进情绪加工相关神经系统的神经递质的释放，如儿
茶酚胺、内源性大麻素等。这些递质都可以影响中枢和外周的神经传导，起到
镇静、镇痛、欣快和奖赏的效果，以及缓解抑郁和焦虑状态（Tantimonaco，et
al.，2014）。

　　实验室研究中，更多采用的是有氧运动的干预方式，临床上也经常选取有
氧运动作为一种辅助性康复手段去治疗情绪加工障碍患者（Farris，et al.，
2019）。有氧运动可以刺激中脑多巴胺系统，促进情绪加工相关环路神经递质

的释放，使个体在遇到一些应激情景时，心理弹性大，不易产生负性情绪，或缓解已有负性情绪（Lynch，et al.，2013），可以有效地提高心理适应能力（Penedo，et al.，2005）。前人采用急性有氧运动的干预方式对 METH 药物依赖者的情绪状态进行研究，发现 20min 中等强度有氧运动可以有效地缓解被试的情绪状态、降低其对药物的渴求（龚丹，等，2019）。

运动对情绪调节的影响主要表现为运动能够提高人们的情绪调节能力。一些身心运动甚至能够改善情绪调节能力，例如太极、瑜伽、八段锦等。Daly 等对 19 名高中生（15—17 岁）进行 16 周的瑜伽训练，对照组学生进行普通常规体育锻炼，训练前后分别测试两组人的情绪调节能力，结果表明，进行瑜伽训练的学生情绪调节能力增强（Daly，et al.，2015）。运动干预也会对个体的情绪调节策略（认知重评策略和表达抑制策略）产生影响。前人研究发现，长期坚持运动锻炼的老年人更多采用认知重评的情绪调节策略，这种策略相对来说是一种比较积极的情绪调节策略。并发现太极拳可以改善中老年锻炼者的情绪调节策略，练习太极拳的老年人可以保持良好的心理状态（姜媛，等，2018）。

情绪记忆相较于非情绪记忆往往更加持久且强烈，这与情绪事件发生时去甲肾上腺系统以及下丘脑垂体轴的激活密切相关。上述两个系统的激活会促进脑源性神经营养因子、去甲肾上腺素等的释放，这些激素会促进情绪记忆的巩固（McGaugh，2004）。但是，对消极情绪事件持久的记忆会导致创伤后应激障碍等心理疾病的发生，严重影响正常的生活。因此，如何调节情绪记忆受到越来越多研究者的关注。研究发现，运动同样可以促进去甲肾上腺能系统的激活，释放去甲肾上腺素和脑源性神经营养因子（Segal，et al.，2012）。这正是运动可以调节情绪记忆的原因之一。另有研究发现，当记忆通过回忆被重新激活时，它就会暂时受到环境或药物操纵的影响，从而导致记忆的更新或增强（Keyan，et al.，2017）。因此，越来越多的研究者开始探讨运动到底对情绪记忆存在着怎样的影响作用。同时不同强度对记忆功能的影响效果不同，且运动对不同种类的记忆的影响也不同。因此，有关不同强度有氧运动对药物依赖者记忆功能的影响仍需进一步探讨。以往有关运动调节病理性情绪记忆的研究大多与恐惧记忆、创伤性应激障碍（PTSD）等情绪障碍有关，运动对成瘾情绪记忆到底有何影响、能否对预防复吸起到一定的作用这些问题尚待解决。Keyan 等发现急性有氧运动具有调节 PTSD 的作用，研究将被试分为三组，分别是重新激活创伤记忆后/运动干预组、仅重新激活创伤记忆/无运动干预组、仅运动干预/无重新激活创伤记忆组（Keyan, et al., 2017），并采集干预前后的唾液样本，分析唾液内皮质醇含量，结果发现重新激活创伤记忆/运动干预组在回忆创伤性事件时对主要细节回忆率要高于其他两组，对应的皮质醇含量升高。这与运动促进皮质醇等递质分泌有关。情绪记忆之所以具有增强效应是由于人们在危险或兴奋的情绪场景中，往往会分泌皮质醇、去甲肾上腺素等激素，这些激素都与记忆的编码、存储密切相关，可以加强记忆。上述研究提示，即便是增强性的创伤性情绪记忆，运动同样具有调节作用。

三、运动锻炼的认知效益

（一）运动锻炼对抑制功能的影响

抑制功能与人们的日常生活息息相关。一个人需要控制自己的行为，避免冲动行事，调节疏导情绪，在各方面表现灵活。在人成长的过程中，和学习有关的社会和行为技巧，自律、聆听、遵守规则、合作、参加团体活动、承担责任，这些都需要抑制功能发挥重要的作用。运动锻炼能够对如此重要的认知能力产生积极影响。

Joyce 进行的一项研究发现了中等强度运动锻炼对抑制功能产生影响。在这项研究中，参加者首先要完成强度递增测试，测量最大有氧能力，进而确定每个人第二阶段的负荷强度。第二阶段参与者需要进行两组测试，一次为休息对照测试，一次为运动锻炼测试。有氧运动测试中，参与者完成 4min 热身后，再在自行车上进行 30min 中等强度运动锻炼。在运动开始、运动过程中以及运动结束后这一整个过程中，参与者均需要完成 Stop-Signal 认知测试。休息对照测试参与者只坐在自行车上，但不蹬踏板，其他都与运动锻炼测试相同。最后发现 30min 中等强度运动锻炼后不仅提高了参与者一般认知反应速度，并且强化了抑制反应能力。更为有趣的是，这种强化作用在运动结束 52min 后依然存在（Joyce, et al., 2009）。

除了在成年人身上发现了这种效益外，在青少年身上也发现有类似的效益。青少年正处于身体发育期，其大脑神经系统及其功能也正在发育完善中，运动锻炼的介入将促进青少年神经的发育及功能的提升。研究发现，20min 中等强度运动后儿童在完成 Flanker 测试不一致条件时正确率提高，正确率的提高反映了抑制能力的改善。研究结果提示我们，运动锻炼对抑制能力的促进作用可能在本身抑制能力更差的人群中表现得更显著。一些存在抑制功能障碍的人群，如多动症儿童、帕金森病人等，也许能从有氧锻炼中获益更多。

在行为上面观察到了运动锻炼的认知效益，通过 ERP 技术等神经影像学方法也更清晰地观察到了这种效益的存在。在 ERP 技术中，视觉刺激激发的 P3 成分代表了对刺激的评估决策过程，在特定的范式（如展现抑制能力的范式）中 P3 峰值的大小反映了抑制能力的高低。Hillman 等发现，在跑台上进行 20min 中等强度运动的青少年对抑制任务的反应正确率提高，P3 波幅升高，并且学业成绩也有提高（Hillman，et al.，2009）。Kamijo 等分别使用 Flanker 和 Go/NoGo 任务同样发现了 P3 在中等强度运动后升高的结果（Kamijo，et al.，2004；Kamijo，et al.，2007）。Drollette 等发现运动锻炼对抑制功能的促进效果具有选择性，对抑制能力低的儿童促进效果最佳（Drollette，et al.，2014）。在 ERP 技术上观察到的脑电的活跃表现，是源于运动锻炼对大脑结构的重塑和对其功能的改善。这一点通过影像学研究有了明确的证据。研究发现，经过 12 个月的运动训练后，基底神经节的体积（尤其是壳核和苍白球的体积）显著增大。基底神经节是控制动作的重要脑区，研究结果证明，运动锻炼的康复作用很有可能是对脑结构的改变或对脑功能的修复。

运动过后脑内血流量（CBF）增加，这可能与抑制功能有关。有氧运动会立即提高外周循环系统血浆内的儿茶酚胺（去甲肾上腺素、肾上腺素、多巴胺）、内啡肽含量，而这些神经类物质会促进中央神经系统中神经递质的分泌，进而提高唤醒水平，最终提高认知成绩。短期急性的有氧运动会暂时性地提高以上神经物质，动物研究发现，长期规律的有氧运动会器质性地促进大脑中血管生成和扩展，这样就提高了血管的血液注入容量；另一种说法是一次急性有氧运动优化了唤醒水平，因此促进了认知过程和记忆巩固，长期运动是由多次急性有氧运动构成，能够促使脑部结构和功能的变化。另外，人在运动后神经营养因子（BDNF、神经生长因子、胰岛素生长因子等）显著升高（Ferris，et al.，2007），这些神经营养因子对神经生长、基因存活有很大的作用，因此会影响学习、记忆等过程。另有研究发现体适能高的儿童海马和基底神经节体积比体适能低的儿童大（Chaddock-Heyman，et al.，2013）。

以上是从生理生化角度证明了有氧运动能够通过结构上的改变来提高抑制功能，心理学方向的研究，如功能核磁共振、事件相关电位等能够提供一个更直观的角度去了解抑制与有氧运动的关系。神经影像学研究表明与抑制过程相关的脑区在前额皮层（PFC）和前扣带回皮层（ACC）（Aron, et al., 2007）。抑制过程的注意资源分配、加工速度、动作监控等，既可以通过行为数据的反应时和正确率反映出来，也可以通过更精确的大脑激活和脑电数据表示。通过ERP 和 fMRI（功能性核磁共振），我们可以对有氧运动和抑制功能的关系有更深入的了解。如抑制功能需要更多的认知资源忽略无关信息，关注目标刺激。与此相对应的一个脑区是前额叶和顶叶，目前比较公认的双系统说，表明背外侧前额叶皮层主要负责自上而下的加工，通过改变策略改变行为以应对当前的任务需求，与此相对应的其中一个 ERP 成分是 P3。研究表明有氧运动后，P3波幅变大、潜伏期变短、前额叶激活变大（Bunge, et al., 2002），表明注意资源分配效率变高、加工信息速度变快，伴随着反应时变短，正确率提高。另外需要监控自己的行为，一旦出错，就需要迅速调整认知资源，避免接下来的反应出错。这种认知控制上的调整，会使反应时变长、正确率提高，这就是动作监控，它对完成目标导向性行为有重要的作用，这种反应时的变化被看作自上而下认知控制的补偿利用和优化的一种行为指标。其神经机制在于背外侧前扣带回皮层（ACC），ACC 属于动作监控神经环路中的一部分（Kerns, et al., 2004），与此相对应的其中一个 ERP 成分是 N2。双系统的另外一个系统与自下而上的加工有关，根据呈现的刺激进行反应，相关的脑区就是 ACC，主要负责监控冲突，然后发射信号至补偿机制，调整自上而下控制的需求应对具体的任务需求，而急性有氧运动可以优化行为反应和大脑的激活，增强抑制控制能力，冲突就减少了，结果错误后反应时变长、正确率提高、ACC 激活变大、N2 波幅变小（Themanson, et al., 2008），这就是冲突监控理论。这表明有氧运动会增加额外的自上而下的抑制控制、增加资源分配，并且会使人感知到更小的冲突。

Barenberg 等综述了以往关于正常人的研究发现高水平身体活动量表现出更高的抑制能力（Barenberg, et al., 2011）。比如坚持有氧运动的个体在抑制有关的 flanker 任务方面表现更好，且在该任务执行时额顶脑网络更加优化（Colcombe, et al., 2004）。低强度急性有氧运动会促进被试在 Stroop 抑制任务时的表现，并提高背外侧前额叶和额极脑区的激活水平（Byun, et al., 2014）。

不管是行为实验法还是脑电、脑影像技术都观察到了运动锻炼对抑制能力的促进或改善作用，这种效益不仅表现在实验室的指标上，更多地在日常生活中得以展现，如儿童学业成绩的提高、多动症儿童能够更长久地去完成相应任务、帕金森病人能够更加稳健地控制肢体，等等。这些结果提示，运动锻炼对有抑制功能障碍的人群有积极的作用，因此，运动锻炼可能能够改善药物依赖者的抑制能力，进而促进其康复。

（二）运动锻炼对工作记忆的影响

在生活中，人们每天都要切换各种纷繁的信息，并从中提取关键信息进行决策，以便顺利地完成任务。在这个过程中，就需要工作记忆这一能力参与其中。工作记忆是指在加工信息过程中暂时储存和处理的记忆系统，工作记忆容量高，处理信息速度快、效率高；工作记忆容量低，处理信息速度慢、效率低。适当的运动锻炼也能够有效地改善工作记忆能力。

研究者让参与者在 3 次来访里随机进行 60%～70% 最大心率的运动锻炼、相同强度抗阻运动或阅读杂志。随后进行工作记忆能力测试，结果发现运动锻炼后，工作记忆反应时下降（这需要更多的工作记忆容量），但抗阻运动组和对照组都没有出现这样的结果（Pontifex，et al.，2009）。以上研究中任务反应时的提升是否是牺牲准确率带来的结果，一项元分析研究给出了答案，运动锻炼对工作记忆成绩的促进主要在反应时上，对准确率的影响十分微弱（Mc-Morris，et al.，2011）。

另外，通过影像学的研究，也观察到了运动锻炼对工作记忆的影响作用。利用 fMRI 技术观察单次运动后被试完成工作记忆任务脑部激活情况，前额叶右中回、右侧舌回、左侧梭状回在运动后激活升高，扣带回、左侧额下回以及右侧中央旁小叶运动后激活降低（Li，et al.，2014）。前额叶和枕叶皮质的激活升高和左半球额叶激活的降低反映出执行功能的提升。这说明运动对脑部功能的影响并不局限于外显的行为层面，也体现在机能水平。

对于身体的运动来说，脑的指令是必不可少的，前面已经说过，通过运动可以提高脑的活性，其实提高脑的活性有一部分就是提高脑的各种功能，也包括工作记忆功能。彭艳芳等（2015）采用 1-back 任务对 59 名女大学生急性有氧运动前后的工作记忆刷新功能变化进行了考察，发现运动后刷新功能有所促进，并且该影响可持续到运动后 30min；有采用一次性运动干预的研究发现，将 59 位青少年随机分配成控制组、中等强度组及高等强度组，运动 12min 后参加工作记忆测试，结果显示中等强度组的测验表现显著优于前测，而另外两组无此效果（Budde，et al.，2010），说明急性中等强度有氧运动能够提高工作记忆能力。

此外，影像学的研究也观察到了运动锻炼对工作记忆的影响。研究者利用fNIRS（功能性近红外成像）发现，14 名老年人在经过 10 min 中低强度的有氧运动后，在完成工作记忆任务时反应时明显缩短，并且大脑左侧前额叶的活性也有了显著提升（Tsujii，et al.，2013）；而 fMRI 技术也有着类似发现，研究者让 15 名女性大学生被试接受 20min 中等强度的有氧运动后发现，被试在完成字母 n-back 任务时，大脑前额叶及枕叶部分区域活性增强（Li，et al.，2014）。在一些脑结构异常的病人如 ADHD（注意缺陷多动障碍）或者脑卒中患者中，也发现了运动锻炼能够提升工作记忆绩效和前额叶活性的证据（Chaddock-Heyman，et al.，2013；Moriya，et al.，2016）。前额叶和枕叶的活动增强反映出工作记忆功能的提升，这也表明运动锻炼对于工作记忆的影响并不限于外显的行为层面，还体现在身体机能水平。

运动锻炼对工作记忆的积极影响，对于药物依赖者而言也是有积极的意义的。前面也曾提及，药物依赖者在面对药物线索时很难从这些具有诱惑性的线索中转移注意力，其中原因之一就是其对信息的处理能力较弱。因此，运动锻炼可能会对药物依赖者提供帮助。

（三）运动对决策能力的影响

众所周知，运动是良医，恰当的运动有助于身心健康。在脑科学领域，越来越多的科学家开始注重运动对大脑的影响，认为运动可以改变大脑，运动会改变人的认知功能（Hillman，et al.，2008）。决策属于高级认知功能，不同的运动也会产生不同的影响。美国一位学者分别给经验丰富的足球运动员和无足球经验者进行四种强度的运动干预：休息、40% 的最大有氧能力（低强度）、60% 的最大有氧能力（中等强度）和 80% 的最大有氧能力（高等强度）。运动干预后进行决策能力测试，结果发现无足球经验者的决策速度和准确性随着运动强度变化表现为一个倒 U 形的走势，而经验丰富的运动员随运动强度改变其决策准确性和时间并无明显变化（McMorris，et al.，1996）。且在中等强度和高等强度的运动后被试的决策速度增加而准确性不变。这个研究结果得出的结论与先前其他研究结果相符（Ogoh，et al.，2014）。而最新研究认为适当强度的有氧运动改善决策速度并不是改善决策本身，只是改善非决策的认知加工过程（Lefferts，et al.，2019）。关于有氧运动对决策本身的研究较少，许多研究表示适当的有氧运动可以改善包括决策能力在内的认知功能（Tomporowski，et al.，2006），或者只是有氧运动改变了决策功能相关脑区的活性（Ogoh，et al.，2014）。

已经有多项研究，基于不同体重、不同活动量人群，进行不同强度、形式、频率的运动干预，从行为、神经生物学以及外周血液指标共同探究食物奖赏功能以及对应的食欲行为在这个过程中的变化。同时运动对食欲和后续食物摄入的影响也一直是肥胖和过度进食治疗领域的研究焦点。运动与进食是影响人体能量平衡的两个相互关联又相互独立的变量。理论上说，使躯体处于负能量稳定平衡可以降低体重，然而限制饮食和进行体育运动锻炼是可以诱导能量缺失的方法。大量基于普通人群，超重和肥胖人群以及有训练习惯的人群的研究，均支持运动在增加能耗时可以提高人们对食物的渴望程度（Martins，et al.，2010），但无论是中等、高等还是高等间歇的急性运动都不会导致运动后的代偿性增加。同时，除了已有的有氧运动发现，阻抗运动也用于干预研究中。研究发现，正常体重者消耗同等能量的急性有氧运动和对抗性运动后，抗阻运动更明显降低对高脂肪食物的外显喜欢，这提示对于食物奖赏功能的影响可能与运动形式有关（高峰，等，2018）。

同时，从不同活动量人群的食物奖赏功能差异也能看出体力活动对食物奖赏功能的影响。一项解释既往每周活动量和观看食物图片脑区激活的研究中发现，运动水平越高，内侧眶额叶皮质和左脑岛对高热量食物的反应越低。此外，这些区域的激活与对高热量食物的偏好呈正相关，特别是那些咸味的食物。体育锻炼可能与食物反应区的激活减少有关，而这反过来又与不健康的高热量食物偏好降低有关（Killgore，et al.，2013）。

第三节 运动戒毒的理论基础

运动戒毒的快速发展得益于运动戒毒的理论的不断创新。运动戒毒的学科基础涉猎广泛，从基础医学、康复医学、预防医学到临床医学，从运动训练学、运动康复学到运动心理学，再从社会学到教育学，各领域的专家学者不断地在实验、调研中验证并创新本学科的理论，为运动戒毒实践的深入发展提供良好的理论支撑。药物成瘾已经被公认为是一种慢性复发性脑疾病。从神经科学的角度来看，药物成瘾可能是慢性长期用药导致大脑神经适应性改变的结果：物质成瘾从最初的冲动性用药，发展到强迫性用药，以至于用药成为习惯、难以戒断、多次复吸，这些都与大脑神经核团以及神经回路的结构和功能失调有关（Volkow, et al., 2014），主要涉及奖赏、情绪、认知三个脑区神经环路的病变。本节将从运动健康教育、神经生物、奖赏系统和自我控制四个方面对运动戒毒的理论基础展开讨论。

一、运动健康教育的理论基础

健康促进是指提高人们控制健康的能力和增强人们健康的过程，早在 20 世纪 20 年代就见于公共卫生文献，但直至近 10 年才广泛地引起重视（邹淑蓉，等，2006）。健康促进理论起源于行为学的认知心理学理论，在其自身发展完善过程中借鉴吸收了市场学、传播学、组织理论、生态学理论等多种社会学理论体系的成分（李洋，等，2004）。1986 年第一届国际健康促进大会发表的《渥太华宪章》明确指出了健康促进的五条策略，即制定相关政策、创造支持性环境、强化社区行动、发展个人技能和调整卫生服务方向。健康促进理论主要可以概括为个体水平、人际水平和群组、社区水平三个层面（Glanz, et al., 1991）。规律的体力活动作为一种健康行为不仅可以在普通人群中得到普及，也可以适用于药物依赖者。隗义军（2018）通过 17 周的八段锦运动对药物依赖者身心健康状况进行探究发现：运动干预前，药物依赖者体质测试结果与广东省常模相比较，表明了吸毒对身体形态、身体机能、身体素质等方面都会造成严重的损害。八段锦运动对药物依赖者的体质具有较好促进作用，主要表现为降低收缩压、提高纵跳、肺活量、俯卧撑、选择反应时的测试成绩。另外，运动干预结果发现运动对改善药物依赖者心理健康状况具有积极意义，对降低药物依赖者焦虑、抑郁水平具有较好的作用。健康促进理论作为理论性的框架为运动干预药物依赖者提供了明确的指导方向和良好的实践方案，同时健康促进理论也丰富了戒毒教育理论，促进了戒毒教育的发展。

计划行为理论是社会心理学中最著名的态度行为关系理论，该理论认为行为意向是影响行为最直接的因素，行为意向反过来受态度、主观规范和知觉行为控制的影响。计划行为理论在国外已被广泛应用于多个行为领域的研究，并被证实能显著提高研究对行为的解释力和预测力（段文婷，等，2008）。在药物依赖者觅药行为的研究中，基于计划行为理论，对药物依赖者个体态度、主观规范以及觅药行为控制进行测量，可以有效预测药物依赖者的觅药行为，进而对其采取相应的应对方式进行矫治。郭丽（2014）以计划行为理论为基础，在女性海洛因药物依赖者完全隔绝药物环境，不受药物生理影响的前提条件下，研究其自动化的内隐态度及行为控制认知特性对成瘾程度的影响，为有效的心理治疗提供科学依据。这一理论为探究药物依赖者的觅药行为提供了具体的研究方向，使相关研究具有科学性和严谨性，也使戒毒教育理论在微观层面得到丰富和发展。

结构功能理论这一流派不仅在 20 世纪 60 年代中期在美国社会中就占有重要地位，而且到了 70 年代在欧洲社会学中也产生了部分影响。结构功能理论认为：只有将社会系统各部分进行合理有效的协调，以使其达到一定程度的团结并进而开展有效的互动与合作，才能发挥出应有的功能。强制隔离戒毒所、社区与家庭作为药物依赖人员生活与矫治工作开展的重要场所，具有不同的功能与矫治作用。经过前期调研发现，目前强制隔离戒毒所在推广运动戒毒过程中，药物依赖人员在一定程度上可以接受到体育理论的指导和健康教育，配合每周一次开展的法制教育、VR 心理干预治疗、沙盘治疗、正念疗法等，药物依赖人员在强制隔离戒毒所的戒毒环境和接受针对身心健康的干预治疗后，对毒品的渴求程度明显下降，另外，强制隔离环境也从根本上解决了药物依赖人员的觅药行为。而社区中，戒毒工作主要由禁毒社工主导，由于我国禁毒社工体系发展不健全、社区禁毒环境与发展水平受制于地区经济和政治发展，因此，社区戒毒工作明显存在地区差异。而社区戒毒本身也存在着戒毒教育手段单一、专业性不强的问题。目前我国关于戒毒的家庭研究，主要是围绕社会支持开展，家人的支持与关怀直接影响药物依赖人员的身心健康，良好的戒毒环境也与其觅药、复吸行为高度相关。调研发现，药物依赖人员家人对吸毒人员往往存在不理解与排斥情绪。因此，在我国司法与行政系统主导的戒毒体系中，三个主要戒毒场所的戒毒矫治工作发展不均衡，在结构功能理论指导下，将其功能整合，进行"一体化"发展是维持戒断效果、降低复吸率的必然选择。基于结构功能理论，通过将不同场域下的运动治疗方案进行整合，并使其达成有效联结，进而解决复吸率高发这一难题，不仅在实践方面促进了戒毒治疗体系的发展，在理论上同样使戒毒教育理论在宏观上得到拓展和丰富。

二、运动抑制药物依赖心理渴求神经生物基础

运动可促进脑内多巴胺（dopamine，DA）的合成、分泌和释放增加，也同时加快 DA 的分解和代谢，这被认为是运动提高了 DA 的转换率（李泽清，2014）。另外，在时间变化和 DA 浓度相关性的动物实验中，大鼠纹状体内的 DA 水平被发现存在"运动后即刻升高，24h 后又逐步下降"的趋势（王斌，等，2002），呈波峰状。据此可以推测，在一定负荷量的耐力训练后的一段时间内，DA 可能存在被逐渐抑制的倾向。

DA 是诱发复吸行为的重要神经递质（周燕，等，2005），因此，运动锻炼实现抗药物复吸的机制之一，可能正是基于上述提及的 DA 的这两个动态变化特征，即通过在运动过程中提高 DA 转换率（尤其是加速 DA 的分解代谢），并在运动结束后的一段时间内逐渐抑制其浓度，最终降低复吸发生的频次。在这一过程中，涉及了诸多神经变化。

首先，高水平的 DA 已经被证实是精神依赖性的基础。造成 DA 水平的升高，就是因为既往的药物摄入扰乱了脑内正常的神经体液调节，使得包括 DA 在内的大量递质释放紊乱。所以，脱毒和防复吸的目的，就是通过外源性的干预使 DA 回落至正常水平（周燕，等，2005）。如上所述，运动锻炼可以在一定程度上加速 DA 的分解，并在此后的一段时间内抑制其含量水平，所以能实现抗复吸。

其次，物质成瘾方面的研究显示，在脱毒后早期，依赖者体验药物欣快感的能力是处于低位水平的，而这一水平随着时间的推移逐渐上升，达到特定阈值后，将再次形成对药物的心理渴求，进而产生强迫性觅药冲动、用药行为，即复吸。药物点燃作用下，这种体验欣快感的能力回升将更快，这与机体促肾上腺皮质激素释放因子（corticotropin-releasing factor，CRF）由下丘脑大量释放，并通过下丘脑-垂体-甲状腺轴（hypothalamic-pituitary-thyroid axis，HPTA）活化 MLDS，最终引起多巴胺能神经元（dopaminergic neuron，DN）生理活动加强有关（陆小香，等，2005）。尽管药物依赖者在脱毒后受稽延性戒断综合征的影响，其行为能力、认知功能都暂时有所下降或受损，但机体充足的 DA 前体即酪氨酸会缩短药物渴求性冲动的形成时间（陈伟强，等，2009）。相反，积极的运动介入后，DA 在一定程度上被抑制，由 DA 参与脑内奖赏和强化的犒赏通路（从中脑被盖区投射到前额皮质，又经前额皮质-伏隔核核部谷

氨酸通路激活伏隔核，强化寻药行为）未被有效激活，DA 及其受体的可利用率也明显下降，所以，依赖者体验药物快感的能力在一定程度上被抑制，由此实现复吸行为的发生间隔延长、复吸频次下降。

和 DA 一样，去甲肾上腺素（noradrenaline，NE）也贯穿整个成瘾—戒断—复吸环路（于斌，等，2006），由交感节后神经元和脑内肾上腺素能神经末梢释放，同时，可在肾上腺髓质合成及分泌。由于 NE 系统和 CRF 系统均参与药物复吸的神经过程，而且是介导应激诱发型复吸最主要的两大神经能系统，因此，关于运动锻炼如何通过调控 NE 水平从而抑制复吸渴求的神经机制也是该领域研究的焦点问题。

NE 能神经元主要来源于蓝斑（locus coeruleus，LC），而其胞体则与胆碱能神经纤维一同被背外侧被盖核（aterodorsal tegmentalnucleus，LDTg）投射至中脑腹侧被盖区（ventral tegmental area，VTA），促进伏隔核（accumbens nucleus，NAcc）的 DA 增加。上行腹侧束则由 LDTg 投射至杏仁核（corpus amygdaloideum，CA）、隔区（ventral septal area，VSA）、NAcc 及终纹床核（bed nucleus of the stria terminalis，BNST）等区域。

在机体应激后，随着交感神经系统和下丘脑－垂体－肾上（hypothalamus-pituitary-adrenal，HPA）系统的激活，NE 会由肾上腺髓质骤然间大量分泌，导致 VTA 及 NAcc 中 NE 水平异常上调（Shaham，Erb，Stewart，2000）。升高的 NE 使下丘脑 CRF 分泌增加，激活 HPTA，皮质酮（corticosterone，CORT）也随之升高。并且，CRF 与 NE 在升高 CORT 水平上还有着强烈的协同作用。而包括焦虑、抑郁、认知损害以及骤然增强的、作为药物渴求原动力的戒断期间不适感等应激后遗症，正是被证实与升高水平的 CORT 有一定关联性（李耀东，陈志，2000）。CORT 可以穿过血脑屏障进入大脑（Sairanen，et al.，2007），伴随 CORT 的介导作用，还有 3 类递质及其代谢物水平同时提升（Lapmanee，et al.，2017）：① 下丘脑和海马中 NE 代谢物 3-甲氧基-4-羟基苯基乙二醇（MHPG）增加，表明了 CORT 和 NE 之间的双向促进作用；② 额叶皮质、下丘脑、海马和 CA 中 DA 代谢物 3, 4-二羟基苯乙酸（DOPAC）水平升高；③ 额叶皮层、NAcc、下丘脑和 CA 中 5-羟色胺（5-HT）及其代谢物 5-羟吲哚乙酸（5-HIAA）的水平也增加。5-HT 含量的改变被认为是戒断症状产生和引起复吸的重要机制之一，且主要与 NE 协同在增加成瘾易感性特征的情感系统（如焦虑、强迫等）中发挥作用，影响复吸结果（柯钰婷，等，

2015）。动物实验研究成果也证明，对 5-HT 的有效抑制，可以阻断成瘾药物形成的位置偏好（Meijer，et al.，1994）。值得一提的是，正是因为上述提及的 NE、5-HT 和 DA 含量与成瘾性、戒断症状和复吸率的密切关系，所以，针对脑干、皮质和下丘脑中这三者的含量测定（以高效液相色谱法为主）也是目前成瘾相关的临床及基础研究中，用以评价疗效阳性率、运用最广泛的 3 个神经生物学指标。而应激后 HPA 系统激活—CORT 介导—NE 合成加速—NE/5-HT 水平上调的这一通路，可以被认为是诱发药物渴求及复吸行为的又一个重要的神经路径，这和前额叶皮层（prefrontal cortex，PFC）—NAcc—VTA 神经环路相互投射失调导致药物渴求及复吸行为，以及由 MLDS 引导下 PFC-NAcc 腹侧苍白球（VP）运动输出通路导致药物渴求及复吸行为等两大神经路径，存在明显不同（周薪，等，2012）。

中等强度的自愿运动，被认为正是通过有效介入了"HPA 激活-CORT 介导"这一路径，对 NE 合成速率、机体交感神经水平进行相对性下调，来实现对药物渴求心理及强制觅药冲动的抑制。动物实验方面的研究证实了这一观点：当通过足电击成功造模的应激型复吸大鼠被外周注射多种可以降低 NE 合成速率或削弱 NE 活性的 α2-肾上腺素能受体激动后，大鼠的复吸诱发性、行为主动性均表现为显著下降趋势（Erb，et al.，2000）。而在另一个由自主跑轮运动作为干预组，并分别与选择性 5-羟色胺再摄取抑制剂（selective serotonin reuptake inhibitor，SSRI）文拉法辛按标准量给药、强迫游泳训练作为对照组的两两对比实验中，研究人员通过检测大鼠相关生理指标发现，经过自主跑轮运动后，干预组大鼠脑内神经生化改变表现出了类 SSRI 样作用，但强迫训练组并无此表现（Engesser-Cesar，et al.，2007；Lapmanee，et al.，2017）。实证方面的研究包括来自太极拳运动与儿茶酚胺水平之间的相关性探索（刘一平，等，2015），研究者发现，经过长期持续的太极拳训练后，练习者在安静状态下 NE 水平与练习前相比，已经略有下调，尽管变化并不显著，不过，在一次定量负荷运动的应激后，NE 水平明显下降，这表明，持续的太极拳训练有效降低了 NE 合成速率或提高了 NE 的代谢率，而且在相同强度的应激条件下，机体交感神经水平在练习后比练习前也有所降低，即机体对应激的适应性更强、敏感性减弱。这一结论与既往报道中涉及 NE 对运动的反应/适应相关的运动生理学研究基本一致，即达到特定强度阈值后，NE 在运动期间存在必然升高的趋势，但随着运动训练周期的持续延伸，同一运动强度下 NE 的这种应答性升高幅度不断下降，最终达到对于同样负荷刺激量的应激适应性加强，应答减弱。因此，经科学的持续锻炼后，依赖者对于外源性应激的敏感性会显著下降，应答减弱，即其渴求心理及觅药冲动相应减弱，从而达到有效降低复吸风险、概率、频次或延长复吸周期的效应。通过进一步分析证实，运动通过调控突触间隙中的 NE 水平，从而加强 NE 能神经传递（Dey, et al., 1992）。在运动过程中，细胞内 NE 及其代谢产物也在脑桥、延髓和脊髓中被维持在相对平衡的水平（Dunn, et al., 1996）。而 5-HT1B 和 α1β 肾上腺素能受体的mRNA 表达在蓝斑和背部 LC 中上调，这反过来又分别改变了肾上腺素能和 5-HT 能活性（Greenwood, et al., 2005）。

三、运动改善药物依赖者奖赏系统受损机制

　　如图 2-3 所示，长期的药物滥用会损伤海马、额叶等认知功能相关的脑区，导致学习记忆的病理性损伤，同时削弱抑制控制能力；并且损害杏仁核、眶额叶皮层等情绪、动机相关脑区的功能，增加负性情绪体验。此外，药物成瘾还将导致伏隔核和苍白球等负责奖赏调节的环路异常活动，进而强化奖赏中心，使药物依赖者的注意力偏向药物或其相关线索，最终诱发冲动性、强迫性和不顾后果的用药动机（Baler, et al., 2006；Goldstein, et al., 2011）。已有大量研究采用脑成像技术证明了药物依赖者大脑环路功能受损的事实，主要表现为环路中多脑区的激活存在障碍（de Ruiter, et al., 2012）。

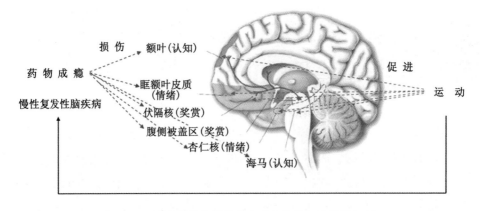

图 2-3　运动改善药物依赖者大脑功能的可能作用机制

　　奖赏、情绪、认知三个脑区神经环路，均直接或者间接地通过神经解剖通路受到多巴胺调节。三个脑区神经环路之间的联系多通过神经递质投射，神经

递质可塑性的改变可能会最终在分子层面造成长期的改变从而形成成瘾行为。反复用药可能导致各环路相互影响，从而产生对强化刺激异常的行为反应。一个人是否会对既有刺激产生反应，取决于他基于过去经验、当前内在需要和预期，评价这个刺激和另外一个刺激的价值。对一个药物依赖者来说，药物和线索的价值估计要高于普通人，因此弱化了自然强化刺激的效果。此外药物依赖者的抑制控制功能下降，使得整个过程成为一个不封闭的环路，最终导致不计后果的强迫用药行为。

目前，已有大量研究证明了运动对上述环路恢复正常运行的积极作用，从而可能促进成瘾症状的康复。下面，按照不同的环路分别进行详细的介绍。

（一）奖赏环路

奖赏环路的作用是负责传递和输出奖赏信息，药物依赖者的奖赏环路普遍会出现过度活动的情况，主要表现为对药物相关刺激产生奖赏效应等主观感受，造成摄取药物的主动性显著增加。

近年来，研究者们利用药物成瘾大鼠作为研究对象，发现了运动对于伏隔核等奖赏环路关键脑区的积极效应。例如，Robison 等发现，在经历过 6 周的跑轮运动后，成瘾大鼠中脑边缘系统的伏隔核与嗅觉结节中多巴胺 D1 类和 D2 类受体的结合水平受到影响，分别出现了下降和上升的情况（Robison，et al.，2018）。也有研究者给海洛因成瘾大鼠进行了为期 7 天，每天 120s 的负重爬梯训练，发现大鼠减少了对海洛因的自我给药，并且改变了伏隔核中的基因表达，主要表现为 BDNF 中 mRNA 表达的增加（Smith，et al.，2018）。这些都表明，运动能够通过对奖赏环路中多巴胺传导途径的改变，引起强迫性找药行为的减弱，进而促进成瘾症状的康复。

（二）情绪环路

情绪环路的作用机制主要依赖于大脑的眶额叶皮层和杏仁核。眶额叶皮层与成瘾相关的功能包括调节行为选择、编辑预期的结果信息以及奖赏与惩罚的感觉（楼忠泽，等，2013）。杏仁核则是大脑内的情绪加工中枢，可以对情绪反应进行调控。有关成瘾的研究表明，杏仁核参与成瘾记忆形成的不同阶段，包括获得、巩固、提取、再巩固及消退。药物成瘾会导致该环路在面对药物相关线索时异常活动，并且对药物形成正性的情绪体验，导致药物依赖者表现出冲动性选择与决策障碍。

对此，国外研究者在 2008 年就展开研究，发现了运动促进该环路康复的证据。研究者们选取了 20 名戒断 15h 的尼古丁滥用人群为被试，均分为对照组与实验组：实验组需完成每次 10min 的间歇性运动，而对照组维持坐立状态。fMRI 的结果显示，相较于运动前，运动后实验组被试在观看尼古丁相关图片时，大脑眶额叶皮层的过度激活显著减弱（Van Rensburg, et al., 2009）。国内研究者也有类似发现，Wang 等在对 MA 成瘾人群的研究中发现：在短时有氧运动后，被试观看与药物无关的图片刺激（如食物等）时，眶额皮层的激活明显增加（Wang, et al., 2019）。这些证据表明，有氧运动能够通过修复眶额叶皮层的功能，使药物依赖者恢复对药物及非药物类刺激的正常决策。

同样地，已有研究发现，长期的自主转轮运动和跑台运动介导神经发生、神经适应和神经保护过程，增加中缝背核 5-羟色胺的释放、代谢和其在大脑皮质的转运，以及提高蓝斑核、海马区、杏仁核和前额叶皮质中去甲肾上腺素的基底水平，以抵消药物成瘾带来的神经不良适应（Chen, et al., 2008）。在运动过程中机体为了完成运动任务需要消耗大部分能量，而留给大脑细胞的能量将会相对减少，尤其是海马体和杏仁核所在区域的能量接收量明显减少，所以诸多负性情绪将得以改善，对药物的渴求度也会出现明显的降低。

（三）认知环路

药物成瘾是一种异常的学习和记忆过程，药物依赖者会对药物建立起强烈的依赖，形成关联性学习和成瘾记忆。其中，与陈述性和空间性学习密切相关的海马则扮演着重要角色。成瘾会影响海马的记忆痕迹构建，使得药物依赖者即使在戒断后，当他们处于药物有关的环境时，仍然会重新激活成瘾记忆，最后导致觅药行为恢复（王浩然，等，2003）。

幸运的是，研究者们已经发现了运动可以有效破坏成瘾记忆重提的证据。Park 等在对 MA 成瘾的小鼠进行跑轮运动干预后发现，运动可以通过增强海马齿状回中蛋白质的紧密连接、稳定血脑屏障（blood-brain barrier, BBB）完整性和增强神经分化，来减缓药物诱导的神经毒性（Park, et al., 2016）。此外，也有研究者发现为期 4 周的运动干预，能够有效减轻处于戒断期的吗啡成瘾大鼠的记忆功能障碍；同时，运动也适当增加了海马中 BDNF 的浓度水平（Shahroodi, et al., 2020）。因此，运动也可以从促进海马功能恢复的角度，消退成瘾记忆来干预成瘾康复。

同时，由于额叶皮层受长期药物滥用影响出现激活障碍，会导致药物依赖者对强迫性觅药行为的抑制减弱，进一步致使药物依赖者对药物产生依赖，从而失控性地摄入过多药物。近年来，已经有大量研究证明了运动能够一定程度地激发前额皮层活性和增加脑区功能。同时，在对成瘾人群的研究中也证明了运动有着积极的作用。一项对 23 名男性 MA 药物依赖者的研究发现，被试在经历过力量、旋转等身体功能训练后，左侧前额叶与右侧前额叶的活性显著提高，并且脑区间的网络连接也有所加强（Bu, et al., 2020）。此外，在女性 MA 药物依赖者中也有类似发现。研究者对 30 名女性药物依赖者进行了跆拳道运动的训练，并采用 fNIRS 技术探测了被试大脑左右侧前额叶皮层间的有效连接情况，结果显示跆拳道运动有效改善了药物依赖者大脑的功能连接（Bu, et al., 2020）。这些研究成果也证实了运动可能通过修复认知环路的模式，促进成瘾康复。

四、运动改善药物依赖者自我控制能力

毒品成瘾是一种反复发作的慢性脑部疾病，其主要特征是药物依赖者自我控制能力受损，无法调节自身对毒品的渴求。冰毒是导致成瘾的主要毒品之一，少量服用即可严重影响自我控制能力。毒品成瘾的双重加工模型指出，自我控制能力受损后导致的成瘾可以解释为自动和控制两个过程的交互（见图 2-4）。自动过程主要指药物依赖者自下而上地对毒品产生感知和注意偏向；控制过程指药物依赖者自上而下地对毒品滥用进行抑制加工（Wiers, et al., 2007）。以下，将围绕双重加工模式，分别介绍运动锻炼对注意偏向和抑制控制的加工效益。

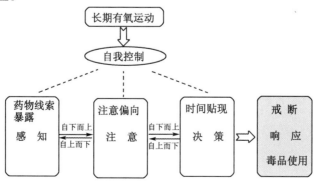

图 2-4 成瘾的双重加工模型

（一）运动锻炼对药物依赖者注意偏向的影响

在自下而上的感知和注意过程中，药物成瘾人群往往表现出对毒品线索具有注意偏向性，"注意偏向"是指当观察到与毒品有关的线索时，往往会引起毒品药物依赖者的注意（Field，et al.，2008）。Robinson 和 Berridge（1993）提出了激励敏化理论，该理论的中心原则是，重复滥用毒品会产生多巴胺能反应，这种反应在每次新药施用后都会变得敏感（即逐渐增加）。这个过程使毒品特异化，从而使药物依赖者对毒品产生主观渴望。通过经典条件，与毒品有关的提示也可激励特异性，吸引注意力，从而产生注意偏向，引导个人行为朝获得激励方向发展。

短暂的运动可以减少对酒精的渴望及注意偏向，有助于酒精药物依赖者的自我调节（Taylor，et al.，2013）。大量前人研究也发现急性有氧运动可以降低烟草药物依赖者的渴望（Haasova，et al.，2013）。从生理层面分析，毒品通过影响多巴胺分泌造成对毒品的异常渴望，有氧运动则通过增加多巴胺浓度及多巴胺受体结合（Lynch，et al.，2013），降低药物依赖者的渴望，但从大脑功能的角度尚未揭示通过何种认知方式降低药物依赖者对毒品的主观渴求。已有研究论证自我控制能力是药物依赖者是否能戒断毒品的有效预测因子（Connolly，et al.，2012）。一次有氧运动可同时有效改善冰毒药物依赖者的主观渴求和大脑额区自我控制能力（Wang，et al.，2016）。在前人研究中已发现单次有氧运动后毒品药物依赖者主观渴求明显降低（Ellingsen，et al.，2018），长期有氧运动也可以通过加强多巴胺的结合能力来降低药物依赖者使用冰毒的渴望（Lynch，et al.，2013）。

基于此，我们认为运动锻炼能够改善药物成瘾人群自我控制功能中的上行通路，即对药物线索的自下而上加工，体现在对药物线索的注意偏向性降低。同时，这种注意偏向性的特征能够对药物依赖者的戒断有效性进行预测和评估。

（二）运动锻炼对药物依赖者抑制控制的影响

最近几年，学界对于药物依赖成因的认识逐渐聚焦于认知控制能力上，尤其是抑制能力。许多理论模型已经证实了认知控制（cognitive control）能力在药物依赖中占有重要的角色（Goldstein，et al.，2011）。药物依赖者的显著特点是无法有效地抑制与药物使用等相关行为，如戒断对药物的使用。因此可以通过改善其抑制控制能力，进而提升其自我控制能力。

目前已有众多研究对于运动改善药物依赖者抑制功能的作用进行了探讨：Grandjean 等采用 Stroop 任务结合不同强度的功率自行车运动研究发现，较高的运动强度可减少多药物依赖组被试（主要为可卡因和酒精滥用）Stroop 效应的值，并且促进了前额皮层脑氧合与血容量的增加，表明有氧运动可以有效提高药物依赖者的抑制功能和大脑神经活性（Grandjean, et al., 2017）；也有研究者对一名可卡因成瘾超过 20 年的男性药物依赖者进行了高强度（每次完成 4 个 30s 的力竭运动，每周 3 次共持续 4 周）的运动训练，结合 EEG 记录了被试完成 Stroop 任务时大脑前额皮层的活动情况，结果显示前额叶皮层激活增强，Stroop 任务的表现也有所提升（Cabral, et al., 2018）。综上，根据双加工模型，药物成瘾人群不断形成觅药行为，与其自我控制能力受损相关，主要表现在对药物相关物品的注意偏向性，以及相应的抑制能力受损。因此，运动可以提升抑制控制这一基本认知能力，并且减弱对药物线索的注意偏向性。

参 考 文 献

American Psychiatric Association, 2000. Diagnostical and statistical manual of mental disorders[M]. Washington, DC: American Psychiatric Publishing, Inc.

Amlung M, Marsden E, Holshausen K, et al, 2019. Delay discounting as a transdiagnostic process in psychiatric disorders: a meta-analysis[J]. JAMA Psychiatry, 76 (11): 1176-1186.

Amlung M, Vedelago L, Acker J, et al, 2017. Steep delay discounting and addictive behavior: a meta-analysis of continuous associations[J]. Addiction, 112(1): 51-62.

Aron A R, Durston S, Eagle D M, et al, 2007. Converging evidence for a fronto-basal-ganglia network for inhibitory control of action and cognition[J]. Journal of Neuroscience, 27(44): 11860-11864.

Baler R D, Volkow N D, 2006. Drug addiction: the neurobiology of disrupted self-control[J]. Trends in Molecular Medicine, 12(12): 559.

Barenberg J, Berse T, Dutke S, 2011. Executive functions in learning processes: do they benefit from physical activity?[J]. Educational Research Review, 6(3):

208-222.

Bickel W K, Crabbe J C, Sher K J, 2019. What is addiction? How can animal and human research be used to advance research, diagnosis, and treatment of alcohol and other substance use disorders? [J]. Alcoholism: Clinical and Experimental Research, 43(1):6-21.

Bu L, Qi L, Yan W, et al, 2020. Acute kick-boxing exercise alters effective connectivity in the brain of females with methamphetamine dependencies[J]. Neuroscience Letters, 720:134780.

Bu L, Wu Y, Yan Q, et al, 2020. Effects of physical training on brain functional connectivity of methamphetamine dependencies as assessed using functional near-infrared spectroscopy[J]. Neuroscience Letters, 715:134605.

Budde H, Voelcker-Rehage C, Pietrassyk-Kendziorra S, et al, 2010. Steroid hormones in the saliva of adolescents after different exercise intensities and their influence on working memory in a school setting[J]. Psychoneuroendocrinology, 35(3): 382-391.

Bunge S A, Dudukovic N M, Thomason M E, et al, 2002. Immature frontal lobe contributions to cognitive control in children: evidence from fMRI[J]. Neuron, 33(2): 301-311.

Byun K, Hyodo K, Suwabe K, et al, 2014. Positive effect of acute mild exercise on executive function via arousal-related prefrontal activations: an fNIRS study[J]. Neuroimage, 98:336-345.

Cabral D A, Tavares V D, da Costa K G, et al, 2018. The benefits of high intensity exercise on the brain of a drug abuser[J]. Global Journal of Health Science, 10:123-135.

Chaddock-Heyman L, Erickson K I, Voss M, et al, 2013. The effects of physical activity on functional MRI activation associated with cognitive control in children: a randomized controlled intervention[J]. Frontiers in Human Neuroscience, 772.

Chambers C D, Hugh G, Bellgrove M A, 2009. Insights into the neural basis of response inhibition from cognitive and clinical neuroscience[J]. Neuroscience and Biobehavioral Reviews, 33(5):631-646.

Chang Y K, Hung C L, Huang C J, et al, 2014. Effects of an aquatic exercise program on inhibitory control in children with ADHD: a preliminary study [J]. Archives of Clinical Neuropsychology, 29 (3): 217-223.

Chen H I, Kuo Y M, Liao C H, et al, 2008. Long-term compulsive exercise reduces the rewarding efficacy of 3, 4-methylenedioxymethamphetamine [J]. Behavioural Brain Research, 187 (1): 185-189.

Colcombe S J, Kramer A F, Erickson K I, et al, 2004. Cardiovascular fitness, cortical plasticity, and aging [J]. Proceedings of the National Academy of Sciences, 101 (9): 3316-3321.

Connolly C G, Foxe J J, Nierenberg J, et al, 2012. The neurobiology of cognitive control in successful cocaine abstinence [J]. Drug and Alcohol Dependence, 121 (1/2): 45-53.

Cruickshank C C, Dyer K R, 2009. A review of the clinical pharmacology of methamphetamine [J]. Addiction, 104 (7): 1085-1099.

Daly L A, Haden S C, Hagins M, et al, 2015. Yoga and emotion regulation in high school students: a randomized controlled trial [J]. Evidence-Based Complementary and Alternative Medicine, 2015.

Darke S, Kaye S, Duflou J, et al, 2019. Completed suicide among methamphetamine users: a national study [J]. Suicide and Life-Threatening Behavior, 49 (1): 328-337.

David V, Béracochéa D, Walton M E, 2018. Memory systems of the addicted brain: the underestimated role of cognitive biases in addiction and its treatment [J]. Frontiers in Psychiatry, 9: 30.

Dawe S, Gullo M J, Loxton N J, 2004. Reward drive and rash impulsiveness as dimensions of impulsivity: implications for substance misuse [J]. Addictive Behaviors, 29 (7): 1389-1405.

de Ruiter M B, Oosterlaan J, Veltman D J, et al, 2012. Similar hyporesponsiveness of the dorsomedial prefrontal cortex in problem gamblers and heavy smokers during an inhibitory control task [J]. Drug and Alcohol Dependence, 121 (1/2): 81-89.

Den-Heijer A E, Groen Y, Tucha L, et al, 2017. Sweat it out? The effects of physical exercise on cognition and behavior in children and adults with ADHD: a systematic literature review [J]. Journal of Neural Transmission, 124 (1): 3-26.

Dey S,Singh R,Dey P,1992. Exercise training:significance of regional alterations in serotonin metabolism of rat brain in relation to antidepressant effect of exercise [J].Physiology and Behavior,52(6):1095-1099.

Drollette E S,Scudder M R,Raine L B,et al,2014. Acute exercise facilitates brain function and cognition in children who need it most:an ERP study of individual differences in inhibitory control capacity [J]. Developmental Cognitive Neuro-science,7:53-64.

Dunn A L,Reigle T G,Youngstedt S D,et al,1996. Brain norepinephrine and metabo-lites after treadmill training and wheel running in rats[J].Medicine & Science in Sports & Exercise,28(2):204-209.

Ellingsen M M,Johannesen S L,Martinsen E W,et al,2018. Effects of acute exercise on drug craving, self-esteem, mood and affect in adults with poly-substance de-pendence:feasibility and preliminary findings[J].Drug and Alcohol Review,37 (6):789-793.

Engesser-Cesar C,Anderson A,Cotman C,2007. Wheel running and fluoxetine anti-depressant treatment have differential effects in the hippocampus and the spinal cord[J].Neuroscience,144(3):1033-1044.

Erb S, Hitchcott P K, Rajabi H, et al, 2000. Alpha-2 adrenergic receptor agonists block stress-induced reinstatement of cocaine seeking[J].Neuropsychopharmacol-ogy,23(2):138-150.

Farris S G,Abrantes A M,Uebelacker L A,et al,2019. Exercise as a nonpharmaco-logical treatment for depression[J].Psychiatric Annals,49(1):6-10.

Ferris L T,Williams J S,Shen C-L,2007. The effect of acute exercise on serum brain-derived neurotrophic factor levels and cognitive function[J].Medicine and Science in Sports and Exercise,39(4):728.

Field M,Cox W M,2008. Attentional bias in addictive behaviors:a review of its devel-opment,causes,and consequences[J].Drug and Alcohol Dependence,97(1/2): 1-20.

Finn P R,Hall J,2004. Cognitive ability and risk for alcoholism:short-term memory capacity and intelligence moderate personality risk for alcohol problems[J].Jour-nal of Abnormal Psychology,113(4):569-581.

Fuchs R, Lasseter H, Ramirez D, et al, 2008. Relapse to drug seeking following prolonged abstinence: the role of environmental stimuli[J]. Drug Discovery Today: Disease Models, 5(4): 251-258.

Glanz K, Lewis F M, Rimer B K, 1991. Health behavior and health education: theory, research, and practice[J]. Medicine & Science in Sports & Exercise, 23(12): 1404.

Goldstein R Z, Volkow N D, 2011. Dysfunction of the prefrontal cortex in addiction: neuroimaging findings and clinical implications[J]. Nature Reviews Neuroscience, 12(11): 652-669.

Gowin J L, Sloan M E, Ramchandani V A, et al, 2018. Differences in decision-making as a function of drug of choice[J]. Pharmacology Biochemistry and Behavior, 64(1): 118-124.

Grandjean G D K, Soares R V, Quirino A D S W, et al, 2017. Drug abusers have impaired cerebral oxygenation and cognition during exercise[J]. PloS One, 12(11): e0188030.

Grant S, Contoreggi C, London E D, 2000. Drug abusers show impaired performance in a laboratory test of decision making[J]. Neuropsychologia, 38(8): 1180-1187.

Greenwood B N, Foley T E, Day H E, et al, 2005. Wheel running alters serotonin(5-HT) transporter, 5-HT1A, 5-HT1B, and alpha1b-adrenergic receptor mRNA in the rat raphe nuclei[J]. Biological Psychiatry, 57(5): 559-568.

Haasova M, Warren F C, Ussher M, et al, 2013. The acute effects of physical activity on cigarette cravings: systematic review and meta-analysis with individual participant data[J]. Addiction, 108(1): 26-37.

Hillman C H, Erickson K I, Kramer A F, 2008. Be smart, exercise your heart: exercise effects on brain and cognition[J]. Nature Reviews Neuroscience, 9(1): 58-65.

Hillman C H, Pontifex M B, Raine L B, et al, 2009. The effect of acute treadmill walking on cognitive control and academic achievement in preadolescent children[J]. Neuroscience, 159(3): 1044-1054.

Jain S, Rai L, Valecha A, et al, 1991. Effect of yoga training on exercise tolerance in adolescents with childhood asthma[J]. Journal of Asthma, 28(6): 437-442.

Jentsch J D, Taylor J R, 1999. Impulsivity resulting from frontostriatal dysfunction in drug abuse: implications for the control of behavior by reward-related stimuli[J]. Psychopharmacology, 146(4): 373-390.

Joyce J, Graydon J, McMorris T, et al, 2009. The time course effect of moderate intensity exercise on response execution and response inhibition[J]. Brain and Cognition, 71(1): 14-19.

Kamijo K, Nishihira Y, Hatta A, et al, 2004. Differential influences of exercise intensity on information processing in the central nervous system[J]. European Journal of Applied Physiology, 92(3): 305-311.

Kamijo K, Nishihira Y, Higashiura T, et al, 2007. The interactive effect of exercise intensity and task difficulty on human cognitive processing[J]. International Journal of Psychophysiology, 65(2): 114-121.

Karakula S L, Weiss R D, Griffin M L, et al, 2016. Delay discounting in opioid use disorder: differences between heroin and prescription opioid users[J]. Drug and Alcohol Dependence, 169: 68-72.

Kerns J G, Cohen J D, MacDonald A W, et al, 2004. Anterior cingulate conflict monitoring and adjustments in control[J]. Science, 303(5660): 1023-1026.

Keyan D, Bryant R A, 2017. Acute physical exercise in humans enhances reconsolidation of emotional memories[J]. Psychoneuroendocrinology, 86: 144-151.

Killgore W D, Kipman M, Schwab Z J, et al, 2013. Physical exercise and brain responses to images of high-calorie food[J]. Neuroreport, 24(17): 962-967.

Lapmanee S, Charoenphandhu J, Teerapornpuntakit J, et al, 2017. Agomelatine, venlafaxine, and running exercise effectively prevent anxiety- and depression-like behaviors and memory impairment in restraint stressed rats[J]. PloS One, 12(11): e0187671.

Lefferts W K, DeBlois J P, White C N, et al, 2019. Effects of acute aerobic exercise on cognition and constructs of decision-making in adults with and without hypertension[J]. Frontiers in Aging Neuroscience, 11: 41.

Li L, Men W W, Chang Y K, et al, 2014. Acute aerobic exercise increases cortical activity during working memory: a functional MRI study in female college students [J]. PloS One, 9(6): e99222.

Linda C, Thomas E, Oliver S, et al, 2002. Perfusion MRI and computerized cognitive test abnormalities in abstinent methamphetamine users[J].Psychiatry Research: Neuroimaging,114(2):65-79.

Lubman D I,Yücel M,Pantelis C,2004. Addiction,a condition of compulsive behaviour? Neuroimaging and neuropsychological evidence of inhibitory dysregulation [J].Addiction,99(12):1491-1502.

Lynch W J,Peterson A B,Sanchez V,et al,2013. Exercise as a novel treatment for drug addiction:a neurobiological and stage-dependent hypothesis[J].Neuroscience & Biobehavioral Reviews,37(8):1622-1644.

MacKillop J,Weafer J,Gray J C,et al,2016. The latent structure of impulsivity:impulsive choice,impulsive action,and impulsive personality traits[J].Psychopharmacology,233(18):3361-3370.

Martins C,Kulseng B,King N,et al,2010. The effects of exercise-induced weight loss on appetite-related peptides and motivation to eat[J].The Journal of Clinical Endocrinology & Metabolism,95(4):1609-1616.

McGaugh J L,2004. The amygdala modulates the consolidation of memories of emotionally arousing experiences[J].Annual Review of Neuroscience,27:1-28.

McMorris T,Graydon J,1996. The effect of exercise on the decision-making performance of experienced and inexperienced soccer players[J].Research Quarterly for Exercise and Sport,67(1):109-114.

McMorris T,Sproule J,Turner A,et al,2011. Acute,intermediate intensity exercise, and speed and accuracy in working memory tasks:a meta-analytical comparison of effects[J].Physiology & Behavior,102(3/4):421-428.

Meijer O C,de Kloet E R,1994. Corticosterone suppresses the expression of 5-HT1A receptor mRNA in rat dentate gyrus[J].European Journal of Pharmacology:Molecular Pharmacology,266(3):255-261.

Mello N K,Mendelson J H,1972. Drinking patterns during work-contingent and non-contingent alcohol acquisition[J].Psychosomatic Medicine,34(2):139-164.

Milton A L,Everitt B J,2012. The persistence of maladaptive memory:addiction,drug memories and anti-relapse treatments[J].Neuroscience & Biobehavioral Reviews, 36(4):1119-1139.

Moriya M,Aoki C,Sakatani K,2016.Effects of physical exercise on working memory and prefrontal cortex function in post-stroke patients[J].Advances in Experimental Medicine & Biology,923:203-208.

Müller C P,2013. Episodic memories and their relevance for psychoactive drug use and addiction[J].Frontiers in Behavioral Neuroscience,7:734.

Nora D V,Koob G F,McLellan A T,2016. Neurobiologic advances from the brain disease model of addiction[J].New England Journal of Medicine,374(4):363-371.

Ogoh S,Tsukamoto H,Hirasawa A,et al,2014. The effect of changes in cerebral blood flow on cognitive function during exercise [J]. Physiological Reports, 2 (9): e12163.

Oscar-Berman M, Marinković K, 2007. Alcohol: effects on neurobehavioral functions and the brain[J].Neuropsychology Review,17(3):239-257.

Park M,Levine H,Toborek M,2016. Exercise protects against methamphetamine-induced aberrant neurogenesis[J].Scientific Reports,6(1):1-14.

Penedo F J,Dahn J R,2005. Exercise and well-being:a review of mental and physical health benefits associated with physical activity[J].Current Opinion in Psychiatry,18(2):189-193.

Pontifex M B,Hillman C H,Fernhall B,et al,2009. The effect of acute aerobic and resistance exercise on working memory[J].Medicine and Science in Sports and Exercise,41(4):927-934.

Reynolds B,2006. A review of delay-discounting research with humans:relations to drug use and gambling[J].Behavioural Pharmacology,17(8):651-667.

Ridderinkhof K R,Ullsperger M,Crone E A,et al,2004. The role of the medial frontal cortex in cognitive control[J].Science,306(5695):443-447.

Robison L S,Swenson S,Hamilton J,et al,2018. Exercise reduces dopamine D1R and increases D2R in rats:implications for addiction [J]. Medicine and Science in Sports and Exercise,50(8):1596-1602.

Russo S J,Dietz D M,Dumitriu D,et al,2010. The addicted synapse:mechanisms of synaptic and structural plasticity in nucleus accumbens [J]. Trends in Neurosciences,33(6):267-276.

Sairanen M,O'leary O,Knuuttila J,et al,2007. Chronic antidepressant treatment selectively increases expression of plasticity-related proteins in the hippocampus and medial prefrontal cortex of the rat[J].Neuroscience,144(1):368-374.

Segal S K,Cotman C W,Cahill L F,2012. Exercise-induced noradrenergic activation enhances memory consolidation in both normal aging and patients with amnestic mild cognitive impairment [J]. Journal of Alzheimer's Disease, 32 (4): 1011-1018.

Shaham Y,Erb S,Stewart J,2000. Stress-induced relapse to heroin and cocaine seeking in rats:a review[J].Brain Research Reviews,33(1):13-33.

Shahroodi A,Mohammadi F,Vafaei A A,et al,2020. Impact of different intensities of forced exercise on deficits of spatial and aversive memory,anxiety-like behavior, and hippocampal BDNF during morphine abstinence period in male rats[J].Metabolic Brain Disease,35(1):135-147.

Simões P F,Silva A P,Pereira F C,et al,2007. Methamphetamine induces alterations on hippocampal NMDA and AMPA receptor subunit levels and impairs spatial working memory[J].Neuroscience,150(2):433-441.

Sinha R,Li C S,2007. Imaging stress- and cue-induced drug and alcohol craving:association with relapse and clinical implications[J].Drug and Alcohol Review,26(1):25-31.

Smith J L,Mattick R P,Jamadar S D,et al,2014. Deficits in behavioural inhibition in substance abuse and addiction:a meta-analysis[J].Drug & Alcohol Dependence, 145:1-33.

Smith M A,Fronk G E,Abel J M,et al,2018. Resistance exercise decreases heroin self-administration and alters gene expression in the nucleus accumbens of heroin-exposed rats[J].Psychopharmacology,235(4):1245-1255.

Tantimonaco M,Ceci R,Sabatini S,et al,2014. Physical activity and the endocannabinoid system:an overview [J]. Cellular and Molecular Life Sciences, 71 (14): 2681-2698.

Taylor A H,Oh H,Cullen S,2013. Acute effect of exercise on alcohol urges and attentional bias towards alcohol related images in high alcohol consumers[J].Mental Health and Physical Activity,6(3):220-226.

Themanson J R,Pontifex M B,Hillman C H,2008. Fitness and action monitoring:evidence for improved cognitive flexibility in young adults [J]. Neuroscience, 157

（2）：319-328.

Tomporowski P D,Ganio M S,2006. Short-term effects of aerobic exercise on execu-tive processing,memory,and emotional reactivity[J].International Journal of Sport and Exercise Psychology,4(1):57-72.

Tronson N C,Taylor J R,2013. Addiction:a drug-induced disorder of memory recon-solidation[J].Current Opinion in Neurobiology,23(4):573-580.

Tsujii T,Komatsu K,Sakatani K,2013.Acute effects of physical exercise on prefrontal cortex activity in older adults:a functional near-infrared spectroscopy study[J]. Advances in Experimental Medicine & Biology,765:293-298.

Van Rensburg K J,Taylor A,Hodgson T,et al,2009. Acute exercise modulates ciga-rette cravings and brain activation in response to smoking-related images:an fMRI study[J].Psychopharmacology,203(3):589.

Volkow N D,Baler R D,2014. Addiction science:uncovering neurobiological com-plexity[J].Neuropharmacology,76(1):235-249.

Wang D,Zhou C,Zhao M,et al,2016. Dose-response relationships between exercise intensity,cravings,and inhibitory control in methamphetamine dependence:an ERPs study[J].Drug and Alcohol Dependence,161:331-339.

Wang H,Chen Y,Li X W,et al,2019. Moderate-intensity aerobic exercise restores appetite and prefrontal brain activity to images of food among persons dependent on methamphetamine:a functional near-infrared spectroscopy study[J].Frontiers in Human Neuroscience,13:400.

Wiers R W,Bartholow B D,van den Wildenberg E,et al,2007. Automatic and con-trolled processes and the development of addictive behaviors in adolescents:a re-view and a model[J].Pharmacology Biochemistry and Behavior,86(2):263-283.

Zorick T,Nestor L,Miotto K,et al,2010. Withdrawal symptoms in abstinent metham-phetamine-dependent subjects[J].Addiction,105(10):1809-1818.

Zysberg L,Hemmel R,2018. Emotional intelligence and physical activity[J].Journal of Physical Activity and Health,15(1):53-56.

陈绮,梁军成,邓艳萍,2015.药物成瘾与表观遗传学[J].中国药物依赖性杂志（1）:1-5.

陈伟强,程义勇,李树田,等,2009.心理应激对大鼠旷场行为的影响及酪氨酸干预作用研究[J].中国应用生理学杂志,25(1):125-128.

陈小莹,马靓,孙本良,等,2018.冰毒成瘾对工作记忆的影响[J].中国临床心理学杂志,26(3):11-15.

段文婷,江光荣,2008.计划行为理论述评[J].心理科学进展,16(2):315-320.

高峰,焦广发,董东,2018.过度进食肥胖症脑奖赏功能异常与运动治疗:脑功能成像证据[J].中国运动医学杂志,37(5):432-439.

隗义军,2018.八段锦运动对强制隔离戒毒人员健康促进的实验研究[D].广州:广州大学.

龚丹,覃丽平,朱婷,等,2019.短时有氧运动对甲基苯丙胺依赖者渴求度、情绪状态及神经递质的影响[J].中国体育科技(5):56-64.

郭丽,2014.女性海洛因成瘾者内隐态度与行为控制认知特性研究[C].第七届全国心理卫生学术大会,北京.

胡冰倩,王竹影,2017.体育锻炼与心理健康的研究综述[J].中国学校体育(高等教育)(6):87-92.

姜媛,张力为,毛志雄,2018.体育锻炼与心理健康:情绪调节自我效能感与情绪调节策略的作用[J].心理与行为研究,16(4):570-576.

柯钰婷,周文华,2015.运动干预药物依赖的神经生物学机制研究进展[J].中国药理学与毒理学杂志(4):599-609.

李洋,傅华,2004.健康促进理论在体力活动促进中的应用[J].中国健康教育,20(2):138-141.

李耀东,陈志,2000.去甲肾上腺素对大白鼠血浆中皮质酮的调节[J].青海医学院学报,21(3):12-13.

李泽清,2014.运动、多巴胺与学习记忆[J].体育科技文献通报,22(2):130-132.

刘望,陈俏,李勇辉,2019.药物成瘾记忆的神经生物机制及临床干预方法[J].生物化学与生物物理进展(10):1.

刘一平,袁明珠,陈华,等,2015.12周太极拳对青年人群儿茶酚胺类与血管紧张素-Ⅱ的影响[J].福建师范大学学报(自然科学版),31(5):115-119.

楼忠泽,周晓黎,周文华,2013.前额皮层各亚区不同认知功能障碍与药物成瘾的关系[J].神经解剖学杂志,29(1):84-88.

陆小香,张蕴琨,王斌,2005.游泳运动对大鼠纹状体、下丘脑多巴胺的含量及其代谢的影响[J].南京体育学院学报(自然科学版),4(3):21-24.

彭艳芳,2015.急性有氧运动对女大学生刷新功能的影响研究[J].当代体育科技（27）:30-31.

瞿贤和,朱荣,2012.8 周规律运动对大学生身体素质和心肺功能的影响[J].当代体育科技（29）:5-6.

饶婷,倪虹剑,2018.太极拳对抑郁障碍相关性失眠患者睡眠和情绪的影响[J].中国初级卫生保健（1）:66,78.

司昌军,2006.太极拳锻炼对中老年人体质的影响[J].辽宁师范大学学报（自然科学版）,29(3):379-381.

王斌,张蕴琨,2002.力竭运动对大鼠纹状体、中脑及下丘脑单胺类神经递质含量的影响[J].中国运动医学杂志,21(3):248-252.

王浩然,高祥荣,张开镐,等,2003.药物成瘾及成瘾记忆的研究现状[J].生理科学进展,34(3):202-206.

王会霞,2018.规律性有氧运动疗法联合肺康复训练对稳定期 COPD 患者肺功能、情绪障碍及生活质量的影响[J].中国健康心理学杂志(5):19.

王艳秋,施大庆,赵敏,等,2015.有氧运动对改善甲基苯丙胺类成瘾者抑制能力的研究:来自 ERP 的证据[J].中国运动医学杂志(3):297-302.

熊明生,郭煦澄,周宗奎,2011.锻炼行为、经历、意愿对大学生心理健康的影响[J].武汉体育学院学报,45(3):48-51.

闫亚涛,2015.冰毒的滥用对工作记忆系统的损伤[D].南京:南京师范大学.

于斌,王佳,李新旺,2006.应激诱发复吸的动物模型及其神经生物学基础[J].心理科学进展,14(1):99-104.

曾红,刘翠莎,2013.药物成瘾者人格和认知功能的去抑制性特征[J].中国药物依赖性杂志(6):430-436.

曾红,武晓艳,2013.药物成瘾者工作记忆在焦虑对抑制性影响中的调节作用[J].中山大学学报（医学科学版）,34(2):305-310.

郑希耕,李勇辉,隋南,2006.成瘾药物心理依赖及复发的脑机制研究[J].心理科学进展,14(4):522-531.

周薪,周晓黎,周文华,2012.背外侧被盖核在药物成瘾中的作用[J].中华行为医学与脑科学杂志(8):763-765.

周燕,叶峻,韦献良,等,2005.海洛因成瘾复吸大鼠中脑腹侧被盖区、伏隔核神经元超微结构和全脑多巴胺递质含量变化的研究[J].广西医科大学学报,22

（2）:185-188.

周雨青,马兰,2017.精神活性物质成瘾记忆的机制研究[J].复旦学报(医学版),
　　44(6):738-743.

周峥,2012.瑜伽对男性大学生身体形态与身体柔韧素质的影响[J].当代体育科
　　技(17):13.

邹淑蓉,程旻娜,程月华,等,2006.应用健康促进理论开展社区营养工作模式探
　　讨[C]//食物功效成分与健康:达能营养中心第九次学术年会会议论文集.厦
　　门:[出版者不详].

第三章　运动锻炼促进药物依赖者
康复研究的新进展

当前，有多种治疗药物依赖的康复手段，以美沙酮替代疗法为"金标准"，但是这些药物介入治疗存在一定的局限性，并伴有副作用。运动锻炼治疗方法被认为是一种可能的治疗模式，其特点是绿色、经济、无副作用，这一疗法已引起广泛的探讨。2014 年，中华人民共和国司法部颁布的《强制隔离戒毒人员教育矫治纲要》（简称《纲要》）中，明确提及将"开展体能康复训练"作为戒毒人员康复训练的重要环节。在该《纲要》指导下，各省、市戒毒管理机构也制定了各自的体能康复工作纲要，并积极开展康复训练工作。当前，对"运动锻炼促进药物依赖者康复"这一问题展开了大量的研究，并取得了丰硕的成果，为运动锻炼促进药物依赖者康复的推广起到了指导和推动作用。

第一节　运动戒毒的健康教育矫治模式

体育教育是教育人、培养人的过程，利用身体活动达到培养全面发展的人的目的。通过体育教育，个体可以达到掌握基本运动技能、增强体质、改进身体机能结构，进而促进身心愉悦的目的。有效的体育健康教育和运动锻炼指导，是促进个体身心合一的最佳载体，是实现"强健其体魄，文明其精神"的有效形式，也是提高药物戒断康复率、降低复吸率的优质途径。通过有组织、有计划地让戒毒人员参与体育运动，把体育运动作为吸毒者戒断药物的一种运动干预方式，运用到日常的健康教育中，充分体现了通过体育运动增强戒毒人员身心健康的目标，推动我国戒毒人员等特殊人群治疗的理论与实践的发展。

一、强制隔离戒毒教育模式

政府机构第一位。强制隔离戒毒所的作用显著高于社区工作站和家庭教育，这反映了在司法行政戒毒规范化建设、教育戒治、场所安全稳定等工作研究方面政府的指导性作用，且对于教育戒治工作发展具有不可替代性。因此，在实施政府机构、社区、家庭"三位一体"的教育模式过程中，政府下属的强制隔离戒毒所的体育素养教育占据指示性和领导地位。

对于药物依赖者的健康教育，应当利用推行各司法行政戒毒系统科学戒毒的教育创新工作部署的良好时机，充分发挥教育对药物依赖者身心和谐健康提升中的干预作用。强制隔离戒毒机构教育系统在后续的科学发展中应继续强化五方面的课程设置和培训方案：一是强化强制隔离戒毒所干警的体育素养和责任心；二是丰富体育活动的形式；三是丰富体育素养教育的内容；四是注重体育素养知识在戒毒过程中的融入；五是在戒断效果评价中强化药物依赖人群体育素养和心理健康的工作。

当前，行政戒毒教育落实工作对行为素养等方面的教育较缺乏，对身体自我、心理自我和社会自我的和谐统一，以及体育教育促进戒毒知识/防复吸知识教育、法律知识和道德规范教育、职业道德和职业生涯规划、心理健康知识教育和运动锻炼意识教育的作用还不够重视。因此，丰富强制戒毒所体育素养教育干预策略，在对干警进行"全人"教育之外，更需要在强制戒毒所的教育矫治体系中全面树立身心和谐发展的教育理念，对进入戒毒所的药物依赖者重新进入社会之后的终身教育予以重视，通过开设和丰富相关教育课程，根据不同药物依赖者的需要，提供相应的教育内容，以实现"再教育"的最终目的。

二、社区工作站教育模式

随着学习化社会和终身教育观念的逐步形成，社区工作站教育在药物依赖人群成长和社会建构中的作用越来越明显。加强家庭-社区的互动以提高对戒毒效果的评价和社会化的成长成为现代戒毒工作的一项基本要求（章建成，等，2012）。再者，社区工作站的教育对象包括初次吸毒的社区药物依赖者，强制隔离戒毒后复吸的药物依赖者，及在强制隔离生理戒毒期和必要的康复治疗之后的人员，应继续帮助其康复治疗，并为其适应正常的社会生活，摆脱毒品的影响提供指导和帮助（张绍彦，等，2014）。随着我国社区矫正制度的发展和完善，社区矫正的适用范围将会逐步扩大，因此，对于社区工作站的教育矫正评估工作势在必行。

虽然运动戒毒健康矫治教育主要针对强制隔离药物依赖者，但是据调查发现，目前强制隔离戒毒所中的药物依赖者，大多数复吸在1次以上，这也与我国目前复吸率过高的情况相符合，因此，在针对药物依赖者构建的健康教育理论模型中，应该秉承可持续发展的原则，将强制隔离药物依赖者在强制隔离戒毒所中以及脱离强制隔离戒毒所之后的影响因素均考虑在内，建立体系完善、多方面评价的理论教育模型，为今后戒毒工作提供帮助。

受制于历史原因，中国的社区建设较为滞后，依托社区形成的社区戒毒工作还不完善，社区与政府在戒毒和康复过程中的沟通机制还不十分畅通（章建成，等，2012）。在药物依赖者身心健康促进中，社区教育的重要性还没有得到普遍重视。社区工作站对戒毒和康复促进的作用主要可以体现在"社区活动"和"社区条件"两个方面。其中，"社区活动"主要包括社区体育活动的组织开展、药物依赖者的社区体育活动参与和对其社区体育活动的指导；"社会条件"主要包括相关教育知识的媒体渠道和展览馆渠道，以及社会提供的活动场地（章建成，等，2012）。综合来看，未来社区工作站在药物依赖人群戒毒和康复促进中的干预实施可从三方面入手：第一，增加开展专门的社区戒毒工作人员体育素养教育，把好入口和出口；第二，在社区内大力发展公益性专业性强的社会体育指导员，以此为依托积极开展利于药物依赖人群参与的社区体育活动，加强对药物依赖人群社区体育锻炼的指导；第三，注重体育与健康知识的社会性宣传渠道的开发，融体育与健康知识于广播、电视、网络、公共展览等渠道之中，增加药物依赖人群对体育素养与健康知识的全方位接触；第四，加快公共体育服务体系的建立，为药物依赖人群进入社会后体育锻炼提供方便的场地设施支持。在药物依赖者戒毒康复教育方面仍需要在各方面进行完善，尤其是对社区戒毒康复教育的评价机制。如条件允许，在构建健康教育模型的过程中，应该纳入社区教育相关因素，对药物依赖者进入社会后衔接教育方面进行评估和检测。

三、家庭教育模式

近些年，20岁以下的青少年吸毒人数激增，已经占所有吸毒者的30%左右，而其中很多青少年吸毒者家庭富裕、美满，但是家庭教育缺乏，宠爱、溺爱都是导致青少年走向歧途的原因。这说明家庭教育在培养青少年良好的生活习惯和体育爱好兴趣，促进其身心健康方面的作用还需加强。

同样，家庭教育对药物依赖者毒品戒断、康复等过程也起到了重要作用，但至今家庭对药物依赖者的教育仍是我国禁毒教育工作较欠缺的部分，这与当前家庭教育的开展工作较困难、人员较分散相关。但是将身心健康特别是青少年体育教育纳入家庭建设计划之中，应考虑到他们身体成长过程中对体育活动的必然要求（章建成，等，2012）。因此，"政府机构-社区-家庭三位一体"的理论教育模型是一个系统工程，任何单方面因素的作用都有可能被其他因素影响。

四、地区差异性教育

不同城市的政治地位、地理位置等的差异，以及不同社会经济发展水平地区之间的差距显著，导致戒毒的效果存在地区差异性。其中北京、上海等直辖市，在经济条件、戒毒工作设施、文化教育等方面要好于我国其他城市。相比之下，中西部地区的戒毒工作开展较华东地区落后。因此，在不同地区或城市开展体育健康教育既要有共同点，又需各有侧重，从宏观角度对我国不同地区试点进行理论教育模型的构建工作。从体育教育干预的角度来看：① 所有地区都应当按照《禁毒法》、《戒毒条例》及其他有关法律法规的要求切实发展社区戒毒教育，充分发挥社区、家庭对药物依赖人群的体育教育作用，使政府机构、社区、家庭成为戒毒工作的空间共同体。同时，从资源配置角度，各地区还必须考虑药物依赖人群对健康知识和体育活动的需求，有效地进行体育与健康资源的配置。② 以促进药物依赖人群身心健康为目的的教育理论模式的建立与完善，还需要体育行政部门、戒毒行政部门正视体育教育在戒毒工作中的重要作用，并以此为依据重新调整当前社区体育发展的教育模式、课程开展、培训工作等。③ 由于各地区社会自然环境不同，不同地区社区戒毒所之间外部条件也存在差异，导致戒毒工作模式开展参差不齐，因此需要从宏观角度对我国不同地区试点进行干预策略的实施和完善工作。

五、健康教育矫治不同阶段影响

在对药物依赖者进行教育的过程中，我们发现从刚进入强制隔离戒毒所到脱毒出所，随着不同时期的戒毒教育开展，预期越来越高：强制隔离药物依赖者对于毒品的认识逐渐深刻，对戒毒的信念越来越强，尤其是在康复矫治期，身体各方面机能，得到了全面的改善。但是，这些预期是否在实际的工作过程中得到实现，还缺乏一个有效的评估手段。因此，构建健康教育理论模型的重要作用之一就是通过对模型中数据的输入和输出，评估当前药物依赖者接受戒毒教育的情况以及与前期的结果进行对比，评价戒毒成效。

因此，在构建教育模型过程中，戒断时间也是重要的影响因素，通过模型的建立，可以对每一名强制隔离药物依赖者建立自己的理论教育数据库，通过每一阶段的测量评估，对教育效果进行评价，随时了解药物依赖者脱毒的生理、心理动态。

第二节　运动戒毒效益的动物研究进展

一、理论依据

据 WHO 估计，全球有 11 亿烟民，其中 8 亿在发展中国家。中国是世界上吸烟人口最多的国家，烟民约占全球吸烟人口的 1/3，目前估计全球每年死于吸烟的人数约 500 万，预计 2030 年将达到 1000 万~1500 万。烟草成瘾实质为尼古丁成瘾。尼古丁是一种成瘾物质，长期使用可以产生与海洛因或可卡因等毒品一样的依赖性，严重危害个人和公众健康。中脑缘多巴胺（dopamine，DA）系统是药物依赖的共同通路。尼古丁主要通过刺激神经元烟碱型乙酰胆碱受体（nAChRs），增加中脑腹侧被盖区到伏隔核、前额叶皮层和海马等边缘系统的 DA 递质传递，而诱导和维持成瘾。与其他成瘾药物不同的是，尼古丁成瘾产生一系列特异性的大脑结构和功能适应性反应，包括 nAChRs 敏感性下降，中脑多巴胺奖赏环路的敏感性增加（Changeux，2010），这些特点反过来影响尼古丁成瘾的依赖和戒断行为，降低戒除的成功率（见图 3-1）。药物依赖理论指出，药物依赖会导致海马和杏仁核有关学习记忆的病理性损伤，进一步强化奖赏中心，同时削弱认知控制能力，诱发冲动性、强迫性和不顾后果的用药动机（Baler，et al.，2006）。尼古丁成瘾神经网络学说认为，从最初自主性使用尼古丁到强迫性滥用尼古丁，代表着前额叶皮层对其下行海马等脑区的执行功能紊乱（Changeux，2010）。因此，认知控制及学习记忆功能受损是尼古丁成瘾的关键环节。

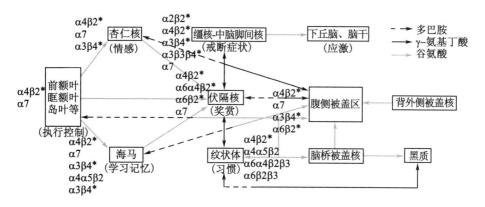

图 3-1　尼古丁成瘾的神经机制

随着运动锻炼健身效益的日益凸显，运动作为一种非药物疗法，在神经认知功能障碍疾病（如脑中风、老年痴呆症、帕金森病和抑郁症等）中已体现出重要的防治作用（Adamson，et al.，2015）。2012 年，西班牙瓦伦西亚大学生理学系研究人员提出"Exercise is Medicine"，运动具有良好的生理作用（促进线粒体的生物发生、提高骨骼肌和心肌的氧化代谢、均衡脂蛋白的含量、改善葡萄糖稳态和胰岛素敏感性、减少全身炎症反应）和心理作用（提高心理幸福感、减少焦虑抑郁样行为、促进神经发生以提高认知功能、促进睡眠、减少因衰老导致的精神障碍）（Vina，et al.，2012）。运动可以明显改善前额叶皮层和海马等脑区相关的认知损伤，减少成瘾性物质如酒精和毒品成瘾等诱发的渴求（Boehme，et al.，2011；Engelmann，et al.，2014；Miladi-Gorji，et al.，2014）。运动可以降低长期吸烟者的渴求、戒断症状、复吸和负面情绪，延缓两次吸烟的时间，增加其他戒断方法的成功率（提升 2~3 倍）（Abrantes，et al.，2014；Kurti，et al.，2014）。运动也可以有效降低大鼠尼古丁成瘾的依赖性（Sanchez，et al.，2014）。而且，运动降低尼古丁渴求和戒断症状的效果与注意力分散和期望值无关（Daniel，et al.，2007；Daniel，et al.，2006），说明运动可能具有独特的作用方式。

二、运动干预药物依赖的动物模型

动物实验的顺利开展，势必要涉及动物模型的建立。药物依赖动物模型，是指按照一定方式给予实验动物成瘾性药物来模拟人类用药的行为和环境的过程。关于尼古丁依赖的动物模型主要有三种：自给药模型（self-administration paradigm，SA）、条件位置偏爱模型（conditioned place preference paradigm，CPP）和戒断综合征模型（Zhou，et al.，2016）。其中，CPP 最早被应用于研究运动与药物依赖的关系，而使用最多的动物成瘾模型却是 SA，从 2002 年至 2013 年间使用率约为 60%（Lynch，et al.，2013），戒断综合征模型被应用最少。

自给药模型（SA）是目前最被认可的动物模型，它基于斯金纳操作式条件反射，是在躯体神经系统参与下完成的高级反射行为，是随的，反映的是一种主动性的习惯化觅药行为。由于 SA 能够很好地模拟人类的药物依赖行为，因此具有很高的表面效度、可预测效度和通用性（Moser，et al.，2011）。SA 一般分为两个阶段，手术和训练。啮齿类或灵长类动物手术康复后，一般先以食物或水为强化因子对动物进行压杆和鼻触训练。然后药物通过静脉、颅内或吸入等方式被动物主动获取，同时伴随声音和光刺激等条件刺激，以强化动物的觅药和摄药行为。药物的奖赏效应可根据动物主动踩压杠杆或有效鼻触等操作式行为进行判断（Panlilio，et al.，2007）。但 SA 动物建模操作比较复杂，并且过程费时、设备昂贵，以人为研究对象时又往往产生伦理和道德问题等（Panlilio，et al.，2007）。同时，SA 实验是倒 U 形剂量效应曲线，容易受药物注射剂量和时间等参数的影响（Haney，et al.，2008）。所以，SA 模型在推广应用方面也受到了一定的限制。

条件位置偏爱模型（CPP）基于经典的巴甫洛夫条件反射理论，是在植物性神经系统支配下进行的一种较低级行为反射，是不随意的。给动物注射药物后，再将其反复暴露于与药物相关联的环境中，经过一段时间的条件化训练，在不给药的情况下动物也会对该特定环境表现出偏爱。动物在伴药侧停留时间的长短，代表着其对药物的渴求程度。CPP 代表着动物的觅药行为，象征着人的心理渴求。环境线索诱发的复吸是当今药物依赖治疗的一大难题，CPP 正是通过研究环境线索间接反映药物的奖赏效应，而打破环境线索与药物之间的关联，能够阻止 CPP 的重塑，说明与药物滥用相关的环境在预防和控制药物依赖上具有重要作用（Lu，et al.，2002）。CPP由于操作简单、设备廉价和实验周期短等优点，已被广泛应用于研究各类药物的成瘾过程，如易感、戒断、渴求和复吸等（Bardo，et al.，2000），同时它也适用于人类药物依赖的研究（Childs，et al.，2009）。然而CPP模型也存在很多缺陷，比如动物是采用腹腔注射方式效果好，还是皮下注射方式效果好；CPP测试期很容易受到个体倾向和新奇等因素的影响，并且药物强化效果易受人为因素影响，导致较高的假阳性率等；存在单相剂量效应曲线，同时呈现出偏爱—中性—厌恶的动态变化，不易产生最佳数据；只能适用于啮齿类动物以及需要的实验动物数量较多，等等。

戒断综合征模型是指以剂量恒定法或递增法直接给实验动物注射成瘾药物，然后采用纳洛酮催促戒断或突然撤药产生自然戒断的方法，来评价动物药物依赖的状况（Marghmaleki，et al.，2013；Miladi-Gorji，et al.，2012），但它不能很好地观察行为学指标，仅靠戒断症状评分评价成瘾程度（Holmes，et al.，2012），误差相对较大，目前很少被应用。

以尼古丁戒断模型为例，通过SA和CPP构建动物尼古丁戒断模型，是建立在动物先对尼古丁依赖的前提下，相对比较符合人类尼古丁依赖后的戒断模式。相反，最后一种戒断综合征模型，是按一定剂量和时间，以渗透微泵、静脉、皮下、腹腔注射、饮用尼古丁水，以及尼古丁受体阻断剂（如美加明）等方式（Grabus，et al.，2005；Malin，et al.，2006），把尼古丁暴露给大鼠或小鼠，一般无法确定动物是否对尼古丁产生渴求和依赖，然后突然撤去药物（戒断），不再给药，观察相应的戒断症状，研究潜在的神经生物学机制。

三、运动改善尼古丁成瘾所致认知损伤的可能机制

在运动干预药物依赖的动物实验中，目前主要采用转轮和跑台两种运动方式。其中，转轮运动是一种主动运动，目前被应用得最多。跑台运动作为一种被动运动方式，与自主转轮运动相比，使用相对较少。研究表明，两种运动方式的最根本区别是运动强度不同，比如完成相同的距离，自主转轮运动中大鼠平均速度较大，费时更少，而被动跑台运动中大鼠速度较平稳缓慢，更能连续地持续很长时间。这也是导致两种不同形式的运动对大鼠脑和行为学影响不同的主要原因（Leasure，et al.，2008）。该研究还指出，转轮运动倾向于模拟那些积极参与频繁、持续性身体活动的群体，反映的是一种自愿、主动的身心状

态，并且参与者能够从中发现乐趣。所以，自主转轮运动最大的优势是具有奖赏性（Belke, et al., 2005），能够模拟人类行为的各个方面，动物不需经特殊训练便可自发运动，很好地反映了长期持续性运动引起的神经生物学适应，并且这种运动效应与应激或运动中断等因素无关（Eisenstein, et al., 2007）。简言之，自主转轮运动是一种偏预防为主的干预手段。而被动跑台运动能够更好地模拟那些为了某种目的而被迫参与运动的群体，反映的是动物或人类对运动的一种态度（Leasure, et al., 2008），是一种偏治疗为主的干预方式。

2008 年，美国药物滥用研究所和美国独立卫生研究院联合举办重要会议，以"身体活动与药物滥用之间关系"为主题开展课题讨论和征集论文，呼吁全球关注运动戒毒。随着研究的深入，人们发现运动可以激活内啡肽系统和内源性大麻素系统，改变中枢神经递质的释放（尤其是多巴胺），影响它们在中枢和外周血液中的水平，起到镇静、镇痛、欣快和奖赏的效果，以及缓解抑郁和焦虑状态，促进认知功能，改善机能状态（Anderson, et al., 2013；Brené, et al., 2007）。研究人员发现，自主转轮对啮齿类动物具有奖赏性，能够引起中脑多巴胺奖赏系统的可塑性变化（Greenwood, et al., 2011），并且动物在自主转轮上跑步后，给予纳洛酮（阿片类药物拮抗剂）注射后，可以观察到药物依赖相关的戒断症状，提示运动和成瘾性药物可能拥有共同的奖赏环路（Kanarek, et al., 2009）。在这些理念的指导下，运动锻炼作为一种非药物疗法，越来越被科研人员所重视，并逐渐被应用到成瘾性药物的临床康复研究中（Fontes-Ribeiro, et al., 2011；Smith, et al., 2012；Ussher, et al., 2000）。

Sanchez 等（2013）通过构建尼古丁 SA 依赖模型，然后戒断期内让大鼠进行连续 10 天的自主转轮运动（每天 2h），结果发现运动降低了大鼠对尼古丁的渴求，并且运动效果存在着性别差异，即在戒断期内把大鼠放在转轮中，但锁住转轮，运动对尼古丁依赖的雄性大鼠的戒断效果则消失，而对雌性大鼠无影响（Sanchez, et al., 2014）。而后，Sanchez 等（2015）又发现，转轮运动不仅能够有效降低大鼠的尼古丁依赖，还可以减弱大鼠尼古丁依赖的易感性。

动物实验也指出，运动可以有效提高啮齿类动物的非空间学习与记忆能力（新物体识别）（Mello, et al., 2008）、工作记忆能力（Y 迷宫）（Borght, et al., 2007）、注意力和抑制控制能力（Binder, et al., 2004），尤其是改善老年大鼠及缺血性脑损伤大鼠的认知缺陷（Devine, et al., 2009）。同时，在运动与药物依赖类个体的认知关系研究中，运动可以改善产前和产后酒精暴露大鼠海马依赖的学习与记忆损伤（Boehme，et al.，2011；Christie，et al.，2005）。任何一项完整的运动方案都由运动类型、强度、时间和频次四个要素组成。运动负荷是运动方案中的核心要素，它主要取决于运动强度和运动时间。运动四要素对认知功能均有一定影响。其中，运动负荷对认知影响较大。首先，不同强度的运动对认知功能的影响是不同的。Blustein 等（2006）指出中等强度跑台运动对大鼠足底电击应激诱导的学习记忆损伤无影响，高强度运动降低其认知水平。Kennard 等（2012）发现低强度跑台运动提高小鼠的 Morris 水迷宫成绩，大强度运动降低其学习记忆能力。在非空间学习记忆研究中，低强度转轮运动促进大鼠学习与记忆能力，高强度运动降低其新物体识别测试成绩（García-Capdevila，et al.，2009）。在药物依赖研究中，运动通过提高酒精依赖大鼠海马细胞增殖和生存能力，改善其认知缺陷，且运动的效果在一定范围内与运动距离（强度）成正比（Leasure，et al.，2010；Maynard，et al.，2013）。在运动对药物戒断模型的研究中，通过模拟药物依赖模型，对不同类型药物依赖和认知功能类型进行了探讨，考察运动对戒断药物依赖的效益。接下来，将从学习与记忆能力和抑制能力两方面进行分析。

（一）学习与记忆能力

在探讨尼古丁戒断对工作记忆能力影响的人的实验研究中，大多数研究者采用 N-back 和 Sternberg 范式。N-back 范式要求被试比较现在看到的刺激与前面刚出现过的刺激，判断两者之间是否一致。刺激类型主要有字母、图形和位置三种，通过合理控制当前刺激与先前目标刺激的数量来制定工作记忆负荷。研究发现，尼古丁依赖者经过一夜的戒断后，其完成 N-back 任务过程中会出现更多的错误，正确反应明显减少，而且反应速度显著变慢（Jacobsen，et al.，2005；Mendrek，et al.，2006）。Atzori 等（2008）研究发现，与安慰剂组相比，尼古丁咀嚼胶（nicotine lozenge，成分为尼古丁）能够显著缩短戒断者完成 N-back 任务的反应时。尼古丁受体激动剂 Varenicline 同样可以减少尼古丁戒断者在工作记忆任务中的反应时，提高工作记忆能力（Loughead，et al.，2010；Patterson，et al.，2010）。这些证据从正、反两方面提示，尼古丁戒断会导致戒断者 N-back 任务反应时延长，即工作记忆能力减弱。Merritt 等（2012）研究指出，尼古丁戒断对 N-back 任务的影响存在性别差异，即尼古丁戒断能够显著降低男性的工作记忆能力，而对女性无影响。

在 Sternberg 范式的行为实验中，研究者发现尼古丁戒断会导致更高的吸烟渴求，以及在完成 Sternberg 任务过程中，反应时更长（戒断者暴露在尼古丁相关线索环境中，以增强被试的戒断症状）（Havermans，et al.，2003）。那么，类似于 n-back 任务，在戒断期给予尼古丁受体激动剂能否改善戒断者的 Sternberg 记忆能力呢？Cook 等（2003）研究戒断期尼古丁贴片（nicotine patch，一种尼古丁替代品，通过皮肤吸收可以使机体血液尼古丁含量保持恒定）对尼古丁戒断者行为认知改变的影响（观察阶段：戒断第 2~3 天；戒断第 5~7 天），结果发现，与对照组（未使用尼古丁贴片）相比，虽然贴片组戒断者在数理过程、记忆、注意力和逻辑思维上没有表现出整体上的改善，Sternberg 任务准确率没有发现差异性（尼古丁贴片组仅在语法推理任务中表现出更高的准确性），但是使用尼古丁贴片的戒断者完成 Sternberg 任务的反应时更长，提示戒断期给予的尼古丁贴片可能降低了尼古丁戒断者的 Sternberg 记忆能力。该研究没能从反方面支持尼古丁戒断导致戒断者 Sternberg 记忆受损。

我们课题组的一项研究选取 40 只 4 周龄雄性 SPF 级 Sprague-Dawley（SD）大鼠适应性饲养 1 周后，建立大鼠尼古丁条件位置偏好（CPP）模型，随机分为 4 组：安静组、小强度运动组、中等强度运动组和大强度运动组。运动组大鼠进行连续 10 天、每天 30 min 的不同强度跑台运动干预。采用 CPP 偏好得分反映大鼠对尼古丁的奖赏记忆，Morris 水迷宫（Morris water maze，MWM）评价学习与记忆能力，western blotting 检测前额叶皮层和海马组织 $\alpha 7$ nAChRs 蛋白表达水平。结果发现，与安静组相比，小强度运动组大鼠 CPP 得分没有显著变化，中等强度和大强度运动组大鼠 CPP 得分显著下降；在水迷宫测试中，仅中等强度运动组大鼠在连续 4 天学习任务中的逃避潜伏期显著缩短。中等强度和大强度运动组大鼠在目标象限的游泳时间、在目标象限的游泳距离均显著增加，但两组之间不存在差异性，且仅中等强度运动组大鼠穿梭目标象限的次数显著增加；与安静组相比，仅中等强度运动组大鼠前额叶皮层 $\alpha 7$ nAChRs 蛋白相对表达显著上调，海马组织 $\alpha 7$ nAChRs 蛋白表达无变化。由此可见，连续 10 天中等强度跑台运动能够显著改善尼古丁戒断大鼠的学习与记忆能力，促进尼古丁奖赏记忆的消退。中等强度运动的干预效果可能与其特异性上调前额叶皮层 $\alpha 7$ nAChRs 信号转导有关（周跃辉，等，2018）。

（二）抑制能力

与学习记忆能力一样，抑制能力也是药物戒断的核心症状之一，它导致机体对药物的渴求（尤其是因生理和心理依赖产生的渴求）无法控制，是诱发复吸的重要原因（周跃辉，等，2016）。Luijten 等设计了吸烟相关线索的 Go/NoGo 范式（两种刺激图片：香烟相关的图片和中性图片，每个图片外周都被添加一个黄色框或蓝色框，要求被试看到蓝色框图片时进行快速按键反应，看到黄色框图片时需要抑制按键反应），结果发现，尼古丁依赖者戒断 1h 后，其在 Go 任务操作中表现出更多错误，提示尼古丁戒断损害了抑制能力（Luijten, et al., 2011）。关于尼古丁戒断个体抑制能力损伤的动物实验研究很少，可能因为抑制能力的动物行为学实验较难操作，需要先训练动物学会 Go/NoGo 之类的行为反应，然后才能进行测试，比较费时，训练难度也相对较大。自发尼古丁戒断，或者使用 α4β2 nAChRs 拮抗剂 D hβE 催促戒断，会增加大鼠五项选择连续反应时间任务（5-choice serial reaction time task, 5-CSRTT）（评价注意力和冲动性）的非成熟反应（无法抑制住已有冲动行为）（Shoaib, et al., 2005）。研究发现，通过皮下埋置渗透性微泵给大鼠连续注射 7 天的尼古丁，大鼠 Go/NoGo 抑制能力会暂时性减弱，戒断第一周期间出现反弹性增加，紧接着抑制能力障碍出现在戒断后的第 9 天，戒断第 15 天、第 17 天表现最差，第 3 周开始恢复至基线水平（Kolokotroni, et al., 2012）。该结果提示急性尼古丁戒断增强抑制能力，这似乎与前期研究结果一致。例如，急性尼古丁注射（4~6 天）或 α4β2 nAChRs 部分激动剂瓦伦尼克林（varenicline）处理，则会诱使大鼠在 5-CSRTT 任务表现出更加无法抑制住冲动行为（非成熟反应增加）（Semenova, et al., 2007；Wouda, et al., 2011）。同时，急性尼古丁戒断会降低大鼠 5-CSRTT 任务的正确反应，增加遗漏次数和延长反应潜伏期，但对非成熟反应（冲动性）无影响，这提示急性尼古丁戒断（撤药后连续 8 天）损害大鼠注意力，但对抑制能力可能没有影响，这与 Kolokotroni 等的研究结果（尼古丁急性戒断第一周会增加抑制能力）不一致。这种不一致的结果可能主要因为这两个研究采用评价抑制能力的动物认知模型不一样：前者采用经典的 Go/NoGo 任务（主要评价抑制能力），后者则为 5-CSRTT 任务（主要评价注意力）（周跃辉，2016）。

课题组的一项研究选取 4 周龄雄性 SPF 级 SD 大鼠（$n=30$），考察运动干预对大鼠抑制能力的影响，采用条件位置偏爱（CPP）建立大鼠尼古丁依赖模型，Go/NoGo 范式（见图 3-2）评价戒断大鼠的抑制能力，为了保持大鼠对食物的渴求，大鼠在完成 Go/NoGo 条件化训练后摄食，限定每 100g 体重每天摄取食物约 5g，饮水约 8mL，以使大鼠达到 85% 正常饮食的体重（Bari，et al.，2008）。结果发现，与安静组相比，运动组大鼠虽然 Go 任务正确率没有变化，但是 NoGo 正确率明显提高，安静组和运动组大鼠海马组织 α7 nAChRs 表达水平没有发生明显变化，而运动组大鼠前额叶皮层 α7 nAChRs 蛋白表达显著上调；尼古丁戒断大鼠的抑制能力与 CPP 偏好值负相关，与前额叶皮层 α7 nAChRs 蛋白表达水平正相关。由此可见，连续 10d 中等强度跑台运动（30 min/d）能够显著提高尼古丁戒断大鼠的行为抑制能力，虽然没能消除尼古丁 CPP 的形成，但降低了尼古丁依赖性；运动可能通过上调特定脑区（前额叶皮层，而非海马组织）α7 nAChRs 蛋白表达，增强抑制控制能力，进而降低尼古丁依赖性（周跃辉，等，2016）。

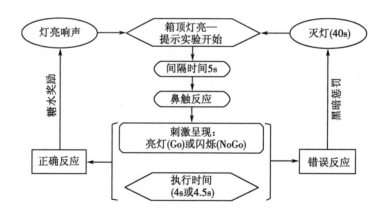

图 3-2　大鼠 Go/NoGo 任务操作程序示意图

第三节　运动戒毒效益的实证研究进展

一、身体活动

　　身体活动作为运动的一种，不仅可以强身健体，在人的心理和大脑的健康方面也具有积极的影响和作用。在运动过程中，会刺激大脑的奖赏系统，使神经系统的化学物质（如多巴胺）增多。该类化学物质由脑内分泌，作为一种神经传导物质，帮助细胞传递动作电位的兴奋性，使人产生舒适感与满足感。而多巴胺作为该化学物质的一种，是所有成瘾者在吸食药物后都会大量分泌的物质，它被认为与产生愉悦感和奖赏效应有关。以往研究指出，身体活动能够促进人们的身体健康，提高个体自身免疫力，降低得病风险；控制体重，不易超重或过轻。除此之外，还可以提高自信心，使人学会互相合作、包容与配合，学会承担责任；身体活动不仅有益于身体健康，对大脑也有好处。在增强心肺功能的同时，身体活动也对大脑的奖赏系统进行刺激，导致由情绪所产生的与神经系统有关的分泌物质增多。而久坐会导致肥胖、心肺功能减弱、骨骼肌减弱、肌肉韧带松弛，从而导致运动损伤（杨淇齐，2017）。

流行病学研究发现，运动与吸毒程度成负相关关系，运动对生理和心理均产生积极作用。经常进行一定强度的身体活动对个体的心理健康起着积极的促进作用，成瘾者对毒品的依赖包括生理和心理两个方面。对于生理依赖而言，成瘾者对身体上产生的不适与痛苦，在一定决心的驱使下，可以克服。然而，吸毒者的心理依赖会使人在生理上产生焦虑不安甚至痛苦、冲动等感觉。而复吸就是经过心理选择而采取的抉择。有研究表明，多巴胺的释放与引起复吸相关（D'Esposito, et al., 2002）。而身体活动可以使停药后的多巴胺释放从低于正常水平恢复为正常值。

Neale 等（2012）通过深度访谈的方法采访40位吸毒者发现，身体活动可以促进吸毒者保持愉悦的心情，高强度的身体活动甚至可以一定程度上替代其对毒品的渴求。Caviness 等（2013）对接受美沙酮持续治疗的吸烟成瘾者进行调查研究，结果显示身体活动水平高的成瘾者更能体验到运动对其焦虑情绪的缓解，表明身体活动可能是有效改善成瘾者身心健康的重要手段。不同形式的身体活动可以有效减少成瘾药物的使用，且大脑前额脑区尤其是额内侧脑区，可能是调节身体活动和成瘾药物滥用关系的潜在节点（Bardo, et al., 2015）。美国国立卫生研究院一直倡导从神经生物学角度探索身体活动对药物依赖者的积极作用（赵琦，等，2017）。身体活动通过对脑结构和脑功能方面的积极影响，优化前扣带回、背外侧前额叶、额中回、辅助运动区等负责抑制能力及高级认知功能相关脑区，从而促进脑的可塑性发展（赵琦，等，2017）。

我们课题组的一项研究从上海某社区康复中心选取 20 名药物依赖戒断者，按身体活动量分为活动组（9 人，40.89 岁±2.93 岁，每周活动量 3000METs

以上）和久坐组（11 人，45.09 岁 ±2.60 岁，每周活动量 1200METs 以下），首先进行 Go/NoGo 抑制能力测试，然后采集他们的静息态功能磁共振数据。选取静息态的两项重要分析方法——低频振幅（amplitude of low frequency fluctuations，ALFF）和局部一致性（regional homogeneity，ReHo）来探讨身体活动对药物依赖戒断者脑功能损伤的改善。结果发现，活动组 NoGo 正确率显著高于久坐组，ALFF 分析发现活动组在双侧脑岛、左侧额下回眶部、双侧额内侧回、左侧前扣带回、右侧背外侧前额叶、左侧枕上回、左侧辅助运动区、双侧内侧扣带回 ALFF 显著高于久坐组；ReHo 分析发现活动组在左侧枕中回、双侧背外侧前额叶、左侧辅助运动区 ReHo 显著高于久坐组。这些显著差异脑区主要与成瘾的抑制能力有关（赵琦，等，2017）。对 Go/NoGo 抑制功能任务态的研究发现，在线索图片-中性图片的条件下，身体活动组显著脑区包括额内侧回、眶额回、前扣带回、右侧颞中回等脑区；久坐组在同等条件下，无显著差异脑区；在线索图片-中性图片的条件下，两组有显著差异的脑区包括额内侧回、眶额回、前扣带回、壳核、左侧额下回以及尾状核等脑区。因此，身体活动能有效地提高药物依赖戒断者的抑制能力，是修复药物依赖戒断者大脑功能损伤的关键因素之一。身体活动可通过增加药物依赖戒断者静息状态下和抑制过程脑功能的激活特征，改善药物依赖戒断者大脑功能损伤和抑制能力，进而降低对毒品的渴求度，减少复吸风险（杨淇齐，2017）。

二、有氧运动

越来越多的研究结果表明，有氧运动是药物依赖者潜在的重要康复手段之一。最近有多篇综述性研究阐述了有氧运动是一种具有内在奖赏、有魅力的、健康的、安全的替代治疗方案，开始提倡进行康复治疗（Linke，et al.，2015；Smith，et al.，2012；Weinstock，et al.，2012；Zschucke，et al.，2012）。

首先，有氧运动可以增强药物依赖者的体质健康。对药物的依赖，除了会引发一些免疫能力和脏器病变外，还由于药物依赖者的生活方式极其不健康，他们作息不规律，导致营养不良，造成他们肢体肌肉的耐力、爆发力和灵活性都远逊于正常人。在药物依赖的康复治疗中对体质康复的要求也是有现实意义的。与对健康人群的效果相仿，有氧运动也能够促进药物依赖者的体质健康。Brown 等（2010）使 16 名大麻和阿片依赖者进行每周 3 次每次 20~40min，总共 12 周的中等强度的有氧运动（55%~69% 最大心率，maximum heart rate，

HRmax）后发现，药物依赖者的代谢当量和体脂率都有明显的增强，并在 3 个月的随访期中很好地保持了这种康复效益。同样，有氧运动对酒精依赖者的体质健康也有积极的影响，Brown 等（2009）使 19 名酒精依赖者进行每周 2 ~ 3 次每次 20 ~ 40min 的中等强度有氧运动锻炼（50% ~ 69% HRmax），12 周后发现依赖者的体适能有显著的提升。

其次，有氧运动可以改善药物依赖者的情绪状态。在药物戒断初期会有诸多戒断症状侵袭药物依赖者，诸如快感缺失、焦躁不安、失眠等，这些综合症状在 1 ~ 2 周内较严重，持续数月后逐步消失。但是，在戒断初期，药物依赖者的焦虑症状、抑郁症状以及心理渴求明显增强，并将长期存在，复吸率极高。大量的研究发现，有氧运动能够有效地减缓药物戒断初期的负性情绪状态。Collingwood 等（1991）的研究发现，54 名毒品依赖者参加每周 1 ~ 2 次有指导的团体性锻炼——1min 的静坐、1min 的俯卧撑，最后跑步完成 1 英里（约 1.61km）活动任务，再外加每周 2 次的自主体育锻炼，每次时间控制在 60 ~ 90min。在 9 周的运动锻炼结束后使用一般幸福感量表评估发现，参加运动锻炼的依赖者的焦虑和抑郁水平出现明显的降低（降幅在 30% 以上），同时比同期的控制组的情绪状态也有显著的改善。

最后，有氧运动可以减弱药物依赖者的用药行为。诸如戒断率、药物使用量以及复吸率等用药行为是最为客观的评价康复效果的指标。研究发现，在这些评估指标上有氧运动有显著的影响。有氧运动能够有效地减少毒品依赖者的用药行为。Buchowski 等（2011）对 12 名大麻依赖者进行每周 5 次每次 30min 的中等强度跑步，2 周后发现对大麻的使用量比基线有显著的减少，并且是随着每个运动阶段逐渐递减。还有研究报告，有氧运动能够有效预防药物依赖者的复吸情况（Williams, et al., 2010）。另外，有氧运动也能够有效地改善酒精依赖者的用药行为。Brown 等（2009）使 19 名酒精成瘾者进行每周 2 ~ 3 次每次 20 ~ 40min 的中等强度有氧运动锻炼（50% ~ 69% HRmax），12 周后以及 3 个月的回访期均发现保持着较高的戒断率。同时，Murphy 等（1986）使 64 名酒精成瘾者每周 3 次每次 30min 跑步锻炼（中等强度），8 周后发现运动组的成瘾者的酒精摄取量发生显著的减少。同样，有氧运动对烟草依赖者用药行为的积极作用也被观察到。Kinnunen 等（2008）通过对 182 名烟草依赖者进行研究，干预组进行每周 2 次每次 30min 的中等强度（60% ~ 75% HRmax）有氧运动，19 周后发现比控制组表现出较高的戒断率。Chaney 等（2008）对 102

名吸烟者进行 8 周的有氧运动后也发现了相似的结果。

基于以上文献结果，我们课题组针对运动锻炼促进药物依赖者康复的最佳运动方案进行了一系列研究。

（一）不同强度运动锻炼对药物依赖者的康复效益

我们课题组在上海市强制隔离戒毒所招募了 92 名（其中 14 名女性）甲基苯丙胺类（methamphetamine，METH）药物依赖者，年龄 18—50 岁（平均年龄为 33.36 岁±7.58 岁）。采用了两个 Go/NoGo 实验范式（见图 3-3），分别为标准 Go/NoGo 范式的改进版（modified standard Go/NoGo task，MS-Go/No-Go）和 METH 相关线索的 Go/NoGo 范式（modified METH-related Go/NoGo task，METH-Go/NoGo）。在 MS-Go/NoGo 任务中，字母 X 和 Y 被连续地呈现给被试，要求被试通过键盘按键来对每个字母做出反应。做出的反应和反应时被电脑自动记录。在任务中，如果当前呈现的字母和前一个字母相同，被试不需要做按键反应（NoGo trial），而如果当前呈现的字母和前一个字母不同时，则需要被试既快又准确的做出按键反应。如，在刺激序列 X Y X Y Y Y X Y X X 中，被试需要在第五个和第九个字母呈现时，抑制自己做出按键反应。在 METH 相关线索的 Go/NoGo 任务中，将给被试呈现一系列 METH 药物相关线索图片和中性情绪图片。通过处理，每个图片外周都有一个蓝色或者黄色的框，蓝色的外框需要被试对其进行快速按键反应（Go trial），相对而言，黄色外框的图片需要被试抑制自己对图片做出按键反应（NoGo trial）。这两类色框分别代表的 Go trial 和 NoGo trial 在实验中出现的顺序随机且平衡。

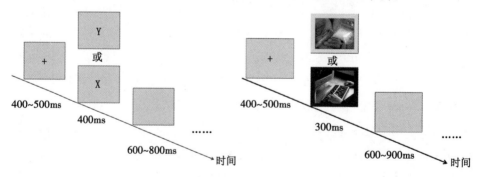

图 3-3　标准 Go/NoGo 改进版（MS-Go/NoGo，左）和药物相关线索 Go/NoGo
　　　　（METH-Go/NoGo，右）任务的实验流程图示例

将药物依赖者分为有氧运动组和对照组。有氧运动任务包括 5min 的热身、20min 的核心运动和 3min 的整理运动。在核心运动过程中，被试均通过 Monark 828E 功率自行车以 50 RPMs 的速度完成 20min 的相应强度的有氧运动。运动强度通过调节功率自行车的负荷来实现，要求被试在运动时的心率分别控制在最大心率的 40%~50%（小强度）、65%~75%（中等强度）和 85%~95%（大强度）。其中最大心率是通过（206.9－0.67×年龄）来界定的。我们实验中设定的心率区间和小强度、中等强度和大强度有氧运动的界定相吻合，并且这种运动方式符合美国运动医学学会（ACSM）的指导守则（Thompson，et al.，2009）。对照组的被试需要在一个安静的房间中完成 30min 关于药物依赖康复资料的阅读任务。为了保证被试能够集中注意力地进行阅读，在 30min 阅读后需要介绍资料的主要内容。通过自我报告的方法揭示了不同运动强度有氧运动对 METH 依赖者渴求度的影响。

研究发现，小强度有氧运动组从运动开始就促使 METH 依赖者减弱了对药物的渴求程度，并且这种效益一直保持到运动结束 50min 后的随访期；而中等强度有氧运动和大强度有氧运动对 METH 依赖者渴求度的减弱效益则随着运动时间的推移而逐渐增强，一直到结束后的随访期达到最高，同时在相应的测试时刻点上参加中等强度有氧运动组和大强度有氧运动组的 METH 依赖者的渴求度显著低于小强度组和控制组的渴求度。在此过程中，控制组 METH 依赖者的渴求度一直保持不变。这些结果表明了中等强度和大强度有氧运动能够最大限度地降低 METH 依赖者对药物的渴求度，而小强度有氧运动的这种效益要相对弱于其他强度的有氧运动。中等强度有氧运动强烈康复效益如同上个实验一样被再次观察到，这也再次肯定了中等强度有氧运动对 METH 依赖者的康复作用。这一研究结果和之前关于烟草依赖、酒精依赖和大麻依赖的研究相似，据研究所知，中等强度有氧运动能够减缓对烟草（Elibero，et al.，2011）、酒精（Taylor，et al.，2013）或者大麻（Buchowski，et al.，2011）的渴求度，以及能够从运动中将这种效益维持到运动后的随访期（Fong，et al.，2014；Rensburg，et al.，2012；Scerbo，et al.，2010；Ussher，et al.，2004）。就目前已知的研究发现，大强度有氧运动能够快速地减缓烟草依赖者和阿片依赖者对药物的渴求度（Bailey，et al.，2011；Everson，et al.，2006，2008；Scerbo，et al.，2010）。同时，我们的研究发现，大强度有氧运动和中等强度有氧运动对 METH 依赖者渴求度的降低是相似的，这一研究结果和烟草依赖者的康复研究结果类似，而和阿片依赖者的研究不同（Bailey, et al., 2011）。

另外，研究从不参加运动到参加大强度有氧运动 METH 依赖者渴求度的变化情况，我们发现有氧运动强度和渴求度的减缓程度之间呈现一种近乎指数函数的关系：随着运动强度的增加，METH 依赖者渴求度下降，在中等强度之后这种下降趋势趋于零。这种变化关系可能是有氧运动对 METH 依赖者渴求度的特殊的剂量效应，前面提到的有关大强度运动的研究也展示出类似的关系。虽然大强度有氧运动和中等强度有氧运动对 METH 依赖者渴求度的作用相似，但是，大强度有氧运动耗费了更多的能量来维持这一效果。从能量经济学的角度来看，为了达到相同的目标选择最少的能量才是最佳的选择。另外，从运动安全的角度考虑，在完成大强度有氧运动的过程中，METH 依赖者的心率需要达到最大心率的 85%～95%，表示劳累程度的 RPE 值为 15（即吃力），这些数据暗示完成大强度运动锻炼时的安全问题将急剧凸显。所以，综合以上原因，我们认为中等强度有氧运动是最佳的减缓 METH 依赖者渴求度的运动强度。

关于有氧运动减缓 METH 依赖者渴求度的机制问题目前仍不清楚，但暂时性前额叶皮层弱化假设可能是一个合理的解释。正如药物依赖的神经回路模型所展示的那样（Baler, et al., 2006），由于长期服用药物导致正常的认知神经回路出现障碍，药物依赖者奖赏预期和快乐中枢以及评价和驱动使用药物的神经中枢的功能异常性地增强，促使药物依赖者保持较高的渴求度。而在进行有氧运动的过程中需要消耗大量的新陈代谢资源（如氧气摄入）来控制和协调动作、感知觉和自主结构（Ogoh, et al., 2009；Secher, et al., 2008）。但是，在有氧运动过程中大脑的新陈代谢能力保持相对恒定，身体在完成运动锻炼过程中的极端需求可能会降低认知加工能力，即这种高新陈代谢需求的机体活动会降低与高级认知加工相关联（如抑制能力，Dietrich, et al., 2004）的前额叶皮层的激活。有趣的是，这种由有氧运动引起的前额叶弱化现象在前额叶皮层功能障碍患者（焦虑和抑郁症患者）身上也被发现（Dietrich, 2006）。也就是说参加需要消耗大量能量的运动锻炼，可以降低 METH 依赖者异常的高级神经中枢的活性，从而降低其对药物的渴求。随着有氧运动强度的增加，肌体对新陈代谢资源的需求越大，则对前额叶皮层的弱化程度就越强。因此，随着运动强度的增加 METH 依赖者的渴求度降低（王东石，2015）。

虽然大量的研究已经证明了药物依赖者（包括 METH 依赖者）的抑制能力出现损伤，但是通过简单的认知任务有时并不能有效地评估这一现象，如有研究使用经典的 Go/NoGo 任务在行为层面并未发现海洛因依赖者的抑制能力损伤（Yang，et al.，2009）。因此，我们课题组针对经典 Go/NoGo 任务进行了修订，增加了工作记忆负荷，清晰地观察到有氧运动对 METH 依赖者抑制能力的影响，呈现倒 U 形的剂量效应。但是，这样的任务可能无法准确地代表与药物相关的抑制能力。因为，药物依赖者在药物线索面前展现出更多的抑制能力障碍。为了检测有氧运动对 METH 依赖者药物线索下抑制能力的改善作用，我们采用了优化后的线索相关 Go/NoGo 任务，并用此范式来规避 METH 依赖者对药物线索的注意偏向（Garavan，et al.，2007）。我们发现，METH 依赖者抑制能力显著低于健康对照组（王艳秋，等，2015），相对于中性线索 METH 依赖者对药物相关线索表现出更短的反应时（王东石，2015），这再次证明以上论断。研究还发现中等强度有氧运动对 METH 依赖者线索下的抑制能力的改善作用，同时不同运动强度和抑制能力的改变之间呈现剂量效应（Wang，et al.，2016；王艳秋，等，2015）。这就说明，有氧运动对 METH 依赖者一般的抑制能力和药物线索下的抑制能力均有改善作用，并且这种效益存在剂量关系。

从有氧运动对 METH 依赖者抑制能力的影响结果来看，中等强度有氧运动的效益要显著优于其他强度，虽然在两类测试任务中大强度和中等强度的效益没有表现出显著的统计差异，大强度有氧运动的效益呈现下降的趋势，并未表现出优于中等强度的迹象。另外，从能量经济效益的角度出发，中等强度有氧运动花费了比大强度有氧运动更少的能量，获得了更多的认知效益。以上这些因素，再一次暗示了中等强度有氧运动是促使 METH 依赖者的认知改善的最佳运动强度（王东石，2015）。

与此同时，有氧运动强度和 NoGo-N2 峰值呈现出一定的剂量效应。中等强度能够激发更大的额区 NoGo-N2 峰值，而小强度运动组和大强度运动组所诱发的额区 NoGo-N2 峰值要显著小于中等强度组，却略大于对照组的 N2 峰值。这种剂量关系和行为结果 NoGo-ACC 的变化相似，即有氧运动强度和额区 NoGo-N2 峰值的剂量效应呈倒 U 形。ERP 研究的结果非常敏感地区分了中等强度和大强度对 METH 依赖者的不同影响，在电生理指标上，尤其是代表抑制能力的 NoGo-N2 峰值，中等强度所产生的效益要远远大于其他强度的有氧运动（Wang，et al.，2015）。另外，中等强度有氧运动通过较少的新陈代谢能量消耗获得与大强度运动相似的效果，从能量效益的角度来说，很显然中等强度有氧运动是最优的选择。最后，METH 依赖者的身体素质较差，与运动相关的心肺功能都有严重的缺陷，当进行大强度运动锻炼时，安全风险因素将急剧凸显。因此，综合以上原因，我们认为中等强度有氧运动是 METH 依赖者进行康复的最佳运动形式。

最近，有研究探讨有氧运动增强戒断期 METH 依赖者反应抑制时的神经递质变化情况，采用组内交叉实验设计，20 名 METH 依赖者分别完成 20min 中等强度（65%~75%HRmax）有氧运动任务和对照任务。在运动前、运动中、运动后等时刻点分别采用视觉模拟评分法评估了药物渴求程度，采用 Stop-Signal 范式评估了反应抑制，采用脑电超慢涨落分析仪评估了神经递质情况。Stop-Signal 任务中，屏幕上会出现一个字母（O 或 X）250ms，如果呈现的是单纯的字母则要求按键反应（即为 Go 反应）；如果出现的字母上方伴随着一个红色方块，则不做任何按键反应（即为 NoGo 反应）。记录反应时、正确率及反应停止时间（stop-signal reaction，SSRT）。结果发现在有氧运动降低渴求度的同时，减缓效应从运动中延续到运动后 60min，有氧运动显著改善了 METH 抑制任务时的正确率和反应停止时间；同时，有氧运动显著增加了与反应抑制相关的多巴胺释放量，但未对谷氨酸和五羟色胺等神经递质产生显著影响。由此可见，多巴胺释放水平的提升在有氧运动改善 METH 依赖者反应抑制能力中起着积极的中介作用，从而使其对药物的渴求度下降（覃丽平，等，2019）。

（二）长期有氧运动对药物依赖者的康复效益

在上述急性有氧运动以及不同强度有氧运动对药物依赖者的康复促进效益基础上，我们课题组进一步考察了长期中等强度有氧运动对 METH 依赖者的体质、情绪、渴求度和抑制能力的影响，以评估其康复效益。

课题组的一项研究招募了 72 名（7 名女性）METH 依赖者，年龄在 18—50 岁（平均年龄为 33.36 岁±7.58 岁）。经过相关项目的筛查后有 63 名 METH 依赖者参加该项目，其中随机分配 32 名 METH 依赖者（4 名女性）参加长期中等强度有氧运动干预，剩下的依赖者仅进行常规的强戒所生活。经过 12 周的干预后，有 53 名 METH 依赖者完成了既定的任务，而最终有 50 名 METH 依赖者的数据纳入统计，其中 26 名为有氧运动干预组。综合整个研究过程，运动组 METH 依赖者的完成率为 78.13%，对照组的完成率则为 80.65%（王东石，2015）。

上述研究选取的 METH 依赖者正处于强制隔离戒断治疗状态，在药物戒断研究中的一些评估手段很难应用到研究中。例如，药物使用量是比较直接的评判戒断标准的指标，但是在强制戒断条件下毫无意义；戒断率也是一个直接评估治疗效果的指标，但是这个指标需要长时间的跟踪调查，本研究暂时未能完成这方面的评估。鉴于此，我们选取了间接的评估方法，即通过在药物线索下METH 依赖者渴求度的自我报告（VAS），这种评估方法已经被证明能够有效地评估药物依赖者的渴求度（Rosenberg，2009）。在长期有氧运动干预过程中，我们对 METH 依赖者的情绪状态进行了评估。主要包括焦虑和抑郁状态。其中，使用汉密顿焦虑量表（Hamilton anxiety scale，HAMA）评估了依赖者焦虑状态，使用贝克抑郁量表（Beck depression inventory，BDI）评估了依赖者的抑郁状态。而抑制能力采用的同样是 MS-Go/NoGo 任务和 METH-Go/NoGo范式。

从研究结果来看，中等强度有氧运动有效抑制了 METH 依赖者体重的增加，使得 BMI 保持在 23.5~24，属于正常体重状态。这样的结果对 METH 依赖者的康复有重要的现实意义。有氧运动对 MA 依赖者体重的影响也在其他研究中被发现（Dolezal，et al.，2013）。同时，中等强度有氧运动能够显著地减缓 METH 依赖者焦虑和抑郁状态。

在课题组的研究中还发现，处于强制戒断期间的 METH 依赖者在线索下的VAS 得分约为 6，表明其渴求度依然很高，这样的结果和之前的研究相似（Culbertson，et al.，2010；Field，et al.，2009）。这一结果也说明了 METH 依赖者对药物的渴求是其难以戒断、最终导致复吸的直接诱因，所以减缓依赖者对药物的渴求度也是戒断治疗的目的之一。同时，中等强度有氧运动有效地缓解了 METH 依赖者对药物的渴求。具体表现为，从运动第 6 周开始运动组的渴求度就开始显著降低，在第 9 周和 12 周时降到最低，此时运动组的 VAS 得分约为 2.5，这表明 METH 依赖者对药物只有些许的渴求；另外，对照组的渴求度在这 12 周中几乎没有发生变化，VAS 得分始终保持在 5~6，同时发现从第六周开始运动组和对照组的渴求程度有了显著的差异。这些结果表明，有氧运动对 METH 依赖者渴求度的减缓效益从第六周已经开始显现，这种效益在第九周得以保持下去。

通过抑制能力的测试发现，有氧运动对 METH 依赖者在完成两类抑制任务时的反应时没有显著的影响，这就说明中等强度有氧运动对 METH 依赖者一般知觉能力没有产生影响。12 周有氧运动对 METH 依赖者在简单知觉能力上的表现和急性有氧运动的作用相似，同时，这种现象在健康人群（Dietrich，et al.，2004；Hötting，et al.，2013）和脑功能损伤患者（Buchman，et al.，2012）的研究中均被观察到。另外，在 METH-Go/NoGo 任务中发现药物线索下的简单知觉反应时显著快于中性线索下的反应时，这一结果表明 METH 依赖者存在对药物线索的知觉偏好，即为注意偏向，这一现象在以往的药物依赖特征研究中被发现（Cox，et al.，2014；Zamani，et al.，2014）。对运动前后METH 依赖者完成两类抑制任务时的电生理进行分析，发现有氧运动对完成抑制任务时的潜伏期没有显著的影响。这说明了有氧运动对 METH 依赖者认知功能发生的时间没有影响。在潜伏期的分析中仅仅发现完成 Go 任务的潜伏期要显著早于 NoGo 任务，这一现象在两类抑制任务中均有发现；另外，额叶皮层的 N2 成分潜伏期要显著早于顶叶皮层的 N2 潜伏期。

综上所述，12 周中等强度有氧运动对 METH 依赖者的康复效果研究发现，有氧运动能够有效地降低依赖者对药物的渴求度，这种效益从运动第六周开始在第九周维持稳定。渴求度的降低意味着降低了药物依赖者使用药物的风险，可以有效地预防其复吸。同时有氧运动增强了 METH 依赖者体质，为其康复提供了坚实的身体基础。另外，从有氧运动促进 METH 依赖者康复的机制角度来看，有氧运动对 METH 依赖者情绪的改善和对抑制能力的增强发挥着重要的作用。有氧运动改善了 METH 依赖者的焦虑和抑郁状态，减轻了戒断后的不良症状，同时良好的情绪状态也减少了通过药物来获得欣快感。有氧运动对 METH 依赖者抑制能力的促进，增强了对药物冲动性的控制，加强了自我约束能力，减少了对药物的渴求和使用，从而达到真正康复的目的（王东石，2015）。

三、身心运动

身心运动锻炼也能够有效地促进药物依赖者减缓戒断症状、改善情绪状态。研究表明，能够有效促进情绪改善的身心运动包括太极拳、瑜伽等。太极拳是最常用到的促进药物依赖者康复的身心运动。Li 等（2013）使 17 名海洛因成瘾者进行每天 1~2 次每次 60min 的太极拳练习，150d 后与对照组相比较发现太极拳练习组的海洛因成瘾者的戒断症状和抑郁症状均有显著的降低。此外，瑜伽训练对药物依赖者的情绪也有显著的康复作用。Zhuang 等（2013）使 37 名女性海洛因成瘾者进行每周 5 次每次 50min 的瑜伽练习，6 个月后发现练习组的情绪发生明显的改善。Ermalinski（1997）使酒精依赖者进行每周 5 次每次 1.5h 的瑜伽练习，6 周之后发现与普通治疗患者相比出现显著的渴求度降低，并且改善了抑郁症状、增强了体质和健康的自我意识。Vedamurtha-char 等（2006）对酒精依赖者进行为期 2 周的瑜伽练习后发现参加瑜伽练习的酒精依赖者抑郁状态降低了 75%，而对照组依赖者的抑郁状态降低了 58%，与此同时，在瑜伽训练后皮质醇等生化指标也发生了明显的改善。瑜伽练习对降低烟草依赖的效果也是显著的。Bock 等（2012）对 32 名女性尼古丁成瘾者进行每周 2 次每次 60min 的瑜伽练习，8 周后发现瑜伽练习组的成瘾者戒断率显著高于对照组，并且抑郁和焦虑症状均有显著的改善。

由此可见，身心运动不但可以促进身体健康，还能显著改善依赖者的情绪状态，这可能也是身心运动在临床工作中被广泛应用的原因之一。

四、抗阻运动

抗阻运动在药物依赖人群的康复中也有着显著的促进作用。抗阻运动锻炼能够增强药物依赖人群的体质健康。Dolezal 等（2013）招募了 39 名 METH 依赖者参加每周 3 次共 8 周的抗阻运动锻炼（耐力训练和阻力训练），研究结果发现，MA 依赖者的最大摄氧量（VO_2max）增加了 21%，腿部推举力量增加了 40%，腰部推举力量增加了 49%；腿部推举耐力增加了 120%，腰部推举耐力增加了 96%；体重减轻了 2%，身体脂肪含量减少了 18%，脂肪重量减少了 15%。同时，抗阻运动锻炼也能改善药物依赖人群的情绪状态。Palmer 等（1995）对 45 名酒精、可卡因和其他药物依赖者分别进行每周 3 次每次 30 ~ 40min 的无氧力量训练和有氧加无氧的混合训练，4 周后发现力量训练组被试的抑郁量表得分显著下降。相对于有氧运动和身心运动，抗阻运动的研究相对较少。

第四节　运动锻炼促进药物依赖者康复的证据：元分析视角

本课题组为求证运动锻炼对药物依赖者的康复作用进行了一项元分析研究（Wang, et al., 2014），使用 PRISMA 指南（Moher, et al., 2009）进行系统评价和报告。搜索仅限于 1990 年 1 月到 2013 年 8 月期间发表的针对成人（18 岁及以上）的中文和英文文献。

在对文献进行审阅后，依据以下标准选择文献进行数据提取和分析：① 所选研究是有氧运动对药物依赖的干预治疗研究，排除预防性研究；② 所有的研究属于随机控制组实验（RCT）；③ 实验对象为 18 岁及以上的成年人，并通过 DSM-III（R）/IV 评定属于酒精、烟草和违禁毒品的依赖者；④ 排除单纯的急性运动的实验研究，只选择慢性运动的实验研究结果；⑤ 研究中关注的主要结果指标包括成瘾的戒断率、戒断症状；⑥ 可以获得研究中主要结果指标的基线值以及干预后的描述性统计数据。

使用质量评价工具 Delphi 清单标准（Delphi, et al., 1998）来评估纳入元分析中的每一篇文献的质量。主要使用清单中分组的随机性、治疗分配的隐藏性、基线数据的同质性、各类标准阐述的详尽性、结局评价是否采用盲法、主要结局的评估手段及意向治疗分析等方面对纳入文献进行评估。在当前研究中，Delphi 清单中的第六条和第七条目没有被纳入评估，因为在有氧运动对药物依赖的干预过程中，治疗的提供者需要指导以及监控病患去执行运动干预，不可能对他们实施盲法，同时在文献中未见报道。

从戒断率和戒断症状两个角度综合探讨了有氧运动对药物依赖者的效益，结果发现在这两个方面均不同程度地展示出有氧运动对药物依赖者的治疗效益。其中，相比较对酒精和烟草依赖者的治疗效果有氧运动更能够提升违禁毒品依赖者的戒断率。同时有氧运动还可以有效地改善依赖者的戒断症状。综上所述，证实了有氧运动可以有效地辅助依赖者戒断成瘾性药物。这个元分析结果不仅与已有的对单次急性运动对药物依赖者治疗的元分析结论相一致（Haasova, et al., 2013；Roberts, et al., 2012），并且与一些综述性文章的分析结果相吻合（Lynch, et al., 2013；Linke, et al., 2013；Zschucke, et al.,

2012）。

（一）有氧运动对不同成瘾药物疗效的特异性

酒精、烟草和违禁毒品这三种成瘾药物虽然都能够使人产生强烈的依赖性而难以戒断，但是这三类成瘾性药物的依赖机制还是有所不同。就依赖药物类型进行了亚组分析，结果显示有氧运动虽然能提升三类药物依赖者的戒断率，但是有氧运动对违禁毒品依赖者的治疗效益要显著优于对酒精和烟草依赖者的治疗效益。这一结果可能是三类成瘾性药物依赖的机理差异所致。例如，阿片类药物（吗啡、海洛因等）是通过 β 内啡肽神经递质激活 μ 和 δ 阿片受体来产生作用的（Sarkar, et al., 2012），而酒精是促进 $GABA_A$ 受体反应（Blednov, et al., 2013；McClintick, et al., 2015）以及增加对多巴胺和麻醉剂受体的刺激来产生作用的（Berrettini, 2013；Gilman, et al., 2008），烟草则是通过乙酰胆碱神经递质激活 αβ2 nACh 受体发生作用的（Coe, et al., 2005；Dajas-Bailador, et al., 2004；Sala, et al., 2013）。

（二）有氧运动有效治疗药物依赖的运动强度

通过亚组分析得知，从小强度到中等强度再到大强度的运动对药物依赖者的戒断效益没有显著差异，这说明三种运动强度的治疗效果是相似的。有一项关于单次急性运动的研究结果显示（Bailey, et al., 2011），20min 的中等强度（65% HRmax）和大强度（80% HRmax）运动对烟草依赖者的渴求度的缓解有相同的效果。另一项研究也得到了相同的结果（Scerbo, et al., 2010）：30min 的跑步（80%～85% HRmax）和快走（45%～50% HRmax）能够相同程度地减缓依赖者对香烟的渴求度。关于有氧运动对违禁毒品依赖者的一项研究表明（Bailey, et al., 2011），20min 的大强度（80% HRmax）运动缓解鸦片成瘾渴求度的效果要优于中等（65% HRmax）运动的效果，而其他非随机控制组实验研究表明中等强度（55%～69% HRmax）的慢性运动能够有效地减少对成瘾药物的渴求度（Buchowski, et al., 2011）和提升依赖者的戒断率（Brown, et al., 2010）。这些研究结果暗示中等强度和大强度的慢性运动均对违禁毒品依赖者有一定的治疗效益。近些年来，非随机控制组实验研究表明大强度和中等强度运动对酒精依赖者均有显著的治疗效果。一项试点研究（pilot study）就有氧运动对酒精依赖者的治疗效果进行研究发现（Roessler, et al., 2013），每次从中等强度（HR = 50%～60% VO_2 max）逐渐增加到大强度（HR = 80%～

90%VO₂max）的 35min 运动持续 6 周后，酒精依赖者的抑郁症状明显下降。另一项交叉实验研究表明（Taylor, et al., 2013），15min 的中等强度的快走能够显著地增强酒精依赖者对酒精使用的自我管理水平，一项长期运动研究也得到了相似的结果（Karoly, et al., 2013）。以上这些研究结果更进一步地证实了元分析结果，中等强度和大强度的运动对药物依赖者均有显著的治疗效果。而在本元分析中纳入小强度的有氧运动都是身心运动，所以小强度运动对药物依赖者的效益将在下文单独进行讨论。

（三）有氧运动对药物依赖者治疗效果的持久性

使用亚组分析评估了有氧运动治疗后不同随访阶段的治疗效果，发现不同随访阶段都展示了有氧运动对药物依赖者显著的治疗效果，并且不同随访阶段的戒断率之间没有显著差异。这一结果提示了有氧运动对依赖者的治疗效益是比较持久的。已有的两篇元分析（Ussher, 2008；Ussher, et al., 2012）结果也表明在 3 个月和 12 个月的随访阶段中均出现了明显的治疗效益。这些结果可能是因为有氧运动促使药物依赖者的生理基础发生了改变，才能使有氧运动的治疗效果长久地保持下来。这一点已经通过实验得到了证实，有氧运动能够通过对 CREB 的激活来调节内源性类阿片的 BDNF 的基因转录（Koo, et al., 2012），促使神经触突的重塑（Coelho, et al., 2013；Gomez-Pinilla, et al., 2013），使得因为依赖药物而损伤的大脑皮层结构得以修复（Thomas, et al., 2012），相应的脑区功能也得到改善（Lin, Kuo, 2013），所以有氧运动对药物依赖的治疗效果能够长久地保持下来。另外不同随访期治疗效果的持久性保持也暗示了药物依赖者的康复主要是由于有氧运动的干预效果引起的，而不是由其他社会因素影响的。

而后，有国外学者就运动作为治疗精神和物质使用障碍的药物从神经精神和认知结果的效益进行了元分析综述（Ashdown-Franks, et al., 2020）。针对有多种物质使用障碍的个体，Colledge 等（2018）进行了 26 项研究（尼古丁依赖 12 项，酒精依赖 1 项，非法药物依赖 13 项），平均样本量为 97 例，平均年龄 34.3 岁。其中四项研究干预为急性有氧运动，其他研究考察了不同强度的长期干预效果，这项研究的结果发现运动对戒断尼古丁依赖的结果有一定的影响（但不显著）。

以上研究提供了一个强有力的证据：有氧运动能够成为一种有效促进酒

精、烟草和违禁毒品等成瘾药物戒除的治疗手段。有氧运动不仅能够提高依赖者的戒断率，同时还可以减缓依赖者的戒断症状。

参 考 文 献

Abrantes A M, Bloom E L, Strong D R, et al, 2014. A preliminary randomized controlled trial of a behavioral exercise intervention for smoking cessation[J].Nicotine & Tobacco Research,16(8):1094-1103.

Adamson B C, Ensari I, Motl R W, 2015. Effect of exercise on depressive symptoms in adults with neurologic disorders: a systematic review and meta-analysis[J].Archives of Physical Medicine and Rehabilitation,96(7):1329-1338.

Anderson E H, Shivakumar G, 2013. Effects of exercise and physical activity on anxiety[J].Frontiers in Psychiatry,4:27.

Ashdown-Franks G, Firth J, Carney R, et al, 2020. Exercise as medicine for mental and substance use disorders: a meta-review of the benefits for neuropsychiatric and cognitive outcomes[J].Sports Medicine,50(1):151-170.

Atzori G, Lemmonds C A, Kotler M L, et al, 2008. Efficacy of a nicotine(4mg)-containing lozenge on the cognitive impairment of nicotine withdrawal[J].Journal of Clinical Psychopharmacology,28(6):667-674.

Bailey S P, Hall E, Fareed A, 2011. Effects of acute exercise on opiate and cigarette craving in methadone patients[J].Open Sports Sciences Journal,4(2):22-26.

Baler R D, Volkow N D, 2006. Drug addiction: the neurobiology of disrupted self-control[J].Trends in Molecular Medicine,12(12):559-566.

Bardo M T, Bevins R A, 2000. Conditioned place preference: what does it add to our preclinical understanding of drug reward? [J].Psychopharmacology(Berl),153(1):31-43.

Bardo M T, Compton W M, 2015. Does physical activity protect against drug abuse vulnerability[J].Drug and Alcohol Dependence,153:3-13.

Bari A, Dalley J W, Robbins T W, 2008. The application of the 5-choice serial reaction time task for the assessment of visual attentional processes and impulse control in rats[J].Nature Protocols,3(5):759-767.

Belke T W,Wagner J P,2005. The reinforcing property and the rewarding aftereffect of wheel running in rats:a combination of two paradigms[J].Behavioural Processes,68(2):165-172.

Berrettini W, 2013. Opioid pharmacogenetics of alcohol addiction[J]. Cold Spring Harbor Perspectives in Medicine,3(7):97-113.

Binder E,Droste S K,Ohl F,2004. Regular voluntary exercise reduces anxiety-related behaviour and impulsiveness in mice[J].Behavioural Brain Research,155(2):197-206.

Blednov Y,Benavidez J,Black M,et al,2013. Linking GABA A receptor subunits to alcohol-induced conditioned taste aversion and recovery from acute alcohol intoxication[J].Neuropharmacology,67:46-56.

Blustein J E,McLaughlin M,Hoffman J R,2006. Exercise effects stress-induced analgesia and spatial learning in rats[J].Physiology & Behavior,89(4):582-586.

Bock B C,Fava J L,Gaskins R,et al,2012. Yoga as a complementary treatment for smoking cessation in women[J].Journal of Women's Health,21(2):240-248.

Boehme F,Gil-Mohapel J,Cox A,et al,2011. Voluntary exercise induces adult hippocampal neurogenesis and BDNF expression in a rodent model of fetal alcohol spectrum disorders[J].European Journal of Neuroscience,33(10):1799-1811.

Borght K V,Havekes R,Bos T,et al,2007. Exercise improves memory acquisition and retrieval in the Y-maze task:relationship with hippocampal neurogenesis[J].Behavioral Neuroscience,121(2):324-334.

Brené S,Bjørnebekk A,Åberg E,et al,2007. Running is rewarding and antidepressive [J].Physiology & Behavior,92(1):136-140.

Brown R A,Abrantes A M,Read J P,et al,2009. Aerobic exercise for alcohol recovery:rationale,program description,and preliminary findings[J].Behavior Modification,33(2):220-249.

Brown R A,Abrantes A M,Read J P,et al,2010. A pilot study of aerobic exercise as an adjunctive treatment for drug dependence[J].Mental Health and Physical Activity,3(1):27-34.

Buchman A,Boyle P,Yu L,et al,2012. Total daily physical activity and the risk of AD and cognitive decline in older adults[J].Neurology,78(17):1323-1329.

Buchowski M S, Meade N N, Charboneau E, et al, 2011. Aerobic exercise training reduces cannabis craving and use in non-treatment seeking cannabis-dependent adults[J]. PLoS One, 6(3): e17465.

Caviness C M, Bird J L, Anderson B J, et al, 2013. Minimum recommended physical activity, and perceived barriers and benefits of exercise in methadone maintained persons[J]. Journal of Substance Abuse Treatment, 44(4): 457-462.

Chaney S E, Sheriff S, 2008. Weight gain among women during smoking cessation: testing the effects of a multifaceted program[J]. Aaohn Journal: Official Journal of the American Association of Occupational Health Nurses, 56(3): 99.

Changeux J P, 2010. Nicotine addiction and nicotinic receptors: lessons from genetically modified mice[J]. Nature Reviews Neuroscience, 11(6): 389-401.

Childs E, de Wit H, 2009. Amphetamine-induced place preference in humans[J]. Biological Psychiatry, 65(10): 900-904.

Christie B R, Swann S E, Fox C J, et al, 2005. Voluntary exercise rescues deficits in spatial memory and long-term potentiation in prenatal ethanol-exposed male rats [J]. European Journal of Neuroscience, 21(6): 1719-1726.

Coe J W, Brooks P R, Vetelino M G, et al, 2005. Varenicline: an α4β2 nicotinic receptor partial agonist for smoking cessation[J]. Journal of Medicinal Chemistry, 48 (10): 3474-3477.

Coelho F G, Gobbi S, Andreatto C A, et al, 2013. Physical exercise modulates peripheral levels of brain-derived neurotrophic factor(BDNF): a systematic review of experimental studies in the elderly[J]. Archives of Gerontology & Geriatrics, 56(1): 10-15.

Colledge F, Gerber M, Pühse U, et al, 2018. Anaerobic exercise training in the therapy of substance use disorders: a systematic review[J]. Frontiers in Psychiatry, 9: 644.

Collingwood T R, Reynolds R, Kohl H W, et al, 1991. Physical fitness effects on substance abuse risk factors and use patterns[J]. Journal of Drug Education, 21(1): 73-84.

Cook M R, Gerkovich M M, Graham C, et al, 2003. Effects of the nicotine patch on performance during the first week of smoking cessation[J]. Nicotine & Tobacco Research, 5(2): 169-180.

Cox W M, Fadardi J S, Intriligator J M, et al, 2014. Attentional bias modification for addictive behaviors: clinical implications[J].CNS Spectrums, 19(3):215-224.

Culbertson C, Nicolas S, Zaharovits I, et al, 2010. Methamphetamine craving induced in an online virtual reality environment[J].Pharmacology Biochemistry and Behavior, 96(4):454-460.

D'Esposito M, Postle B R, Rypma B, 2002. The role of lateral prefrontal cortex in working memory: evidence from event-related fMRI studies[J].International Congress Series, 1232:21-27.

Dajas-Bailador F, Wonnacott S, 2004. Nicotinic acetylcholine receptors and the regulation of neuronal signalling[J].Trends in Pharmacological Sciences, 25(6):317-324.

Daniel J Z, Cropley M, Fife-Schaw C, 2007. Acute exercise effects on smoking withdrawal symptoms and desire to smoke are not related to expectation[J].Psychopharmacology(Berl), 195(1):125-129.

Daniel J Z, Cropley M, Fife-Schaw C, 2006. The effect of exercise in reducing desire to smoke and cigarette withdrawal symptoms is not caused by distraction[J].Addiction, 101(8):1187-1192.

Devine J M, Zafonte R D, 2009. Physical exercise and cognitive recovery in acquired brain injury: a review of the literature[J].Pm&R, 1(6):560-575.

Dietrich A, 2006. Transient hypofrontality as a mechanism for the psychological effects of exercise[J].Psychiatry Research, 145(1):79-83.

Dietrich A, Sparling P B, 2004. Endurance exercise selectively impairs prefrontal-dependent cognition[J].Brain and Cognition, 55(3):516-524.

Dolezal B A, Chudzynski J, Storer T W, et al, 2013. Eight weeks of exercise training improves fitness measures in methamphetamine-dependent individuals in residential treatment[J].Journal of Addiction Medicine, 7(2):122-128.

Eisenstein S A, Holmes P V, 2007. Chronic and voluntary exercise enhances learning of conditioned place preference to morphine in rats[J].Pharmacology, Biochemistry and Behavior, 86(4):607-615.

Elibero A, Rensburg K J V, Drobes D J, 2011. Acute effects of aerobic exercise and Hatha yoga on craving to smoke[J].Nicotine & Tobacco Research, 13(11):1140-

1148.

Engelmann A J, Aparicio M B, Kim A, et al, 2014. Chronic wheel running reduces maladaptive patterns of methamphetamine intake: regulation by attenuation of methamphetamine-induced neuronal nitric oxide synthase[J]. Brain Structure & Function, 219(2):657-672.

Ermalinski R, Hanson P G, Lubin B, et al, 1997. Impact of a body-mind treatment component on alcoholic inpatients[J]. Journal of Psychosocial Nursing & Mental Health Services, 35(7):39.

Everson E S, Daley A J, Ussher M, 2006. Does exercise have an acute effect on desire to smoke, mood and withdrawal symptoms in abstaining adolescent smokers? [J]. Addictive Behaviors, 31(9):1547-1558.

Everson E S, Daley A J, Ussher M, 2008. The effects of moderate and vigorous exercise on desire to smoke, withdrawal symptoms and mood in abstaining young adult smokers[J]. Mental Health and Physical Activity, 1(1):26-31.

Field M, Munafo M R, Franken I H, 2009. A meta-analytic investigation of the relationship between attentional bias and subjective craving in substance abuse[J]. Psychological Bulletin, 135(4):589-607.

Fong A J, de Jesus S, Bray S R, et al, 2014. Effect of exercise on cigarette cravings and ad libitum smoking following concurrent stressors[J]. Addictive Behaviors, 39 (10):1516-1521.

Fontes-Ribeiro C A, Marques E, Pereira F C, et al, 2011. May exercise prevent addiction[J]. Current Neuropharmacology, 9(1):45-48.

Garavan H, Hester R, 2007. The role of cognitive control in cocaine dependence[J]. Neuropsychology Review, 17(3):337-345.

García-Capdevila S, Portell-Cortés I, Torras-Garcia M, et al, 2009. Effects of long-term voluntary exercise on learning and memory processes: dependency of the task and level of exercise[J]. Behavioural Brain Rresearch, 202(2):162-170.

Gilman J M, Ramchandani V A, Davis M B, et al, 2008. Why we like to drink: a functional magnetic resonance imaging study of the rewarding and anxiolytic effects of alcohol[J]. Journal of Neuroscience, 28(18):4583-4591.

Gomez-Pinilla F, Hillman C, 2013. The Influence of exercise on cognitive abilities

[J].Comprehensive Physiology,3(1):403-428.

Grabus S D,Martin B R,Batman A M,et al,2005. Nicotine physical dependence and tolerance in the mouse following chronic oral administration[J].Psychopharmacology,178:183-192.

Greenwood B N,Foley T E,Le T V,et al,2011. Long-term voluntary wheel running is rewarding and produces plasticity in the mesolimbic reward pathway[J].Behavioural Brain Research,217(2):354-362.

Hötting K,Röder B,2013. Beneficial effects of physical exercise on neuroplasticity and cognition[J].Neuroscience & Biobehavioral Reviews,37(9):2243-2257.

Haasova M,Warren F C,Ussher M,et al,2013. The acute effects of physical activity on cigarette cravings:systematic review and meta-analysis with individual participant data[J].Addiction,108(1):26-37.

Haney M,Spealman R,2008. Controversies in translational research:drug self-administration[J].Psychopharmacology(Berl),199(3):403-419.

Havermans R C,Debaere S,Smulders F T,et al,2003. Effect of cue exposure,urge to smoke,and nicotine deprivation on cognitive performance in smokers[J].Psychology of Addictive Behaviors,17(4):336-339.

Holmes F E,Armenaki A,Iismaa T P,et al,2012. Galanin negatively modulates opiate withdrawal via galanin receptor 1[J].Psychopharmacology(Berl),220(3):619-625.

Jacobsen L K,Krystal J H,Mencl W E,et al,2005. Effects of smoking and smoking abstinence on cognition in adolescent tobacco smokers[J].Biological Psychiatry,57(1):56-66.

Kanarek R B,D'Anci K E,Jurdak N,et al,2009. Running and addiction:precipitated withdrawal in a rat model of activity-based anorexia[J].Behavioral Neuroscience,123(4):905-912.

Karoly H C,Stevens C J,Thayer R E,et al,2013. Aerobic exercise moderates the effect of heavy alcohol consumption on white matter damage[J].Alcoholism:Clinical and Experimental Research,37(9):1508-1515.

Kennard J A,Woodruff-Pak D S,2012. A comparison of low- and high-impact forced exercise:effects of training paradigm on learning and memory[J].Physiology & Behavior,106(4):423-427.

Kinnunen T,Leeman R F,Korhonen T,et al,2008. Exercise as an adjunct to nicotine gum in treating tobacco dependence among women[J]. Nicotine & Tobacco Research,10(4):689-703.

Kolokotroni K Z,Rodgers R J,Harrison A A,2012. Effects of chronic nicotine,nicotine withdrawal and subsequent nicotine challenges on behavioural inhibition in rats[J].Psychopharmacology,219(2):453-468.

Koo J W,Mazei-Robison M S,Chaudhury D,et al,2012. BDNF is a negative modulator of morphine action[J].Science,338(6103):124-128.

Kurti A N,Dallery J,2014. Effects of exercise on craving and cigarette smoking in the human laboratory[J].Addictive Behaviors,39(6):1131-1137.

Leasure J L,Jones M,2008. Forced and voluntary exercise differentially affect brain and behavior[J].Neuroscience,156(3):456-465.

Leasure J L,Nixon K,2010. Exercise neuroprotection in a rat model of binge alcohol consumption[J].Alcoholism Clinical and Experimental Research,34(3):404-414.

Li D X,Zhuang X Y,Zhang Y P,et al,2013. Effects of Tai Chi on the protracted abstinence syndrome:a time trial analysis[J]. American Journal of Chinese Medicine,41(1):43-57.

Li M,Chen K,Mo Z,2002. Use of qigong therapy in the detoxification of heroin addicts[J].Alternative Therapies in Health & Medicine,8(1):50.

Lin T W,Kuo Y M,2013. Exercise benefits brain function:the monoamine connection [J].Brain Sciences,3(1):39-53.

Linke S E,Ciccolo J T,Ussher M,et al,2013. Exercise-based smoking cessation interventions among women[J].Women's Health,9(1):69-84.

Linke S E,Ussher M,2015. Exercise-based treatments for substance use disorders:evidence,theory,and practicality[J].American Journal of Drug and Alcohol Abuse,41(1):7-15.

Loughead J, Ray R, Wileyto E P, et al, 2010. Effects of the α4β2 partial agonist varenicline on brain activity and working memory in abstinent smokers[J].Biological Psychiatry,67(8):715-721.

Lu L,Xu N J,Ge X,et al,2002. Reactivation of morphine conditioned place preference by drug priming: role of environmental cues and sensitization[J]. Psychophar-macology(Berl),159(2):125-132.

Luijten M, Littel M, Franken I H A, 2011. Deficits in inhibitory control in smokers during a Go/NoGo task: an investigation using event-related brain potentials[J]. PloS one,6(4):e18898.

Lynch W J, Peterson A B, Sanchez V, et al, 2013. Exercise as a novel treatment for drug addiction: a neurobiological and stage-dependent hypothesis[J]. Neuroscience & Biobehavioral Reviews,37:1622-1644.

Malin D H, Lake J R, Smith T D, et al, 2006. Bupropion attenuates nicotine absti-nence syndrome in the rat[J]. Psychopharmacology,184:494-503.

Marghmaleki V S, Alaei H A, Malekabadi H A, et al, 2013. Effect of physical activity on symptoms of morphine addiction in rats, after and before of lesion of the mPFC area[J]. Iranian Journal of Basic Medical Sciences,16(10):1091.

Maynard M E, Leasure J L. 2013. Exercise enhances hippocampal recovery following binge ethanol exposure[J]. PloS one,8(9):e76644.

McClintick J N, McBride W J, Bell R L, et al, 2015. Gene expression changes in sero-tonin, GABA-A receptors, neuropeptides and ion channels in the dorsal raphe nu-cleus of adolescent alcohol-preferring(P)rats following binge-like alcohol drinking [J]. Pharmacology Biochemistry and Behavior,129:87-96.

Mello P B, Benetti F, Cammarota M, et al, 2008. Effects of acute and chronic physical exercise and stress on different types of memory in rats[J]. Anais Da Academia Brasileira De Ciencias,80(2):301-309.

Mendrek A, Monterosso J, Simon S L, et al, 2006. Working memory in cigarette smok-ers: comparison to non-smokers and effects of abstinence[J]. Addictive Behaviors, 31(5):833-844.

Merritt P S, Cobb A R, Cook G I, 2012. Sex differences in the cognitive effects of to-bacco abstinence: a pilot study[J]. Experimental and Clinical Psychopharmacolo-gy,20(4):258-263.

Miladi-Gorji H, Rashidy-Pour A, Fathollahi Y, 2012. Anxiety profile in morphine-de-pendent and withdrawn rats: effect of voluntary exercise[J]. Physiology & Behav-ior,105(2):195-202.

Miladi-Gorji H,Rashidy-Pour A,Fathollahi Y,et al,2014. Effects of voluntary exercise on hippocampal long-term potentiation in morphine-dependent rats[J].Neuroscience,256:83-90.

Moher D,Liberati A,Tetzlaff J,et al,2009. Preferred reporting items for systematic reviews and meta-analyses:the PRISMA statement[J].Annals of Internal Medicine, 151(4):264-269.

Moser P,Wolinsky T,Duxon M,et al,2011. How good are current approaches to nonclinical evaluation of abuse and dependence? [J].Journal of Pharmacology & Experimental Therapeutics,336(3):588-595.

Murphy T J,Pagano R R,Marlatt G A,1986. Lifestyle modification with heavy alcohol drinkers:effects of aerobic exercise and meditation[J]. Addictive Behaviors, 11 (2):175-186.

Neale J,Nettleton S,Pickering L,2012. Heroin users' views and experiences of physical activity,sport and exercise[J].International Journal of Drug Policy,23(2): 120-127.

Ogoh S,Ainslie P N,2009. Cerebral blood flow during exercise:mechanisms of regulation[J].Journal of Applied Physiology,107(5):1370-1380.

Palmer J A,Palmer L K,Michiels K,et al,1995. Effects of type of exercise on depression in recovering substance abusers[J].Perceptual and Motor Skills,80(2):523-530.

Panlilio L V,Goldberg S R,2007. Self-administration of drugs in animals and humans as a model and an investigative tool[J].Addiction,102(12):1863-1870.

Patterson F,Jepson C,Loughead J,et al,2010. Working memory deficits predict short-term smoking resumption following brief abstinence[J].Drug and Alcohol Dependence,106(1):61-64.

Rensburg K J V,Taylor A,Benattayallah A,et al,2012. The effects of exercise on cigarette cravings and brain activation in response to smoking-related images[J].Psychopharmacology(Berl),221(4):659-666.

Roberts V,Maddison R,Simpson C,et al,2012. The acute effects of exercise on cigarette cravings,withdrawal symptoms,affect,and smoking behaviour:systematic review update and meta-analysis[J].Psychopharmacology(Berl),222(1):1-15.

Roessler K K, Bilberg R, Jensen K, et al, 2013. Exercise as treatment for alcohol dependence[J].Sport Science Review,22(3/4):205-216.

Rosenberg H,2009. Clinical and laboratory assessment of the subjective experience of drug craving[J].Clinical Psychology Review,29(6):519-534.

Sala M, Braida D, Pucci L, et al, 2013. CC4, a dimer of cytisine, is a selective partial agonist at α4β2/α6β2 nAChR with improved selectivity for tobacco smoking cessation[J].British Journal of Pharmacology,168(4):835-849.

Sanchez V, Lycas M D, Lynch W J, et al, 2015. Wheel running exercise attenuates vulnerability to self-administer nicotine in rats[J].Drug and Alcohol Dependence, 156:193-198.

Sanchez V, Moore C F, Brunzell D H, et al, 2013. Effect of wheel-running during abstinence on subsequent nicotine-seeking in rats[J].Psychopharmacology,227(3): 403-411.

Sanchez V, Moore C F, Brunzell D H, et al, 2014. Sex differences in the effect of wheel running on subsequent nicotine-seeking in a rat adolescent-onset self-administration model[J].Psychopharmacology,231(8):1753-1762.

Sarkar D K, Sengupta A, Zhang C, et al, 2012. Opiate antagonist prevents μ- and δ-opiate receptor dimerization to facilitate ability of agonist to control ethanol-altered natural killer cell functions and mammary tumor growth[J].Journal of Biological Chemistry,287(20):16734-16747.

Scerbo F, Faulkner G, Taylor A, et al, 2010. Effects of exercise on cravings to smoke: the role of exercise intensity and cortisol[J].Journal of Sports Sciences,28(1): 11-19.

Secher N H, Seifert T, Van Lieshout J J, 2008. Cerebral blood flow and metabolism during exercise: implications for fatigue[J].Journal of Applied Physiology, 104 (1):306-314.

Semenova S, Stolerman I P, Markou A, 2007. Chronic nicotine administration improves attention while nicotine withdrawal induces performance deficits in the 5-choice serial reaction time task in rats[J].Pharmacology Biochemistry and Behavior, 87 (3):360-368.

Shoaib M, Bizarro L, 2005. Deficits in a sustained attention task following nicotine withdrawal in rats[J].Psychopharmacology,178(2):211-222.

Smelson D A,Chen K W,Ziedonis D M,et al,2013. A pilot study of Qigong for reducing cocaine craving early in recovery[J].Journal of Alternative & Complementary Medicine,19(2):97-101.

Smith M A,Lynch W J,2012. Exercise as a potential treatment for drug abuse:evidence from preclinical studies[J].Frontiers in Psychiatry,2:82.

Taylor A H,Oh H,Cullen S,2013. Acute effect of exercise on alcohol urges and attentional bias towards alcohol related images in high alcohol consumers[J].Mental Health and Physical Activity,6(3):220-226.

Thomas A G,Dennis A,Bandettini P A,et al,2012. The effects of aerobic activity on brain structure[J].Frontiers in Psychology,3(86):1-9.

Thompson W R,Gordon N F,Pescatello L S,2010. ACSM's guidelines for exercise testing and prescription[M].Philadelphia:Lippincott Williams & Wilkins.

Ussher M,Sampuran A K,Doshi R,et al,2004. Acute effect of a brief bout of exercise on alcohol urges[J].Addiction,99(12):1542-1547.

Ussher M H,Taylor A H,Faulkner G E J,2012. Exercise interventions for smoking cessation[J].Cochrane Database of Systematic Reviews,5(1):42.

Ussher M H,Taylor A H,West R,et al,2000. Does exercise aid smoking cessation? A systematic review[J].Addiction,95(2):199-208.

Vedamurthachar A,Janakiramaiah N,Hegde J M,et al,2006. Antidepressant efficacy and hormonal effects of Sudarshana Kriya Yoga(SKY)in alcohol dependent individuals[J].Journal of Affective Disorders,94(1):249-253.

Verhagen A P,de Vet H C,de Bie R A,et al,1998. The Delphi list:a criteria list for quality assessment of randomized clinical trials for conducting systematic reviews developed by Delphi consensus[J].Journal of Clinical Epidemiology,51(12):1235-1241.

Vina J,Sanchis-Gomar F,Martinez-Bello V,et al,2012. Exercise acts as a drug:the pharmacological benefits of exercise[J].British Journal of Pharmacology,167(1):1-12.

Wang D,Wang Y,Wang Y,et al,2014. Impact of physical exercise on substance use disorders:a meta-analysis[J].PloS one,9(10):e110728.

Wang D,Zhou C,Chang Y-K,2015. Acute exercise ameliorates craving and inhibitory deficits in methamphetamine:an ERP study[J].Physiology & Behavior,147:38-46.

Wang D,Zhou C,Zhao M,et al,2016. Dose-response relationships between exercise intensity,cravings,and inhibitory control in methamphetamine dependence:an ERPs study[J].Drug and Alcohol Dependence,161:331-339.

Weinstock J,Wadeson H K,VanHeest J L,2012. Exercise as an adjunct treatment for opiate agonist treatment:review of the current research and implementation strategies[J].Substance Abuse,33(4):350-360.

Williams D M,Whiteley J A,Dunsiger S,et al,2010. Moderate intensity exercise as an adjunct to standard smoking cessation treatment for women:a pilot study[J]. Psychology of Addictive Behaviors,24(2):349-354.

Wouda J A,Riga D,Vries W D,et al,2011. Varenicline attenuates cue-induced relapse to alcohol,but not nicotine seeking,while reducing inhibitory response control[J].Psychopharmacology,216(2):267-277.

Yang B,Yang S,Zhao L,et al,2009. Event-related potentials in a Go/Nogo task of abnormal response inhibition in heroin addicts[J].Science in China Series C:Life Sciences,52(8):780-788.

Zamani S N,Mansouri H,Fazilatpour M,et al,2014. A comparison of attentional bias towards drug cues in addicts and non-addicts[J].International Journal High Risk Behaviors & Addiction,3(3):1-3.

Zhou Y,Zhao M,Zhou C,et al,2016. Sex differences in drug addiction and response to exercise intervention:from human to animal studies[J].Frontiers in Neuroendocrinology,40:24-41.

Zhuang S M,An S H,Zhao Y,2013. Yoga effects on mood and quality of life in Chinese women undergoing heroin detoxification:a randomized controlled trial[J]. Nursing Research,62(4):260.

Zschucke E,Heinz A,Strohle A,2012. Exercise and physical activity in the therapy of substance use disorders[J].Scientific World Journal,2012:1-19.

覃丽平,朱婷,龚丹,等,2019. 短时有氧运动改善甲基苯丙胺类依赖者渴求度和反应抑制:一项脑电超慢涨落分析研究[J].浙江体育科学,41(4):87-98.

王东石,2015. 有氧运动对药物依赖者的康复作用及其机制研究[D].上海:上海体育学院.

王艳秋,施大庆,赵敏,等,2015. 有氧运动对改善甲基苯丙胺类成瘾者抑制能力的研究:来自 ERP 的证据[J].中国运动医学杂志,34(3):297-302.

杨淇齐,2017. 身体活动与社区康复戒断者抑制能力及渴求度的关系[D].上海:上海体育学院.

章建成,平杰,任杰,等,2012. 中、小学学生体质健康教育模式的构建及干预策略分析[J].体育科学,32(12):15-23.

张绍彦,刘强,2014. 建立我国新的轻罪惩矫体系[N].文汇报,01-09(10).

赵琦,杨淇齐,邓玉琴,等,2017. 身体活动对改善药物依赖戒断者脑功能损伤的研究:来自抑制加工及脑功能静息态的证据[J].武汉体育学院学报,51(5):88-94.

周跃辉,2016. 运动对尼古丁戒断个体的认知功能影响及机制[D].上海:上海体育学院.

周跃辉,周成林,2018. 运动对尼古丁戒断大鼠学习与记忆能力的影响及机制[J].中国运动医学杂志,37(3):224-232.

周跃辉,周成林,李翠翠,2016. 运动对尼古丁戒断大鼠抑制能力的影响及机制[J].体育科学,36(2):58-65.

第四章　运动锻炼与康复效益的剂量关系

通过第三章的介绍，可以知道运动锻炼对药物依赖者的康复作用已被广泛肯定。运动锻炼作为一种绿色疗法，对烟草、酒精和毒品等成瘾性药物的依赖性和戒断症状，以及诱导的病理损伤等均具有一定的改善作用。但是在这个领域中，仍然存在着许多疑问亟待解答。首要问题就是何种强度的运动锻炼能够更好地帮助药物依赖者康复？下面分别从理论和实证研究的角度来介绍不同运动锻炼强度或方式与康复效益的关系。

第一节　锻炼强度与锻炼效益的理论模型

关于锻炼强度与锻炼效益之间关系的讨论，一直有两种不同的理论支持（Chang，et al.，2012）。其一是倒 U 形理论：该理论认为，高等强度的运动虽然可以带来更强的唤醒水平，提高运动效果，但是会对要求复杂且精细的任务，以及一些要求协调性、稳定性和一般注意力的活动产生干扰。所以，稍高于平均水平的运动强度如中等强度，会比高等强度或者低等强度更能够带来最佳的运动效果。其二是内驱力理论：该理论推测运动强度与运动效果之间实质上是一种线性关系，随着运动强度的提高，运动效果也会提高。故而内驱力理论认为，高等强度能够带来更佳的运动效果。此外，也有研究者认为，造成不同强度的运动锻炼所产生的康复效益出现差异的原因，可能是测量的任务类型不同（张斌，等，2019）。运动锻炼强度与个体行为表现改变之间的关系会根据不同的任务类型呈现不同趋势：对于较为简单的感知觉任务，运动锻炼强度和认知表现会成线性的关系，即在达到最大摄氧量之前，运动锻炼强度越大，认知表现越好（Lambourne，et al.，2010a；Lambourne，et al.，2010b）；而对于较高级的认知任务，当前的研究结果仍存在分歧。

第二节　运动锻炼方式与药物依赖者康复效益的关系

根据以往元分析研究的结果，虽然发现从小强度到大强度的运动锻炼均能够产生康复效益，但是由于涉及运动方式的不同，这个问题不能简单地一以概之。比如，元分析研究发现的低等强度和中等强度运动锻炼均有效益，细分起来，小强度运动锻炼大多来自身心运动，而中等强度运动锻炼主要以跑步或者骑自行车为主（Wang，et al.，2014）。这两类运动锻炼对人体产生效益的机理是有所差异的。如以跑步等为主的一般形式有氧运动是由主动性肌肉收缩和舒张开始的，由于肌肉不断地主动收缩、舒张，加大了人体能量的需求；为了提供足够的能量，需要分解更多的葡萄糖和脂肪，就加大了对氧气的需求；为了提供足够的氧气，心肺系统就要超常规工作，收缩频率加快。而身心运动是在放松、心静、神敛的状态下开始的缓慢、柔和的肢体与意识运动，要求"用意不用力"，比如太极拳运动，肌肉是"被动"地被骨骼牵拉着运动，这种"被动"的运动产生的能量需求相对于"主动"性的肌肉收缩、舒张就要小得多，也就是说太极拳运动所需求的能量只有较少的部分是由肌肉收缩与舒张产生的，而主要的能量供给是由太极拳最重要的核心功能之一——打开与加快微循环系统的工作状态所产生的。也就是说，身心运动打开与加快了人体的微循环系统，"毛细血管仅有20%开放，即可容纳全身血量的5%～10%"，这是身心运动与一般形式的有氧运动的核心本质区别之一。由此可见，对于不同形式的运动锻炼对药物依赖者的康复效益要区别看待。

一、有氧运动

有氧运动是指人体在氧气充分供应的情况下进行的体育锻炼。即在运动过程中，人体吸入的氧气与需求相等，达到生理上的平衡状态。一般运动强度控制在中等或更高的程度（Plowman，et al.，2013）。有氧运动的特点是持续时间较长。一般急性有氧运动要求每次锻炼的时间不少于30min，长期坚持则需要保持每周运动3～5次。通过有氧运动，氧气能充分燃烧（即氧化）体内的糖分，消耗体内脂肪，增强和改善心肺功能，预防骨质疏松，调节心理和精神状态。主要方式有跑步、自行车运动等。

已有大量研究证明了有氧运动对于药物依赖者康复治疗的积极作用。首先，课题组的相关研究发现了有氧运动对药物依赖者奖赏敏感性的调控作用。研究将 44 名甲基苯丙胺依赖者随机分为中等、高等强度组，进行短时的功率自行车训练，在训练前后通过利兹食物偏好问卷评估被试对于高脂或低脂，甜味或咸味食物的奖赏偏好，并通过视觉模拟量表评估主观食欲。结果显示运动干预明显增加了依赖者对高脂咸味食品的奖赏偏好，并刺激了食欲发生（Zhou，et al.，2019）。另一项研究发现了在短时有氧运动后，被试观看与药物无关的图片刺激（如食物等）时，眶额叶皮层的激活明显增加（Wang，et al.，2019）。也有研究者采用三种不同方式的短时运动锻炼对 9 名多药物依赖患者进行了运动干预，并测试了药物渴求及自尊、情绪等指标的变化程度。三种体育锻炼方式具体为：步行、足球与巡回训练。结果显示，足球和巡回训练对降低药物渴求度有积极作用，同时两种运动还可以有效改善情绪（Ellingsen，et al.，2018）。

这些证据表明，有氧运动能够作为修复依赖者动机环路，使其恢复对药物及非药物类刺激正常决策的功能。同时也进一步说明，相较于低强度的步行运动，中高强度有氧运动的锻炼效果可能会更加明显。这也提示我们，想要确保体育运动能够对依赖者产生正性作用，对运动强度的把控非常重要，强度太低可能达不到理想效果。

此外，药物依赖者长期使用药物会使大脑神经环路失效，普遍都伴随着认知功能受损。认知功能是人脑接受外界信息，经过加工处理，转换成内在的心理活动，从而获取知识或应用知识的过程。它包括记忆、抑制、执行等方面。认知能力是人们成功地完成活动最重要的心理条件。因此，认知功能的恢复对药物依赖者回归正常生活十分必要。课题组也通过一系列实验发现了有氧运动对药物依赖者认知功能的积极作用。前期结果发现：35 名在强制隔离戒毒所中的男性甲基苯丙胺依赖者在接受短时中等或高等强度的功率自行车运动干预后，两组依赖者的抑制功能（反映在 Stroop 效应反应时）均显著提升，同时抑制功能的变化在运动影响药物渴求度的过程中起调节作用，运动强度越高，渴求度下降越多；但仅有高等强度组在干预后药物渴求度明显下降、工作记忆的能力（反映在 2-back 任务反应时）显著提升（陈一凡，等，2019）。后续研究利用 fNIRS 技术，进一步发现了高等强度运动干预的益处。研究者同样对甲基苯丙胺依赖者进行了功率自行车干预，结果显示中等、高等强度的运动干预均能够提高依赖者抑制控制的任务表现，但是高等强度带来了更多前额叶皮层的活性增强（包括左侧背外侧前额叶及右侧腹外侧前额叶），推测高强度的急性有氧运动更有利于药物依赖者恢复执行控制能力（容浩，等，2019）。

同时，也有国内研究者探讨了有氧运动对甲基苯丙胺依赖者血液中氧化应激标志物的影响。氧化应激是人体受到各种有害刺激时，体内高活性分子如活性氧自由基和活性氮自由基产生过多，是导致众多疾病发作的危险因素之一。研究者对 68 名药物依赖者进行了为期 12 周的中等强度功率自行车运动干预，干预后被试血清中甲烷二羧酸醛（methane dicarboxylic aldehyde，MDA）水平的自发增加症状显著减轻了（Zhang，et al.，2018），同时被试完成探测及社会情绪认知任务的反应时也显著缩短。另外一项研究发现了 6 周中等强度的跑步机运动（目标心率维持在 65%~75% HRmax）对药物滥用人群的心理健康状态及内源性大麻素的分泌有积极作用（Brellenthin，et al.，2019）。内源性大麻素影响自然奖励的动机，并调节成瘾药物的奖赏效应。该激素表达的有效调节也有助于与奖赏和成瘾密切相关的神经回路恢复正常水平。相关研究还发现了有氧运动对药物依赖者静息心率的有效作用。静息心率又称为安静心率，是指在清醒、不活动的安静状态下，每分钟心跳的次数。人体吸食可卡因、尼古丁等中枢神经兴奋剂会增加患心血管病风险，静息心率过快则会数倍地加速这类疾病的进展。而依靠运动可使静息心率保持在一个相对缓慢而稳定的区间，减少罹患此类疾病的风险。研究者将 24 名烟草和可卡因共同依赖的依赖者随机分配到控制组与运动组，运动组需要完成步行或跑步的训练（持续 4 周，每周 3 次，每次 30min），控制组则保持坐立。4 周后发现，运动组的体重与静息心率均显著下降（de La Garza II，et al.，2016）。上述结果均验证了中小强度有氧运动对于药物依赖者身体素质的有益作用。

二、无氧运动

无氧运动的分类是从人体运动时骨骼肌的代谢过程分类衍生而来的，无氧运动的概念也都是根据无氧代谢供能系统为主演变而来，例如无氧运动是指人体肌肉在无氧供能代谢状态下进行的运动。但日常中我们所认为的无氧运动是指肌肉在"缺氧"的状态下高速剧烈的运动。无氧运动大部分是负荷强度高、瞬间性强的运动，所以很难持续长时间，而且疲劳消除的时间也慢。常见的无氧运动项目包括举重、俯卧撑、肌力训练等。

根据 2018 年的一项元分析研究，虽然无氧运动对药物滥用人群的影响证据较为薄弱，但还是表现出了一些积极的影响（Colledge，et al.，2018）。有研究者对 15 名多药物依赖者实施了为期 12 周的体育运动训练（包含每周 2 ~3 次力量训练和柔韧训练，累积持续时间 150min），同时辅助心理教育（内容包括运动如何帮助康复、与运动有关的动机和目标设定、运动障碍如何解决、运动中如何维护安全等）。结果显示运动训练后，依赖者身体素质提高的同时，重要的是酒精和药物的使用量显著减少（Linke，et al.，2019）。也有研究者选取了 20 名戒断 15h 的尼古丁滥用人群为被试，分为对照组与实验组：实验组需完成每次 10min 的高强度间歇性运动，而对照组维持坐立状态。借助 fMRI 技术发现，相较于运动前，运动后实验组被试在观看尼古丁相关图片时，大脑眶额叶皮层的过度激活显著减弱（van Rensburg，et al.，2009），表明滥用者对于滥用药物的奖赏敏感性有所下降。这些证据表明，无氧运动对药物依赖者的奖赏功能具有一定的修复作用，能够帮助其调整自己对于药物刺激的异常偏好，有效遏制使用药物的欲望。

同有氧运动一致，无氧运动对于药物依赖者的身体激素分泌或大脑认知功能均具有积极的作用。一项对 23 名男性甲基苯丙胺依赖者的研究发现，被试在经历过力量、旋转等身体功能训练后，左侧前额叶与右侧前额叶的活性显著提高，并且脑区间的网络连接也有所加强（Bu，et al.，2020b）。此外，在女性甲基苯丙胺依赖者中也有类似发现。研究者对 30 名女性依赖者进行了跆拳道运动的训练，并采用 fNIRS 技术探测了被试大脑左右侧前额叶皮层间的有效连接情况，结果显示跆拳道运动有效改善了依赖者大脑的功能连接（Bu，et al.，2020a）。这些研究成果也证实了无氧运动可能通过修复认知控制环路的模式，促进成瘾康复。有研究者对 10 名甲基苯丙胺依赖者采取了跑步和抗阻运动两种形式的体育运动训练，持续时间为 45min，强度维持在最大心率的 70% ~ 75%。结果显示被试血清中血清素和多巴胺的分泌水平显著提高，但两种运动间没有显著差异（Arazi，et al.，2017）。这些表明，多种形式的运动锻炼对药物依赖者体内激素水平的分泌均有积极效果，并且有助于恢复体内内分泌系统的正常运转，维持身体健康。

在一些动物实验中，也发现了无氧运动对成瘾康复的积极作用，主要表现在神经递质方面。有研究者对海洛因成瘾大鼠进行了为期 7 天、每天 120s 的负重爬梯训练，发现大鼠减少了对海洛因的自我给药，并且改变了伏隔核中的基因表达，主要表现为 BDNF 中 mRNA 表达的增加（Smith, et al., 2018）。也有研究者发现为期 4 周的抗阻运动，能够有效减轻处于戒断期的吗啡成瘾大鼠的记忆功能障碍；同时，运动也适当增加了海马中 BDNF 的浓度水平（Shahroodi, et al., 2020）。因此，这些研究都表明，无氧运动能够通过对奖赏环路中多巴胺传导途径的改变，引起强迫性找药行为的减弱；或者通过促进海马功能恢复、消退成瘾记忆来干预成瘾康复。

三、身心运动

身心运动是一种在身心层面上进行的健康干预范式，例如瑜伽、太极拳和普拉提等都是常见的身心运动项目。

已有众多实证研究发现，身心运动可以有效改善依赖者的身体素质。Gaihre 和 Rajesh 对 66 名男性药物依赖者实施了为期 12 周的瑜伽或体育锻炼训练（包括放松、热身、拉伸以增强柔韧性和不同类型的步行、慢跑），每周进行 6 次，每次持续 90min。结果显示，这些依赖者在完成手指敲击任务时速度明显提高，使用镊子的敏捷性也提高了，镜子追踪任务的反应时也有所减少，表明瑜伽或者有氧锻炼都可以有效提升他们的运动功能（Gaihre, et al., 2018b）。同时，瑜伽运动对药物依赖者的认知功能恢复也有积极作用。研究者发现 12 周的瑜伽训练显著提高了药物依赖者数字广度任务和字母抵消任务的得分；Stroop 任务也有一定程度的提高，并且相较于步行、慢跑组，瑜伽组的提高更多（Gaihre, et al., 2018a）。而有研究已发现，瑜伽在治疗慢性疼痛中有积极作用，可能会对滥用药物造成的慢性疼痛有减缓作用（Lutz, et al., 2019）。

此外，也有研究者发现了瑜伽运动对药物依赖者心理状态的正性作用。心理状态是心理活动的基本形式之一，指心理活动在一定时间内的完整特征，如注意、疲劳、紧张、轻松、忧伤、喜悦等。药物依赖者往往会受到负性心理状态的困扰，包括抑郁、愤怒、焦虑等，这些负性的情绪状态会使药物依赖者陷入一个"死循环"。例如：痛苦的事件—愤怒，想要逃避—通过成瘾的行为来增加快感和减少痛苦—逃避他人和现实—对他人的反应不理解—另外一个痛苦的事件，最终药物依赖者会走向自我毁灭的结局。因此，改善药物依赖者的心理状态对促进其康复十分关键。Zhuang（2013）的一项研究发现瑜伽练习能够改善女性海洛因依赖者的情绪障碍。该项研究招募了 90 名女性海洛因依赖者，随机分成两组参加实验，一组作为实验组在瑜伽教练的带领下每次完成 50min 的瑜伽练习，每周 5 次共计 6 个月。该项目的瑜伽项目主要包括 10min 的呼吸调息法和身体伸展运动，在瑜伽练习音乐和口令指导下练习者进行 30min 一系列的瑜伽动作，并由专业的瑜伽运动指导教师指导参与者的瑜伽运动锻炼。每次课程以调息（调节呼吸锻炼）和身体伸展运动开始，约 10min；而后为一组 30min 的瑜伽姿势练习，包括弓姿势、山姿势、树姿势、半莲花姿势、莲花姿势、扩展三角形姿势、三角姿势、侧角伸展姿势、扭曲的侧角姿势、Virabhadra 体式、半月姿势等；最后为 10min 的仰卧位放松训练和呼吸练习。每个参与者均得到瑜伽运动的练习说明书，以帮助其掌握瑜伽运动操。对照组只接受常规戒毒治疗及护理，包括法制教育、戒毒知识宣教、劳动卫生等，不包括任何额外的运动锻炼，采取相对封闭的管理模式。在干预 3 个月和 6 个月的时候分别采用心境量表（POMS）评估了依赖者的情绪状态，发现在两次评估节点上 POMS 的六个维度均显示出明显的干预效果。单独就抑郁状态而言，在 3 个月的时候参加瑜伽练习的依赖者抑郁状态降低了 25%，而对照组则降低了 5%；在 6 个月的时候参加瑜伽练习的依赖者抑郁状态降低了 38%，而对照组则降低了 8%（Zhuang, et al., 2013）。这些结果说明了瑜伽练习能够有效改善海洛因女性依赖者的心境状态。同时，瑜伽对女性海洛因依赖者的这种康复效果存在推广和迁移到其他海洛因依赖者甚至是其他毒品依赖者康复过程中的可能性。

除了有氧、无氧运动锻炼能够减缓药物依赖者的戒断症状外，身心运动也能促进药物依赖者减缓这种症状。在已有的研究中发现，太极拳这种中国传统身心健身方式在减缓药物依赖者戒断症状方面有积极的效果。

太极拳，作为中国传统武术的一种，以优雅的动作和温和的强度著称。在当下的太极拳练习中，主要是以中医理论为基础，强调身体现象和实践的动态平衡，通过伴随深呼吸身体有意识地缓慢移动来达到健身的目的。太极拳能够提供全面的身体和心理的训练，其已被证明对心血管功能、呼吸功能、免疫系统，对高血压、糖尿病、压力和焦虑症等的防治，均有积极的影响。近些年，太极拳被发现能够提升帕金森病人的平衡能力，同时还能够提升病人的认知控制能力和减少摔倒的概率。基于这些理论基础，Li 等（2013）通过海洛因依赖者群体进行太极拳练习的实验研究，发现了太极拳在减缓依赖者戒断症状方面的功效。36 名海洛因依赖者参加了太极拳锻炼，每两天练习 1 次，共进行了 6 个月。练习前先进行 10min 的常规热身运动，之后在教练的指导下进行 1h 的太极拳练习，最后进行 10min 的放松练习。对照组只进行最基本的生活。结果发现在 60 天的时候太极拳练习组的戒断症状显著低于控制组，虽然控制组的戒断症状在随后的时间内也自然减缓，但是太极拳练习组的戒断症状减缓速度更快。

近年来，正念干预治疗药物成瘾也逐渐走入人们的视野。正念这个概念最初源于佛教禅修，是从坐禅、冥想、参悟等发展而来，是有目的的、有意识的，关注、觉察当下的一切，而对当下的一切又都不作任何判断、任何分析、任何反应，只是单纯地觉察它、注意它。后来，正念被发展成为一种系统的心理疗法，即正念疗法，就是以"正念"为基础的心理疗法。一些神经影像学研究发现，正念疗法可以增强由于成瘾而失调的前额叶皮层和前扣带回皮层、纹状体之间的联系和活动，有助于调节和控制注意力（Tang，et al.，2015）；并且可以带来神经网络的持续变化，同时参与对工作记忆、反应抑制和情绪调节的执行与监控（Vago，et al.，2012）。一些元分析研究也指出，正念疗法在减少药物滥用的严重程度、频率和渴求方面有着积极的疗效（Li，et al.，2017）；同时还可以显著缓解经常与药物成瘾并存的情感和身体症状，包括压力、负面影响和痛苦等（Goyal，et al.，2014）。

四、融合运动

除了采取单一有效的运动方式外，多种运动方式联合或者运动锻炼结合认知训练也已成为了主流的干预成瘾治疗的方式。其中，有氧加上无氧训练的干预模式应用较为广泛。

Collingwood 等（1991）的研究发现，54 名毒品依赖者参加每周 1~2 次有指导的团体性锻炼，包括 1min 的静坐、1min 的俯卧撑，最后跑步完成 1 英里（约 1.61 千米）活动任务，再外加每周 2 次的自主体育锻炼，每次时间控制在 60~90min。在 9 周的运动锻炼结束后使用一般幸福感量表评估发现，参加运动锻炼的依赖者的焦虑和抑郁水平出现明显的降低（降幅在 30% 以上），同时比同期的控制组的情绪状态也有显著的改善。也有研究发现为期 8 周的联合运动干预（即中等强度的有氧、无氧运动加上行为训练），能够提高药物依赖者的身体适应能力并改善其应对压力事件和负面经历的能力与适应方式（Fischetti，et al.，2020）。Dolezal 等（2013）招募了 39 名甲基苯丙胺依赖者参加一项康复训练，其中 15 名依赖者参加每周 3 次共 8 周的运动锻炼（跑步、耐力训练和阻力训练），其他 14 名依赖者仅参加普通的健康教育。研究结果发现，参加运动锻炼的依赖者的最大摄氧量（VO_2）增加了 21%，腿部推举力量增加了 40%，腰部推举力量增加了 49%；腿部推举耐力增加了 120%，腰部推举耐力增加了 96%；体重减轻了 2%，身体脂肪含量减少了 18%，脂肪重量减少了 15%。而健康教育组在这些方面没有明显的变化。也有研究者设计了为期 12 周，每周 2 次 60min 的运动锻炼方案，来探究运动锻炼对青少年药物滥用的影响，锻炼方案主要结合了有氧和抗阻运动，此外还包括个性化定制在家锻炼计划。结果显示，参加定期、有组织和个性化的锻炼可能是成功治疗药物依赖的重要方式，可以提升锻炼知觉（即锻炼参与的障碍，锻炼动机）、恢复因素（渴望和戒断）和健康结果（自尊、心理健康、身体健康）等多维度的表现（More，et al.，2018）。

运动锻炼干预与心理训练的结合也展示出积极的疗效。有研究者采用 12 周心理教育（每周 90min，内容包括运动如何帮助康复、与运动有关的动机和目标设定、运动障碍、运动维护）结合运动（每周 150min，内容包含 2~3 次力量训练和超过 2 次的柔韧训练）发现，可以有效减少药物依赖者对于酒精和依赖药物的使用量，并且提高身体素质（Linke，et al.，2019）。此外，还有研究者考虑到药物依赖人群参与运动锻炼干预会具有一定的难度，于是设计了一种应急管理模式（contingency management，CM），即可以随机变化并强化运动方式。结果显示 4 个月的 CM 运动干预对于身体活动和社会心理功能指标均具有一定程度的改善（Alessi，et al.，2020）。

第三节　运动锻炼强度与药物依赖者康复效益的关系

如何合理科学地利用运动锻炼辅助戒断成瘾，是如今成瘾康复研究学界的热门课题。近年来国内外学者都依托课题，进行了一系列的研究来努力探索运动锻炼的实际疗效。

目前在探讨运动干预成瘾治疗的研究中，选取的运动干预方案不尽相同。除了运动方式涉及有氧运动（例如慢跑）、无氧运动（例如力量训练）等多方面外，运动强度也有所不同（从轻度、中等、高等到剧烈）。值得注意的是，何种强度的运动最适合药物依赖者尚未有统一的回答。一些研究者支持，强度从轻度到中度的运动可能比高强度运动更可取（Abrantes，et al.，2011；Williams，et al.，2011）；一些研究者则建议，进行更高强度的运动能带来更多益处（Greenwood，et al.，2011；Smith，et al.，2012）。此外，运动效果可能会进一步受到个体性别的影响，因为男女呈现出了不同的认知特征（Gur，et al.，2012；Van Hooren，et al.，2007）和运动代谢能力（Tarnopolsky，2008）。因此，对于在不同性别的药物依赖者，运动强度与康复效果之间的比较需要区别探讨。

前一节主要从运动锻炼方式的角度，为大家介绍了不同的运动锻炼方式对药物依赖者的锻炼效益。通过对近期相关研究的回顾，接下来将从多个方面考察运动为药物依赖者带来的锻炼益处，包括身体心理健康、成瘾行为表现、神经递质水平和大脑认知功能，并总结和比较不同强度运动干预的影响及潜在的性别差异。

一、运动锻炼强度对身心健康的影响

身体健康是从事工作和日常活动的能力，而心理健康是指心理没有精神疾病，能够支持个体享受生活，并在日常活动与努力实现心理适应之间取得平衡。许多临床研究表明，长期锻炼可以改善药物依赖者的身心健康状态（Alessi，et al.，2020；Linke，et al.，2019）。例如，12周的瑜伽或适度的体育锻炼可以帮助药物依赖者恢复运动能力，包括进行精细运动的速度、敏捷度和手臂稳定性（Gaihre，et al.，2018b）；也有研究发现为期8周的联合运动干预（即中等强度的有氧、无氧运动加上行为训练），能够提高药物依赖者的身体适应能力并改善其应对压力事件和负面经历的能力和适应方式（Fischetti，et al.，2020）；还有研究发现，为期4周的运动干预可以提高身体素质，例如降低可卡因依赖者的静息心率，这也是心血管疾病预后的重要标志（de La Garza II，et al.，2016）。但是，研究者还观察到干预后药物依赖者对可卡因的使用和渴望并没有显著减少，这可能是由于运动强度缺乏引起的。在这项研究中，干预方案的要求是药物依赖者在运动期间将目标心率维持在其最大心率的75%左右，即中等强度的范围。研究推测可能需要通过更高强度的锻炼，才可以更好地降低可卡因渴求。

二、运动锻炼强度对成瘾行为的影响

如何在渴望使用药物时，避免自动性的成瘾行为（即使用药物等）是药物依赖者康复的关键。与毒品有关的场所、活动、工具等将成为使用环境的线索，当药物依赖者暴露于线索前，即使已经戒断也会增加复发的风险（Fuchs，et al.，2008；Sinha，et al.，2007）。研究者们已经发现运动可以作为减少药物滥用的另一种非药物强化剂（Smith，et al.，2012）。例如，Wang 等（2016）发现中等和高等强度的有氧运动可以帮助 MA 依赖者降低急性运动干预期间，以及运动终止后即刻和运动结束 50min 后的药物渴求度；也有研究发现，对有多种物质滥用的被试提高了运动强度（达到最大摄氧量之前）后，对特定物质的渴望有所降低（Grandjean，et al.，2017）。这些结果表明，在中等强度和高等强度下进行锻炼都有助于减少成瘾相关行为。值得注意的是，与上述针对男性依赖者的研究不同，一些研究者认为，尽管体育活动强度与对毒品渴望间呈负相关的关系，但中等强度的运动对女性依赖者降低药物渴求的作用最好，对内在的抑制功能的作用也最强（Luo，et al.，2019）。

三、运动锻炼强度对神经递质水平的影响

许多神经递质，包括多巴胺、5-羟色胺、γ-氨基丁酸（GABA）和内源性阿片样物质在药物依赖性和成瘾的发展中起着重要作用（Floresco，et al.，2001）。长期滥用药物会减少这些神经递质的传递，并导致大脑结构异常和损害大脑奖赏系统（Thompson，et al.，2004）。已有证据表明，运动可以改变大脑中许多神经递质的释放（Miszkiel，et al.，2011），修复脑区功能。其中，中等强度运动对药物依赖者神经递质水平的积极作用已得到证实：急性有氧运动和抗阻运动可以显著增加男性 MA 依赖者血液中 5-羟色胺和多巴胺的水平，并且运动类型间没有显著差异（Arazi，et al.，2017）。同时，长期有氧运动也被证明可以增加药物依赖者体内内源性大麻素的活性和循环浓度（Brellenthin，et al.，2019），并减弱血清甲烷二羧酸醛（MDA）水平的自发增加（Zhang，et al.，2018）。尽管如此，目前关于高强度运动对药物依赖者神经递质水平的影响的研究还比较缺乏，只是在动物实验中发现了高强度运动可能会降低可卡因戒断大鼠伏隔核中 BDNF 的表达，减少对药物刺激的敏感性（Strickland，et al.，2016）；吗啡成瘾的大鼠在分别接受 4 周低—中—高负荷的跑轮运动后，

中等强度组在戒断焦虑和迷宫任务上表现显著改善，而高强度的运动增加了大鼠在药物暴露后的血清皮质酮水平（Shahroodi，et al.，2020）。在药物成瘾人群中，高强度运动对神经递质水平的积极作用仍需补充。

四、运动锻炼强度对大脑认知功能的影响

长期使用药物会促进多巴胺调节的回路功能和结构发生变化，尤其可以导致前额皮层的代谢活性降低（Goldstein，et al.，2002）。这些结构的障碍会伴随着认知功能的衰退（Volkow，et al.，2016），减弱抑制控制和工作记忆能力，这可能会导致药物依赖者无法抑制对药物的渴望，作出寻求药物行为的不当决策（Chambers，et al.，2009；Goldstein，et al.，2011）。许多研究支持运动可以通过影响大脑活动来修复认知缺陷，并证明了高强度运动在其中的积极作用。其中，主要的评价指标包括脑电波与大脑皮层血氧水平，这两者也是神经科学中经常用来评价大脑活动发生机制的重要指标，反映了人体在经历一些心理活动或认知任务时的大脑活动情况。通过对这些指标的探测，能够客观考察人体行为所对应的大脑加工机制。

课题组前期研究利用 fNIRS 和 EEG 联合同步采集的方式，探测了有氧运动对男性甲基苯丙胺依赖者完成认知任务时前额叶皮层血氧水平和皮层电生理活动的变化情况。共有 45 名药物依赖者被随机分配到控制组、中等和高等强度运动组，运动组被试需要接受 12 周的功率自行车干预训练。研究显示，经过长期的体育运动锻炼后，高强度组依赖者左侧背外侧前额叶皮层的血氧水平显著增加，完成工作记忆任务时脑电中的 N1 和 P2 成分波幅显著下降（Chen，et al.，2020）。这些结果表明高强度的运动锻炼能够增加药物依赖者脑区的活性，并且提高电生理活动的效率，表现为投入较少的认知资源却获得更好的绩效。同时，也有研究者发现了高强度体育运动对药物依赖者大脑功能的益处。例如，Cabral 等（2018）对一名可卡因成瘾超过 20 年的男性依赖者进行了高强度（每次完成 4 个 30s 的力竭运动，每周 3 次共持续 4 周）的运动训练，采用了 fNIRS 和 EEG 分别记录了被试完成运动任务和抑制任务时的大脑前额叶皮层激活情况，并辅助问卷记录了心理状态的变化。结果发现在认知测试期间，EEG 显示前额叶皮层激活增强，抑制任务的表现也有所提升。而在运动期间，前额叶皮层的血氧水平则出现了随时间推移而增加的情况。问卷结果也显示出一些心理参数如抑郁、睡眠指数等转好。也有研究者发现，较高的运动

强度可以促进药物依赖者前额皮层的脑氧合增加，这有助于其在抑制能力测试中缩短反应时间（Grandjean，et al.，2017）；Bu 等借助 fNIRS 发现，对于 MA 依赖者，高强度的急性体能训练（要求被试心率在训练中维持在 150 次/min 左右的波动）比中强度（心率维持在约 130 次/min）带来了更多右侧前额皮层的激活（Bu，et al.，2020b）。

　　然而，也有一些证据表明高强度运动可能不适合女性药物依赖者的康复：有研究使用感知运动量表（RPE 量表）来监测运动强度，发现 RPE 值与女性 MA 依赖者大脑网络的有效连接水平间存在负相关关系，这表明较高强度的运动可能会降低大脑的工作效率。同样，在非药物成瘾个体的研究中发现，性别不同，运动强度的剂量反应也不同，并认为（过度）高强度会影响运动干预对女性认知功能的效率；相对于女性，男性则更易从高强度的运动中获得进一步的改善（Ludyga，et al.，2020）。

参考文献

Abrantes A M，Battle C L，Strong D R，et al，2011. Exercise preferences of patients in substance abuse treatment［J］.Mental Health and Physical Activity,4(2):79-87.

Alessi S M，Rash C J，Pescatello L S，2020. Reinforcing exercise to improve drug abuse treatment outcomes：a randomized controlled study in a substance use disorder outpatient treatment setting［J］.Psychology of Addictive Behaviors,34(1):52.

Arazi H，Dadvand S S，Fard M T，2017. Neurotransmitters and cardiovascular responses to aerobic and resistance exercise in men addicted to methamphetamine［J］. Baltic Journal of Sport and Health Sciences,3(106):2-10.

Brellenthin A G，Crombie K M，Hillard C J，et al，2019. Psychological and endocannabinoid responses to aerobic exercise in substance use disorder patients［J］.Substance Abuse,15:1-12.

Bu L，Qi L，Wu Y，et al，2020a.Acute kick-boxing exercise alters effective connectivity in the brain of females with methamphetamine dependencies［J］.Neuroscience Letters,720:134780.

Bu L，Wu Y，Yan Q，et al，2020b.Effects of physical training on brain functional connectivity of methamphetamine dependencies as assessed using functional near-infrared spectroscopy[J].Neuroscience Letters,715:134605.

Cabral D A,Tavares V D,da Costa K G,et al,2018. The benefits of high intensity exercise on the brain of a drug abuser[J].Global Journal of Health Science,10:123-135.

Chambers C D,Hugh G,Bellgrove M A,2009. Insights into the neural basis of response inhibition from cognitive and clinical neuroscience [J]. Neuroscience & Biobehavioral Reviews,33(5):631-646.

Chang Y K,Labban J D,Gapin J I,et al,2012. The effects of acute exercise on cognitive performance:a meta-analysis[J].Brain Research,1453:87-101.

Chen Y,Lu Y,Zhou C,et al,2020. The effects of aerobic exercise on working memory in methamphetamine-dependent patients:evidence from combined fNIRS and ERP [J].Psychology of Sport and Exercise,49:101685.

Colledge F,Gerber M,Pühse U,et al,2018. Anaerobic exercise training in the therapy of substance use disorders:a systematic review[J].Frontiers in Psychiatry,9:644.

Collingwood T R,Reynolds R,Kohl H W,et al,1991. Physical fitness effects on substance abuse risk factors and use patterns[J].Journal of Drug Education,21(1):73-84.

de La Garza II R,Yoon J H,Thompson-Lake D G,et al,2016. Treadmill exercise improves fitness and reduces craving and use of cocaine in individuals with concurrent cocaine and tobacco-use disorder[J].Psychiatry Research,245:133-140.

Dolezal B A,Chudzynski J,Storer T W,et al,2013. Eight weeks of exercise training improves fitness measures in methamphetamine-dependent individuals in residential treatment[J].Journal of Addiction Medicine,7(2):122.

Ellingsen M M,Johannesen S L,Martinsen E W,et al,2018. Effects of acute exercise on drug craving, self-esteem, mood and affect in adults with poly-substance dependence:feasibility and preliminary findings[J]. Drug and Alcohol Review, 37(6):789-793.

Fischetti F,Cataldi S,Di Terlizzi P,et al,2020. Multilateral methodology in physical education improves coping skills, resilience and physical fitness in drug addicts [J].Journal of Human Sport and Exercise,15(2):367-379.

Floresco S B, Blaha C D, Yang C R, et al, 2001. Modulation of hippocampal and amygdalar-evoked activity of nucleus accumbens neurons by dopamine: cellular mechanisms of input selection[J].Journal of Neuroscience,21(8):2851-2860.

Fuchs R,Lasseter H,Ramirez D,et al,2008. Relapse to drug seeking following prolonged abstinence: the role of environmental stimuli[J].Drug Discovery Today: Disease Models,5(4):251-258.

Gaihre A,Rajesh S K,2018a.Effect of Add-On Yoga on cognitive functions among substance abusers in a residential therapeutic center: randomized comparative study [J].Annals of neurosciences,25(1):38-45.

Gaihre A,Rajesh S K,2018b.Effect of Yoga and physical exercise on motor functions among substance abusers: a randomised comparative study[J].Journal of Clinical & Diagnostic Research,12(10):VC10-VC14.

Goldstein R Z,Volkow N D,2002. Drug addiction and its underlying neurobiological basis: neuroimaging evidence for the involvement of the frontal cortex[J].American Journal of Psychiatry,159(10):1642-1652.

Goldstein R Z,Volkow N D,2011. Dysfunction of the prefrontal cortex in addiction: neuroimaging findings and clinical implications[J].Nature Reviews Neuroscience, 12(11):652-669.

Goyal M,Singh S,Sibinga E M,et al,2014. Meditation programs for psychological stress and well-being: a systematic review and meta-analysis[J].JAMA Internal Medicine,174(3):357-368.

Grandjean G D K,Soares R V,Quirino A D S,et al,2017. Drug abusers have impaired cerebral oxygenation and cognition during exercise[J].PloS One,12(11): e0188030.

Greenwood B N,Fleshner M,2011. Exercise,stress resistance,and central serotonergic systems[J].Exercise and Sport Sciences Reviews,39(3):140.

Gur R C,Richard J,Calkins M E,et al,2012. Age group and sex differences in performance on a computerized neurocognitive battery in children age 8-21[J].Neuropsychology,26(2):251.

Lambourne K,Audiffren M,Tomporowski P D,2010a. Effects of acute exercise on sensory and executive processing tasks[J].Medicine and Science in Sports and Exercise,42(7):1396-1402.

Lambourne K,Tomporowski P,2010b. The effect of exercise-induced arousal on cognitive task performance:a meta-regression analysis[J].Brain Research,1341:12-24.

Li D,Zhuang X,Zhang Y,et al,2013. Effects of Tai Chi on the protracted abstinence syndrome:a time trial analysis[J].The American Journal of Chinese Medicine,41 (1):43-57.

Li W,Howard M O,Garland E L,et al,2017. Mindfulness treatment for substance misuse:a systematic review and meta-analysis[J].Journal of Substance Abuse Treatment,75:62-96.

Linke S E,Hovsepians R,Schnebly B,et al,2019. The Go-VAR(veterans active recovery):an adjunctive,exercise-based intervention for veterans recovering from substance use disorders[J].Journal of Psychoactive Drugs,51(1):68-77.

Ludyga S,Gerber M,Pühse U,et al,2020. Systematic review and meta-analysis investigating moderators of long-term effects of exercise on cognition in healthy individuals[J].Nature Human Behaviour,4(6):1-10.

Luo J,Zhou C,Lu Y,2019. Effect of physical activity on drug craving of women with substance use disorder in compulsory isolation:mediating effect of internal inhibition[J].Frontiers in Psychology,10:1928.

Lutz D J,Gipson D R,Robinson D N,2019. Yoga as an adjunct for treatment of substance abuse[J].Practice Innovations,4(1):13.

Miszkiel J,Filip M,Przegaliński E,2011. Role of serotonin(5-HT)1B receptors in psychostimulant addiction[J].Pharmacological Reports,63(6):1310-1315.

More A,Jackson B,Dimmock J A,et al,2018. "It's like a counselling session…but you don't need to say anything:" Exercise program outcomes for youth within a drug and alcohol treatment service[J].Psychology of Sport and Exercise,39:391-399.

Plowman S A,Smith D L,2013. Exercise physiology for health fitness and performance[M].New York:Lippincott Williams & Wilkins.

Shahroodi A,Mohammadi F,Vafaei A A,et al,2020. Impact of different intensities of forced exercise on deficits of spatial and aversive memory,anxiety-like behavior, and hippocampal BDNF during morphine abstinence period in male rats[J].Metabolic Brain Disease, 35(1):135-147.

Sinha R, Li C, 2007. Imaging stress- and cue-induced drug and alcohol craving: association with relapse and clinical implications[J]. Drug and Alcohol Review, 26(1):25-31.

Smith M A, Fronk G E, Abel J M, et al, 2018. Resistance exercise decreases heroin self-administration and alters gene expression in the nucleus accumbens of heroin-exposed rats[J]. Psychopharmacology, 235(4):1245-1255.

Smith M A, Lynch W J, 2012. Exercise as a potential treatment for drug abuse: evidence from preclinical studies[J]. Frontiers in Psychiatry, 2(82):1-10.

Strickland J C, Abel J M, Lacy R T, et al, 2016. The effects of resistance exercise on cocaine self-administration, muscle hypertrophy, and BDNF expression in the nucleus accumbens[J]. Drug and Alcohol Dependence, 163:186-194.

Tang Y, Hölzel B K, Posner M I, 2015. The neuroscience of mindfulness meditation [J]. Nature Reviews Neuroscience, 16(4):213-225.

Tarnopolsky M, 2008. Sex differences in exercise metabolism and the role of 17-beta estradiol[J]. Medicine and Science in Sports and Exercise, 40(4):648-654.

Thompson P M, Hayashi K M, Simon S L, et al, 2004. Structural abnormalities in the brains of human subjects who use methamphetamine[J]. Journal of Neuroscience, 24(26):6028-6036.

Vago D R, David S A, 2012. Self-awareness, self-regulation, and self-transcendence (S-ART): a framework for understanding the neurobiological mechanisms of mindfulness[J]. Frontiers in Human Neuroscience, 6:296.

van Hooren S, Valentijn A, Bosma H, et al, 2007. Cognitive functioning in healthy older adults aged 64—81: a cohort study into the effects of age, sex, and education [J]. Aging, Neuropsychology, and Cognition, 14(1):40-54.

van Rensburg K J, Taylor A, Hodgson T, et al, 2009. Acute exercise modulates cigarette cravings and brain activation in response to smoking-related images: an fMRI study[J]. Psychopharmacology, 203(3):589.

Volkow N D, Koob G F, McLellan A T, 2016. Neurobiologic advances from the brain disease model of addiction[J]. New England Journal of Medicine, 374(4):363-371.

Wang D, Wang Y, Wang Y, et al, 2014. Impact of physical exercise on substance use disorders: a meta-analysis[J].PloS One, 9(10): e110728.

Wang D, Zhou C, Zhao M, et al, 2016. Dose-response relationships between exercise intensity, cravings, and inhibitory control in methamphetamine dependence: an ERPs study[J].Drug and Alcohol Dependence, 161: 331-339.

Wang H, Chen Y, Li X, et al, 2019. Moderate-intensity aerobic exercise restores appetite and prefrontal brain activity to images of food among persons dependent on methamphetamine: a functional near-infrared spectroscopy study[J].Frontiers in Human Neuroscience, 13: 400.

Williams D M, Dunsiger S, Whiteley J A, et al, 2011. Acute effects of moderate intensity aerobic exercise on affective withdrawal symptoms and cravings among women smokers[J].Addictive Behaviors, 36(8): 894-897.

Zhang K, Zhang Q, Jiang H, et al, 2018. Impact of aerobic exercise on cognitive impairment and oxidative stress markers in methamphetamine-dependent patients[J]. Psychiatry Research, 266: 328-333.

Zhou Y, Lu Y, Jin X, et al, 2019. Effects of moderate- and high-intensity acute aerobic exercise on food reward and appetite in individuals with methamphetamine dependence[J].Physiology & Behavior, 211: 112649.

Zhuang S, An S, Zhao Y, 2013. Yoga effects on mood and quality of life in Chinese women undergoing heroin detoxification, a randomized controlled trial [J].Nursing Research, 62(4): 260-268.

陈一凡, 周宇, 王家宽, 等, 2019. 急性有氧运动强度影响甲基苯丙胺戒断者药物渴求度的认知调节作用[J].中国药物依赖性杂志(5): 371-378.

容浩, 刘佳宁, 刘旭东, 等, 2019. 有氧运动改善甲基苯丙胺成瘾者执行控制能力的脑机制研究[J].体育学刊(3): 138-144.

张斌, 刘莹, 2019. 急性有氧运动对认知表现的影响[J].心理科学进展, 27(6): 1058-1071.

第五章 运动戒毒检测技术与方法

在第四章，主要介绍了运动锻炼与康复效益的剂量关系，包括从不同的运动锻炼方式和评价方面来分析。经过前面几章的介绍可以知道，运动锻炼可以对药物依赖者的身体和心理带来诸多益处，但是这些方面的积极改变该如何进行检测呢？这一章将着重介绍运动戒毒检测技术与方法，涵盖主观测试、运动能力测试、刺激暴露检测、电生理检测、影像学检测等方面。本章内容主要从检测的技术与方法入手，介绍各检测方法的基本原理、操作手段以及常用的评估方式。借助本章，期望能够更加清晰地展现运动戒毒检测技术与方法，方便日后对运动戒毒的效果进行检测与评估。

第一节 主观测试技术与方法

一、健康教育测试技术

药物依赖者在经历生理脱毒后进入教育矫治和康复巩固期。在这一时期主要通过心理干预、运动干预等对药物依赖者进行教育矫治，同时，会辅以法律教育、行为教育和职业技能教育，最后进行回归指导。在多元化的矫治体系下，需要一套相对应的测量评价手段保证其有效性并验证矫治成果。体育健康教育测试由 6 个部分组成：第 1 部分为基本信息统计，包括人口学信息和药物使用信息；第 2 部分为戒断症状自评，对药物依赖者的身体、心理症状进行评价；第 3 部分为吸毒行为与认知，主要测量药物依赖者对毒品的渴求程度，受毒品的影响以及对待毒品的态度等；第 4 部分为体育健康行为与认知；第 5 部分为家庭与社会功能，测评药物依赖者的社会环境网络；第 6 部分为社区康复评估，包括毒品危害教育、禁毒知识教育、心理健康教育、体育健康教育、职业技能教育、药物渴求评估、日常行为评估、心理健康评估、身体健康状况评估、禁毒知识评估、不同戒毒场所之间的工作配合（包括信息传递、规则理念以及方法手段）。下面分别介绍这6个部分，具体的问卷内容见附录。

（一）基本信息

主要采集药物依赖者的基本情况、毒品使用情况以及禁毒教育接受情况。通过对基本信息的采集，对来自全国不同省份以及不同戒毒环境中的药物依赖者进行描述性统计分析。

（二）症状自评

该部分选自症状自评量表SCL-90，该量表是世界上最著名的心理健康测试表之一，是当前使用最为广泛的心理疾病门诊检查量表，又名90项症状清单（SCL-90），有时也叫作Hopkin's症状清单。量表包括躯体化、抑郁、焦虑、精神病性和强迫行为5个维度，主要检查药物依赖者的自我症状评价介于"没有"到"严重"的哪个水平。

（三）吸毒行为与认知

该部分题目选自强制用药问卷（OCDUS）以及药物渴求问卷（DDQ）共5个维度25道题，经过信效度分析证实2个问卷都有比较高的信效度可用于临床诊断和相关研究。该部分采用Likert 5级量表进行评分，对毒品线索、毒品渴求、使用态度、渴求频率以及毒品的影响5个维度进行测评，结果主要从"完全不同意"到"完全同意"，测量药物依赖者关于毒品的主观认知状态。

（四）健康行为与认知

该部分题目主要出自锻炼态度量表和健康促进量表（HPLP-Ⅱ），分为锻炼行为意向、行为控制感、体育运动、健康责任以及营养5个维度，共25题。锻炼态度量表共75题，形式为Likert 5级自评量表，从"完全不符合"到"完全符合"，各维度得分越高代表锻炼行为意向越强、自主控制能力越强。健康促进量表共48个题目，由6个因子构成。HPLP-Ⅱ中文修订版目前已作为测量健康促进行为的工具被广泛应用于不同人群。从以上2个量表中抽取25题，形成健康行为与认知自评量表，结果均为评分越高，所代表维度的认知程度越强。

（五）家庭与社会功能

该部分主要考察药物依赖者与家人、朋友之间的关系以及相处模式，共25题，分为人际关系、社会功能、角色、沟通以及问题解决5个维度，出自吸毒人员生存质量量表以及 FDA 家庭功能量表。评分采用 Likert 5 级自评方式，各维度评分越高代表相关能力越强。

（六）社区康复

该部分主要选自自我控制量表（SCS）以及对社区康复中的卫生教育、禁毒教育、体育锻炼指导、监督工作以及戒毒环境的相关调查，主要测量药物依赖者结束强制隔离戒毒所教育以后，在社区康复过程中是否能有良好的自控能力和较好的戒毒环境，以及社区康复过程中是否有与强制戒毒所有高度相关的戒毒措施，从而对全国不同地区的社区康复工作进行研究。

二、主观渴求度测试技术

（一）药物渴求度测试

采用视觉模拟量表（visual analogue scale，VAS）测量药物渴求度。VAS是用 10cm 长的线段来表示对药物渴求程度的 Likert 自评量表，共有 11 个评定点，最左端的"0"表示"一点都不想要"，最右端的"10"表示"非常想要"，从 0 到 10 表示的是对药物的渴求程度逐渐递增（见图 5-1）。这种评估方法已经被广泛应用于药物依赖者对相应药物渴求程度的主观评估中。

现在，我渴望要冰毒的程度？

0表示"一点也不想"，10表示"非常想要"。
数字越大，表示渴求程度越高！

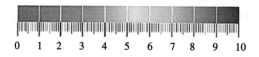

0　1　2　3　4　5　6　7　8　9　10

图 5-1　VAS 量表

（二）苯丙胺依赖量表

采用 James 等（2004）编制的苯丙胺渴求量表（desire for speed question-naire，DSQ）考察药物依赖者的药物渴求程度。该问卷的中文版已被广泛应用于苯丙胺类药物渴求的评估中，并且具有良好的信效度。问卷包括40题，评分采用Likert 7级自评方式，各维度评分越高代表同意程度越高（详细问卷见附录）。

（三）利兹食物偏好调查问卷

利兹食物偏好调查问卷（LFPQ）可以考察药物依赖者对于一些非药物奖赏，包括对不同脂肪含量和甜味种类食物的反应。主要通过对高脂咸（HF-SA）、低脂咸（LFSA）、高脂甜（HFSW）和低脂甜（LFSW）四大类，有16种不同的食物图片进行评分和迫选，得到对不同类别食物的"外显喜欢"、"内隐渴望"以及"相对偏好"的食物奖赏成分。

（四）主观食欲敏感性

该量表借助视觉模拟量表测量药物依赖者的主观食欲感受，可以在药物依赖者运动或休息后立即使用。要求药物依赖者用100mm的视觉模拟量表对饥饿感、饱腹感和进食欲望进行评分，量表两端分别是"一点也不"和"极其"（见图5-2）。

你有多饿？

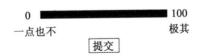

图5-2　主观食欲敏感性量表

三、主观情绪与感受测试技术

（一）状态-特质焦虑量表

采用状态-特质焦虑量表测量药物依赖者的情绪状态，可以区别评定短暂焦虑的情绪状态和人格特质性焦虑倾向。该量表为自评量表，由40项描述题组成，分为状态焦虑和特质焦虑2个分量表。前半部分为状态焦虑量表，主要用于反映短暂性的不愉快情绪体验，如恐惧、紧张、忧虑和神经质的体验感受等，可以用来评价应激情况下的焦虑水平；后半部分为特质焦虑量表，描述相对稳定的、作为一种人格特质且具有个体差异的焦虑倾向。

问卷结果进行 1~4 级评分（1—完全没有，2—有些，3—中等程度，4—非常明显），由药物依赖者根据自己的体验选出最合适的等级。分别计算出状态焦虑和特质焦虑量表的累加分值。得分越高，表明药物依赖者该方面的焦虑水平越高。凡正性情绪项目均反向计分，即题目 1、2、5、8、10、11、15、16、19、20、21、23、24、26、27、30、33、34、36、39 按反序计分（详细问卷见附录）。

（二）情绪智力量表

情绪智力是觉察、区分自己和他人的情绪情感，并利用这些信息指导个人思维和行动的能力，是成功应对环境需求和压力的能力，对心理健康有重要作用。王才康（2002）编译的情绪智力量表已被广泛应用于该能力的测评中，具有良好的信效度，可以良好地考察药物依赖者的情绪智力。

该量表是一份自陈问卷，包括 33 个项目，采用 Likert 5 点量表形式，药物依赖者根据自己的符合程度来选择。问卷内容分为以下 4 个部分：精确知觉、评估和表达情绪的能力（情绪感知）；接近或产生促进思维的情感的能力（运用情绪促进思维）；理解情绪和情绪知识的能力（理解情绪）；调节情绪和智力发展的能力（调控情绪）。得分越高，表明情绪智力越高。其中第 5、28、33 这 3 项采用逆向记分的方法，其余各项皆为正向记分（详细问卷见附录）。

（三）情绪调节量表

该量表主要通过对药物依赖者情绪生活有关的描述进行考察，从而关注药物依赖者是如何对待自身情绪并做出调节的。该量表包括 2 个维度：认知重评和表达抑制。其中，认知重评维度的测量由 6 个题项构成，表达抑制维度的测量由 4 个题项构成。共 10 个项目，采用 Likert 7 点计分。得分越高，表明情绪调节策略的使用频率越高（详细问卷见附录）。

（四）贝克抑郁自评量表

贝克抑郁自评量表用于评测药物依赖者的抑郁程度。该量表包括 21 组项目，每组有 4 句陈述，每句之前标有的阿拉伯数字为等级分。药物依赖者可根据自己一周之内的感觉，把最适合自己情况的描述前面的数字圈出来。全部 21 组都做完后，将各组的圈定分数相加，得到总分。依据总分来评价药物依赖者是否抑郁，抑郁的程度如何。得分越高，抑郁程度越深（详细问卷见附录）。

（五）世界卫生组织生存质量测定量表

世界卫生组织生存质量测定量表主要用于测定药物依赖者的生存质量。按照世界卫生组织的定义，与健康有关的生存质量是指不同文化和价值体系中的个体对于他们的目标、期望、标准以及所关心的事情有关的生存状况的体验。该概念包含了个体的生理健康、心理状态、独立能力、社会关系、个人信仰和与周围环境的关系。在这个定义之下，生存质量主要指个体的主观评价。

该量表包含 26 条问题，已经被证实可以广泛地应用于各研究领域，用于临床试验、制定地区的生存质量基线得分、观察干预手段对生存质量的影响等。问卷包含 4 个领域：生理领域、心理领域、社会关系领域和环境领域。量表还包括 2 个独立分析的问题条目。对最终产生的 4 个领域的得分按正向记（即得分越高，生存质量越好）（详细问卷见附录）。

（六）简明心境状态量表

该量表为由 J. R. Grove 编制，华东师范大学祝蓓里教授（1995）修订的 POMS 量表（profile of mood state）。共有 40 个形容词，由紧张分量表、愤怒分量表、疲劳分量表、抑郁分量表、精力分量表、慌乱分量表和自尊感分量表 7 个分量表组成，共计 40 题；均采用 5 点计分方法，数字表示程度为：0 表示"几乎没有"，1 表示"有一点"，2 表示"适中"，3 表示"相当多"，4 表示"非常地"。量表总分的计算方法为：5 种消极情绪得分（紧张、愤怒、疲劳、抑郁、慌乱）的总分减去 2 种积极情绪得分（精力、自尊感）的总分，再加上校正值 100。情绪状态总分越高，说明消极的情绪状态越明显（详细问卷见附录）。

（七）抑郁自评量表

该量表可用来测量药物依赖者的抑郁程度，包含 20 道题目，采用 4 点记分。每道题目评定的是某种状况在生活中出现的频次，每个选项分别代表：A 表示"没有或很少时间"，计 1 分；B 表示"小部分时间"，计 2 分；C 表示"相当多时间"，计 3 分；D 表示"绝大部分或全部时间"，计 4 分。20 道题目中，10 道是负性情绪偏向，10 道是正性情绪偏向，正性情绪题目反向计分。将 20 个项目的各个得分相加，和乘以 1.25，保留整数部分即为标准分总分。标准分总分不小于 53 为有抑郁症状，标准分总分小于 53 为无抑郁症状（详细问卷见附录）。

（八）焦虑自评量表

该量表可用来测量药物依赖者的焦虑程度，包含 20 道题目，采用 4 点计分，每道题目评定的是某种状况在生活中出现的频次，其中：A 表示"没有或很少时间"，计 1 分；B 表示"小部分时间"；C 表示"相当多时间"，计 3 分；D 表示"绝大部分或全部时间"，计 4 分。其中有 15 道题目是负性情绪偏向，5 道题目是正性情绪偏向，正性情绪题目反向计分。将 20 个项目的各个得分相加，和乘以 1.25，保留整数部分即为标准分总分。标准分总分≥50 为有焦虑症状，标准分总分<50 为无焦虑症状（详细问卷见附录）。

四、行为表现测试技术

（一）行为激活/抑制量表

当前评估行为激活/抑制的工具主要有 Carver 和 White（1994）编制的行为激活/抑制系统量表。根据 Gray（1990）的人格生物学理论，主要有两大机制调节控制药物依赖者的情绪和行为：①行为激活系统（behavioral activation system，BAS）。BAS 对奖励、非惩罚刺激做出反应，一旦激活就产生趋近行为，并使药物依赖者体会到正向情绪，如兴奋、快乐、希望等。②行为抑制系统（behavioral inhibition system，BIS）。BIS 对惩罚、非奖赏及新奇的刺激比较敏感，它会抑制药物依赖者停止或减慢自己的行为反应，以免造成负面的后果。经研究显示，BIS/BAS 表有良好的信度和效度。

BIS/BAS 量表有行为抑制和行为激活系统 2 个分量表，行为激活系统包含驱力（drive）、愉悦追求（fun seeking）和奖赏反应（reward responsiveness）3 个维度。量表有 18 个项目，从"完全同意"到"完全不同意"分别计 1~4 分。评分采用 Likert 4 级自评方式，各维度评分越高代表同意程度越高（详细问卷见附录）。

（二）奖赏敏感性量表

以 Gray 人格模型（Gray，1990）为基础的强化敏感性理论认为：人的神经系统存在 2 个独立的子系统，分别对奖励信号和惩罚信号敏感，它们通过强化效应来调节人们的行为。Torrubia（2001）等设计的惩罚敏感性和奖励敏感性问卷，被广泛应用于奖惩行为的评估中。该问卷的中文版奖赏敏感性量表也已得到了许多研究的支持，具有良好的信效度，适用于相关研究的测量。问卷共34题，分为2个分量表：奖励敏感性和惩罚敏感性。量表全部为必选题，药物依赖者需要根据每题的题干选择"是"或"否"，最后计算总得分（详细问卷见附录）。

（三）自我控制量表

自我控制是个体因抑制或克制自身的欲望、需求而改变固有的或者习惯的行为、思维方式的过程，是一个行为、思维的方式代替另一个的过程。对该行为的评估主要为 Tangney 等在 2004 年发表的自我控制量表（Tangney, et al., 2004），其中文版经过修订与适用，已被证明能够有效地、可信地评估中国人群的自我控制能力。

该量表包括5个维度36个题目，分别为总体自律（包含 11 个题目）、冲动控制（包含 10 个题目）、健康习惯（包含 7 个题目）、工作或学习表现（包含 10 个题目）、可靠性（包含 4 个题目）。从"完全不符合"到"完全符合"分别计 1~6 分。评分采用 Likert 6 级自评方式，各维度评分越高代表符合程度越高（详细问卷见附录）。

（四）病理性赌博诊断量表

病理性赌博是一种慢性、迁延性对赌博冲动无抵抗能力的障碍。它使得家庭不和或破裂、个人和职业受损。但此障碍并非由反社会性人格障碍所导致，而是一种病因不明的冲动控制障碍。病理性赌博诊断量表可以有效地对药物依赖者的冲动性赌博行为的严重程度进行诊断（见图 5-3）。

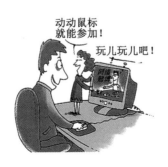

图 5-3　冲动性赌博行为

量表包含 10 个题目，药物依赖者需要对是否符合自己的实际情况进行"是"或"否"的回答。该量表主要对药物依赖者一年之内的赌博行为进行考察，如果有 5 项（或以上）回答为"是"，则表明该药物依赖者患有持续性、反复发生和适应不良行为的赌博行为（详细问卷见附录）。

第二节　运动能力测试技术与方法

一、日常体力活动及行为反应测试技术

（一）日常体力活动测试

体力活动是指由骨骼肌收缩产生的身体活动，也是指在基础代谢的水平上，身体能量消耗增加的活动。通过对日常体力活动量的测试，可以客观、精准地了解药物依赖者的日常体力活动消耗，也可以更加准确地评估现阶段药物依赖者的体力活动水平。

1. 测试仪器

wGT3X-BT 人体运动能耗监测仪（见图 5-4），笔记本电脑及配套 ActiLife 数据分析软件。

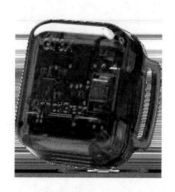

图 5-4　wGT3X-BT 人体运动能耗监测仪

2. 测试方法

测试开始前首先进行监测仪的初始化，配置每位药物依赖者使用的设备编号，个人信息（身高、体重、佩戴位置），开始测量时间，结束测量时间。然后将仪器发放给药物依赖者，指导药物依赖者将设备佩戴于右侧髋部，每天固定时间佩戴和摘除，避免用水浸湿。采用 3 轴原始加速度（单位为重力加速度）。

3. 评价指标

在软件中进行数据转换后可得到以下数据：体力活动强度、能量消耗、梅脱值、佩戴时间、各强度体力活动时间以及在总体力活动中所占比例。

（1）体力活动强度

体力活动强度指佩戴仪器的药物依赖者每个时程内从事活动的强度。根据强度可分为静坐行为、低强度体力活动、中等强度体力活动和高强度体力活动。

（2）能量消耗

能量消耗指药物依赖者在整个佩戴时程内消耗的热量，由身高、年龄、体重及运动强度间接导出。数值越大代表能量消耗越多。

（3）梅脱值

梅脱值（MET）是代谢当量的表征。1MET 是指每 kg 体重从事 1min 活动，消耗 3.5mL 的氧。1~3 MET：低强度体力活动；3~7 MET：中等强度体力活动；7 MET 以上：高强度体力活动。

（二）行为反应时间检测技术

反应时间指机体从接受刺激到做出反应动作所需的时间。该指标的考察包括了 Stroop 任务、点探测任务、停止信号任务、节奏感知同步任务和节奏学习任务。

1. Stroop 任务

该任务可以考察药物依赖者对于无关事物的反应抑制能力。任务开始，屏幕中央首先会呈现一个"+"注视点 500ms，之后随机出现实验刺激 1000ms，要求药物依赖者根据实验刺激的颜色尽量快速而正确地按键，记录药物依赖者在 2500ms 内的反应，每个试次间隔 1000ms。实验开始前进行适当练习，以确保药物依赖者能够理解实验任务。刺激材料包括"红""黄""绿"三个词，分别呈现红、黄、绿 3 种颜色，组成 3 个字色一致类型的刺激和 6 个字色不一致类型的刺激，其中字色一致的刺激重复呈现 8 次，字色不一致的刺激重复呈现 4 次，最终字色一致与字色不一致的刺激各 24 次，呈现比例为 1：1。

任务的主要评价指标为 Stroop 效应反应时。Stroop 效应是指当药物依赖者被要求去确定一个颜色单词的颜色时，会受到字色不一致的干扰，对比一致情况时出现反应时更长的现象，通常通过计算不一致刺激与一致刺激的反应时数据差值来表示 Stroop 效应（反应时数据仅统计反应正确的试次）。Stroop 效应越小，抑制功能越好。

2. 点探测任务

该任务可以测试药物依赖者注意能力。任务开始，首先出现 1000ms 注视点，而后在屏幕左右两侧呈现 1000ms 图片，图片分为药物线索图片和中性图片。随后在屏幕左右两侧随机出现 200ms 水平或竖直的探测点，要求药物依赖者判断探测点的方向，水平按 F 键，竖直按 J 键（见图 5-5），记录药物依赖者每次任务的反应时间。测试条件分为一致条件与不一致条件：一致条件指药物线索图片和探测点出现在同侧，不一致条件指药物线索图片和探测点出现在异侧。

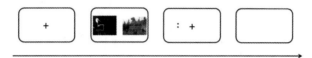

图 5-5　点探测任务

任务的主要评价指标为：计算反应时和注意偏向分数，进行后续分析。注意偏向分数的计算公式如下（注意偏向分数大于 0 表示存在注意维持，等于 0 表示不存在注意偏向，小于 0 表示存在注意抑制）。

$$注意偏向分数 = \frac{(D_l P_r - D_r P_r) + (D_r P_l - D_l P_l)}{2}$$

其中，D 表示 drug 图片出现位置，P 表示探测点出现位置，l 表示 left，r 表示 right。

3. 停止信号任务

该任务可以考察药物依赖者的抑制控制能力，是测量反应抑制能力的经典范式，它通过执行过程（go process）以及停止过程（stop process）反映出抑制过程。

首先屏幕上会出现 250ms 的空屏，随后屏幕上会随机出现字母 O 或 X，此时分别用左手或右手的食指按 F 或者 J 进行反应；如果在字母 O 或者 X 出现后的随机时间内字母上方出现红色方块，则不进行按键反应（见图 5-6）。这个随机时间根据上一次红色方块出现时，药物依赖者回答正确与否，相应延后或提前 50ms。共包括 142 个试次，其中停止信号任务 42 个试次，占总体试次的 30%。

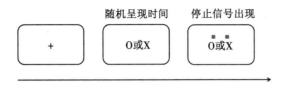

图 5-6　停止信号任务流程图

该任务通过采集药物依赖者的 go 正确率和 go 反应时，停止信号延时（stop signal delay，SSD），借助赛马模型的数学公式计算：SSRT = go RT−SSD，便可得到药物依赖者抑制一个动作所需的潜在加工时间（SSRT），即抑制速度。

SSRT 越短，说明抑制速度越快，抑制功能也越好；相反，SSRT 越长，说明抑制速度越慢，抑制功能也越差。

4. 节奏感知同步任务

该任务可以考察药物依赖者感知运动协调能力，即对外界节奏的同步协调能力。实验开始前指导药物依赖者戴上入耳式耳机进行感知运动协调同步任务。在每个试次开始之前，屏幕上会呈现注视点"+"，并保持随机的时间，要求药物依赖者集中注意力，当声音刺激流开始时，用右手食指敲击键盘上的"M"键进行同步按键，要求药物依赖者的按键与听觉节奏越同步越好。药物依赖者与屏幕相隔 80cm。每次按键结束会有 2~6s 的时间休息，进入下一个试次。听觉刺激音量为药物依赖者舒适的音量，声音刺激为低音调（500Hz）的纯音，呈现时间是 40ms，声音刺激呈现的节奏间隔为 2Hz（500ms）和 1.25Hz（800ms）两个频段，每种声音节奏随机出现 20 试次（见图 5-7）。

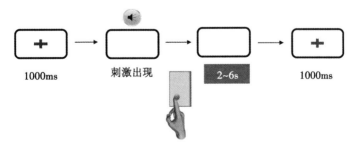

图 5-7　节奏感知同步任务流程图

任务的评价指标为药物依赖者在不同声音频率下的同步差值（平均差值与绝对差值），以及异步性（标准差）。数值越小，代表节奏感知同步越好。

5. 节奏学习任务

该任务可以考察药物依赖者节奏学习能力，即对外界节奏的识记复述能力。实验开始前指导药物依赖者戴上入耳式耳机进行节奏学习任务。在每个试次开始之前，屏幕上会呈现注视点"+"，之后药物依赖者将听到一段节奏，要求药物依赖者仔细聆听，屏幕空屏 2s 时要求药物依赖者自行进行节奏的回忆，在下一次注视点"+"出现时，按"M"键对刚才听到的节奏进行复述，同时每次按键都会有声音的反馈，当完全复述结束后结束当前试次。经随机时间的休息后进入下一试次的学习，每段节奏连续 30 试次为一系列，三种节奏随机出现（见图 5-8）。药物依赖者与屏幕相隔 80cm。

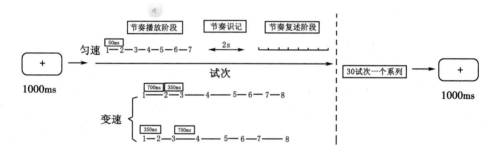

图 5-8　节奏学习任务流程图

任务的评价指标为药物依赖者在匀速和变速节奏条件下对节奏复述的准确性，即平均误差值，以及误差的变异性。数值越小，代表对外界节奏的识记复述能力越强。

（三）行为反应辨别力检测技术

辨别力代表着对刺激的感受性的度量，通俗意义上称为反应敏感性。该指标的考察选择了 2-back 任务、情绪记忆任务和情绪识别任务等。

1. 2-back 任务

该任务可以考察药物依赖者视觉辨别力，即对噪声刺激的识别能力。刺激材料为 0~9 共 10 个数字。任务一共有 6 组，每组呈现前会出现一个白色的"+"注视点 5000ms。每组包含 14 个试次，每个试次中首先向药物依赖者呈现白色的刺激材料，呈现时间为 500ms，随后刺激消失，要求药物依赖者在刺激消失后的2500ms内做出按键反应,之后呈现下一个试次(见图5-9)。药物依赖者对前2个试次不需要做出任何反应。自第三个试次开始,药物依赖者需要对当前刺激与之前呈现的倒数第二个刺激是否一致进行判断。药物依赖者仅需要对每组的后12个刺激进行一致与否的判断,在保证一致刺激和不一致刺激呈现数目的比例为1∶2的情况下,随机分配出现的刺激。实验开始前进行充分练习,以确保药物依赖者能够完成实验任务。

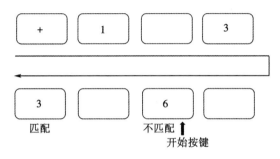

图5-9　2-back 任务流程图

主要评价指标为辨别力指数。计算方式如下,根据信号检测论,将药物依赖者对一致刺激的正确反应计为"击中",对不一致刺激的错误反应计为"虚报"。根据公式:

$$d' = Z_{\text{击中率}} - Z_{\text{虚报率}}$$

计算药物依赖者完成2-back任务的辨别力(d')。公式中的$Z_{\text{击中率}}$和$Z_{\text{虚报率}}$分别表示击中的条件概率和虚报的条件概率的Z分数。辨别力指数越高,代表辨别能力越好。

2. 情绪记忆任务

该任务可以考察药物依赖者对不同情绪状态刺激的记忆能力。任务主要内容为对情绪图片进行编码再认。编码阶段(encoding),屏幕依次出现"+"注视点500~800ms,图片2000ms,空屏500ms(见图5-10)。药物依赖者需集中注意力并尽量多地记住这些图片,共记忆120张图片,毒品、运动各60张。实验共2组,每组60个试次,两种类型图片随机呈现。编码任务完成30min后进行再认任务。

再认任务(recognition)中,除了编码阶段的120张图片外,加入新的毒品、运动各40张,共200张图片。实验共4组,每组50个试次。任务开始时,屏幕先呈现"+"注视点500~800ms,接着出现图片1000ms,图片消失后，药物依赖者需判断图片是否是之前记忆过的，记过的图片按"F"键反应，没记过的图片按"J"键反应（见图5-10）。

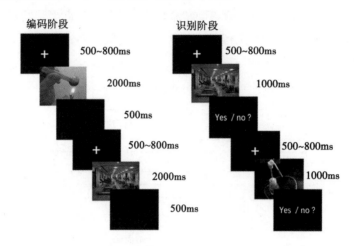

图 5-10   情绪记忆任务流程图

任务主要通过药物依赖者再认任务的正确率，计算药物依赖者的击中率、虚报、漏报、正确否定的概率，并计算辨别力，计算方式同 2-back 任务。辨别力越高，代表情绪刺激的辨别能力越好。

3. 情绪识别任务

情绪识别任务可以考察药物依赖者对不同面孔情绪的识别能力。

从中国化面孔情绪图片系统选取 200 张情绪面孔图片作为实验刺激材料，其中愤怒、厌恶、中性、愉悦、悲伤各 40 张，男性面孔与女性面孔各 20 张。药物依赖者需对上述的情绪面孔图片进行识别，具体实验流程如图 5-11 所示。

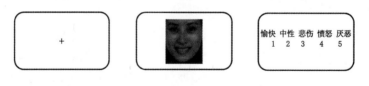

图 5-11   情绪识别任务流程图

首先，屏幕中央会出现一个注视点"+"，呈现时间 500~800ms 随机。之后屏幕中央会出现一张情绪面孔图片（愤怒、厌恶、中性、愉悦、悲伤顺序随机），呈现时间 1000ms。接着屏幕上会出现反应提示刺激愉快 1、中性 2、悲伤 3、愤怒 4、厌恶 5，药物依赖者需对面孔的情绪进行判断，并按下相应的数字键。实验要求药物依赖者在保证正确率的前提下尽快做出判断，判断后自动进入下一个试次。正式实验开始前练习 10 个试次，保证药物依赖者了解实验过程。正式实验共 3 组，不同情绪面孔随机呈现，每组有 100 个试次，共计 300 个试次，每组完成后休息 2min。对于药物依赖者选择的正确性不给予任何反馈。

主要评价指标同情绪记忆任务。辨别力越高，代表对不同面孔情绪的识别能力越好。

4. Go/NoGo 任务

Go/NoGo 任务（见图 5-12）被大量应用于测试? 行为抑制，也称动作抑制的测试。

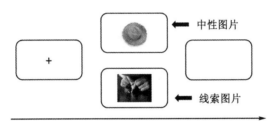

中性图片

线索图片

图 5-12　Go/NoGo 实验流程图

在该任务中会出现占实验任务刺激总体比例更多的 Go 刺激（一般为 70%~80%），要求药物依赖者在看到 Go 刺激时进行又快又准的按键反应，形成优势刺激反应，而对于在实验任务中出现比例更少的 NoGo 刺激（一般比例为 20%~30%，一般 NoGo 出现比例越低，则任务难度越大），则进行控制自己不按键的反应。

当出现 NoGo 刺激且药物依赖者没有进行按键时，则被视为成功的行为抑制，NoGo 正确率越高则表示行为抑制能力越强。

5. Flanker 任务

Flanker 任务（见图 5-13）作为一项非常经典的认知任务被广泛应用于测试药物依赖者在与任务不相关的信息中控制干扰的能力。

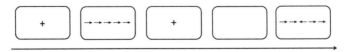

图 5-13　Flanker 任务实验流程图

该任务含有一致刺激条件与不一致刺激条件。一致刺激条件主要指简单任务，要求药物依赖者对箭头的方向进行判断（对五个方向一致的箭头进行左/右方向的选择），反映基本认知功能；不一致刺激条件主要指复杂任务，反映高阶认知功能，要求药物依赖者在左右各有两个与目标刺激方向相反箭头的干扰下，辨别出目标刺激箭头的方向，该过程包括抑制优势反应、抵抗分心刺激。

药物依赖者对不一致条件下刺激的分辨能力越好（表现为正确率的增加或反应时变快），表明药物依赖者在与任务不相关的信息中控制干扰的能力越好。

（四）行为选择倾向检测技术

选择倾向表示药物依赖者对于刺激的选择风格与偏好，可以用于对决策行为等的评价。该指标的考察选择了延迟贴现任务和爱荷华赌博任务等。

1. 延迟贴现任务

同样奖赏，可立即获取，或等待一段时间后获得，毫无疑问，典型行为取向应是前者。令人吃惊的是，即使增加等待后的分量，一定分量之内人们仍会选择立即获得。行为经济学假设认为未来奖赏的价值会随收获时间增长而贬值，这种现象被称为延迟贴现，或称为延迟折扣、时间贴现，心理学研究中常用延迟贴现任务对其进行测量。延迟贴现任务的实验范式一般设置多个延迟时间，固定延迟奖赏值，调节即时奖赏的大小，让药物依赖者在即时奖赏和延迟奖赏之间做出选择，以考察药物依赖者对于奖赏的选择倾向。

实验开始会在电脑屏幕的左右两侧各出现随机两种不同的奖赏方式，要求药物依赖者在奖赏条件屏出现时，进行选择（见图5-14）。选择左边按"F"键，选择右边按"J"键。任务共240个试次，四种实验条件，包括小奖赏短时、小奖赏长时、大奖赏短时及大奖赏长时。

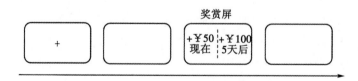

图5-14 延迟贴现任务流程图

主要评价指标为药物依赖者对于小奖赏短时、小奖赏长时、大奖赏短时及大奖赏长时的选择次数，最后计算选择倾向（=选择未来奖赏次数/总选择次数）。

2. 爱荷华赌博任务

药物依赖者往往表现为对即时奖赏的过度敏感和对未来预期的不敏感，导致做出错误的决策。爱荷华赌博任务是应用最为广泛的研究决策奖赏的心理学范式，可以以较高的生态学效应模拟出药物依赖者根据奖赏做出决策的心理过程。

在实验开始前，主试需要说明指导语"该赌博任务有四组牌，分别标为A、B、C、D，你要重复地在四组牌中选择卡片。每选择一张牌你可能会赢得一笔钱，但同时也有可能会失去一笔钱。尽量选择你认为可以赚钱的牌。你的最终目标是尽可能赢得更多的钱。任务中电脑会先借你 2000 元作为你的起始金额，每次选择的时间是 6s"，然后开始测试。

爱荷华赌博任务分为 5 组，每组有利牌的选择数量减去不利牌的选择数量为一个净分数，即 NET=（C+D）-（A+B）。以每组净分数的变化规律来计算药物依赖者的奖赏功能。净分数低于零或一直变小代表奖赏功能受损（见图 5-15）。

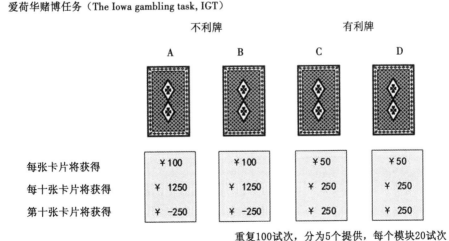

图 5-15 爱荷华赌博任务

3. 气球模拟风险任务

该任务由 Lejuez 等（2002）编制，作为评估风险决策的范式。

在该任务中，电脑屏幕上会显示一个气球，气球下方有两个按钮"F—充气"和"J—收钱"提醒药物依赖者按键给气球充气或者收钱（见图 5-16）。气球的右方会有 3 个标签，分别是"所剩的气球数量"、"当前气球获利"和"获利总金额"。要求药物依赖者按"F"键给气球充气，每次充气气球都会变大，同时药物依赖者会赚取 1 元的虚拟金钱，气球越大收益越多，但是气球爆炸的概率会越大，一旦爆炸则这个气球的收益就会清零，因此药物依赖者被要求要适时按"J"键收钱。要求药物依赖者尽可能赢更多的钱。任务正式开始之前，给药物依赖者呈现指导语和足够的练习，以保证药物依赖者能完全理解任务操作要求。每个气球进行按键充气和收钱操作的时间最多为 5s，一共 15个气球，每个气球之间相隔 15s 时间，整个任务的时间大概为 8min。药物依赖者最后得分越高，表明规避风险能力越好。

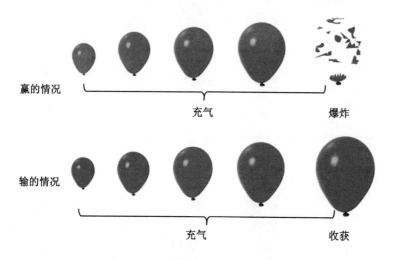

图 5-16 气球模拟风险任务示意图

二、身体适能测试技术

长期吸食毒品往往会改变药物依赖者的生活方式，减少运动时间，增加久坐时间，饮食不规律，睡眠不规律，会逐渐导致心血管功能下降，严重者体适能下降，肌肉萎缩，甚至增加死亡的概率。这里说的体适能是指在不疲劳的状态下完成任务的能力，一般包括心肺耐力、肌肉力量、肌肉耐力、柔韧性等。

已有研究证明药物依赖者在长期滥用毒品后，体适能严重下降，且在进入强制隔离戒毒所之后因为运动被限制而有进一步下降的可能（Fischer, et al., 2012）。因此，通过运动锻炼提高药物依赖者的体适能，提高体质健康能力十分重要。以下介绍药物依赖者体适能的测试方法。

（一）心肺耐力测试

当进行剧烈运动时，人类身体最终会达到无法呼吸的极限，这时候每分钟内每千克体重消耗的氧气量被称为最大摄氧量。最大摄氧量是国际公认衡量心肺耐力的黄金标准，反映一个人身体利用氧气的能力。

在戒毒所内测试最大摄氧量建议采用的方式是一个操作简单、可实施性强的 3min 阶梯测试。测试前必须和药物依赖者解释测试的内容和流程并签署知情同意书。在测试中，药物依赖者站在一块 12 英寸（约 30cm）高的木块前，按照右脚踩踏，然后左脚上、右脚下、左脚下的顺序不断地循环坚持 3min，过程中面朝前方，然后立即坐下不动，用食指牢牢按在桡动脉上测量 1min 的脉搏，记录药物依赖者的心率（见图 5-17）。成年人的心率结果说明见表 5-1。

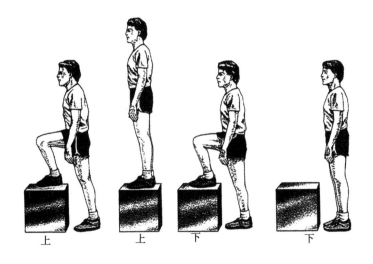

图 5-17　最大摄氧量测试方法

表 5-1　成年人的心率结果说明　　　　　次/分钟

等级	18—25 岁		26—35 岁		36—45 岁	
	男性	女性	男性	女性	男性	女性
很好	50~76	52~81	51~76	58~80	49~76	51~84
好	79~84	85~93	79~85	85~92	80~88	89~96
良好	88~93	96~102	88~94	95~101	88~92	100~104
一般	95~100	104~110	96~102	104~110	100~105	107~112
较差	102~107	113~120	104~110	113~119	108~113	115~120
差	111~119	122~131	114~121	122~129	116~124	124~132
很差	124~157	135~169	126~161	134~171	130~161	137~169

等级	46—55 岁		56—65 岁		65 岁以上	
	男性	女性	男性	女性	男性	女性
很好	56~82	63~91	60~77	60~92	59~81	70~92
好	87~93	95~101	86~94	97~103	87~92	96~101
良好	95~101	104~110	97~100	106~111	94~102	104~111
一般	103~111	113~118	103~109	113~118	104~110	116~121
较差	113~119	120~124	111~117	119~127	114~118	123~126
差	121~126	126~132	119~128	129~135	121~126	128~133
很差	131~159	137~171	131~154	141~174	130~151	135~155

（二）肌肉力量测试

肌肉力量指的是肌肉在一次最大的努力下所能产生的力量。肌肉力量为体适能的重要组成因素，在日常生活和运动中扮演重要角色。有研究证明肌肉力量可以作为预测死亡率的一个指标，尤其握力更是与心血管疾病的发生率息息相关（Sasaki, et al., 2007）。

1. 握力测试

握力测试受环境影响较小，测试时药物依赖者站立在水平地面上，双脚与肩同宽，肩膀放松，肘关节保持90°角，要求药物依赖者自行调节握力器力矩使得最容易发力，握力器读数屏朝外便于记录。要求药物依赖者使用最大力气握紧手柄，测试并记录三次，取最大值（见图5-18）。以4个星期测试1次为测试频率进行监测。需要注意的是，每次测试时，上臂应该靠近身体，前臂和握力器不得触碰到身体其他部位或者外部物件；测试时身体其他地方应该尽量保持不动。

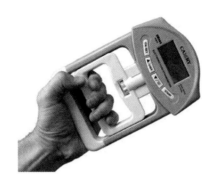

图 5-18　握力测试示意图

2. 爆发力测试

（1）立定跳远

① 测试环境与器材：沙坑或土质松软的平地上进行，起跳线至沙坑近端距离不得少于 30cm，起跳线地面平坦，不得有凹陷；米尺。

② 测试方法：药物依赖者双腿自然分开，站在起跳线后，脚尖不能踩线；（最好采用线绳做起跳线）两腿原地起跳，不得有垫步或者连跳动作；丈量起跳线后缘至最近的脚后跟落地点后缘之间的垂直距离。药物依赖者起跳前，双脚均不能踩线、过线。

（2）纵跳

① 测试环境与器材：坚实平整的地面，橡胶或者木制地面最佳；刻度尺。

② 测试方法：有条件的情况下可以采用纵跳垫进行电子化测量，无纵跳板可进行目视测试。药物依赖者双脚自然分开，呈直立姿势，然后屈臂，身体迅速下沉并立即伸直手臂，向上跳起。上升过程中身体保持直立，不可屈膝，屈髋。整个过程中用刻度尺标记纵跳高度，连续跳 3 次，每次测试间歇 20s，取最好成绩作为最终成绩。

（3）原地纵跳摸高测试

① 测试环境与器材：坚实平整的地面，橡胶或者木制地面最佳；纵跳测量板或刻度尺和白粉末。

② 测试方法：药物依赖者用右手中指沾些白粉末，身体直立，右侧足靠墙根，右臂上举，身体轻贴墙壁，手伸直，用中指尖在板上点一个指印，丈量其原地摸高的高度。然后让药物依赖者在距离墙 20cm 处，用力向上起跳摸

高。测 3 次，取其中的最佳成绩。

（三）肌肉耐力测试

近年来，随着全民健身的兴起，核心稳定受到越来越多人的重视。许多人认为腹部就是人的核心，但是这种观点是错误的。核心是身体的中心，它的功能是稳定躯干，具体来讲涉及核心稳定的肌肉包括盆底肌、腹横肌、竖脊肌等附着在躯干上的肌肉群。良好的核心力量可以带来更好的运动能力，更强的自信和更高的生活满意度。下面重点介绍几种核心肌肉的耐力测试。

1. 躯干屈肌耐力

在讲解测试流程后，药物依赖者于仰卧位坐起，背部靠在与地面成 60°的夹具上（见图 5-19），膝盖和髋部都成 90°自然放松，双手交叉置于胸前，并固定药物依赖者的双脚。开始测试时将夹具往后拉 10cm，开始计时，鼓励药物依赖者最大限度地保持不动。当药物依赖者的后背碰到夹具或者自行表示疼痛或者不适时停止计时，记录保持时间。

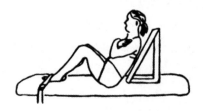

图 5-19　躯干屈肌耐力测试示意图

注意事项：患有腰椎间盘突出或者腰痛主观感觉评分在 4 分以上者不参与测试；测试过程中嘱咐药物依赖者正常呼吸，不能憋气；提前告知药物依赖者在测试前 3d 都不能进行核心力量训练。

2. 躯干伸肌耐力

在讲解测试流程后，药物依赖者俯卧在平板床上，上半身置于床外，双下肢固定防止翘起，双手触地，调整到舒适的位置。双手交叉置于胸前，使上半身平行于地面，开始计时（见图 5-20）。鼓励药物依赖者最大限度地保持不动。当药物依赖者的双手触地或者自行表示疼痛或者不适时停止计时，记录保持时间。

3. 躯干侧屈肌肉耐力

在讲解测试流程后，药物依赖者侧卧在平板床上，双腿伸直，上方的脚放

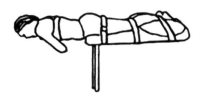

图 5-20　躯干伸肌耐力测试示意图

在下方的脚的前面，药物依赖者通过肘关节和在下方的脚支撑，使脚到头成一条直线。另一只手放在另一边肩膀上（见图 5-21）。当药物依赖者背部无法挺直或者臀部碰到地面时结束测试，记录时间。测试完一侧后，休息 3min，测试另一侧。

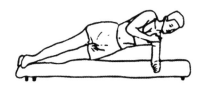

图 5-21　躯干侧屈肌肉测试示意图

（四）灵敏素质测试

灵敏素质是指人迅速改变体位、转换动作和随机应变的能力，下面介绍几种传统的测试方法。

1. 立卧撑测试

从站立姿势开始，药物依赖者听到"开始"后，迅速屈膝、弯腰、下蹲、两手在足前撑地，两腿向后伸直成俯撑，再经过屈蹲，恢复正常的站立姿势。共进行 10s，计算完成动作的得分。评定标准为 10s 内完成正确动作的次数。整个动作分为 4 部分，每部分计 1 分：① 站立—下蹲，手撑地；② 下蹲—俯撑；③ 俯撑—下蹲；④ 下蹲—站立。俯撑两腿弯曲及站立身体不直者扣 1 分。

2. 侧跨步测试

在坚实平整的地面（至少 1m 宽，2m 长）进行，橡胶或者木制地面最佳。开始时双腿立于中线位置（见图 5-22），听到"开始"后，药物依赖者向右跨步，到右脚触及端线再收回右腿，呈开始姿势，然后再向左跨步到左脚触及端线，再收回左腿呈开始姿势。在 10s 内统计完成动作的得分。

　　评分时在中线到两侧端线 50cm 处画一条标记线，跨步时脚越过标记线得 1 分，触及端线得 2 分，收回时越过标记线得 3 分，回到中线得 4 分，计算 10s 内得分。

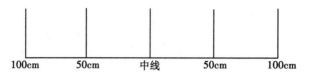

图 5-22　侧跨步标准

3. 象限双脚跳测试

　　在坚实平整的地面（边长 5m 的正方形场地 1 块）进行，橡胶或者木制地面最佳。药物依赖者听到"开始"后，按图 5-23 顺序，做双脚同时并跳，顺序是由起点—1—2—3—4—1，直到听到停止信号，计算 10s 内双脚准确落在象限内的次数，每跳一个象限得 1 分，如果踏线或跳错象限，每次扣 0.5 分。

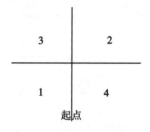

图 5-23　象限双脚跳示意图

4. 侧滑步倒跑测试

　　在坚实平整的地面（边长 5m 的正方形场地 1 块）进行，橡胶或者木制地面最佳。药物依赖者站在起点 A 上（见图 5-24），当听到开始信号后，沿着图的顺序和动作要求迅速移动身体。记录完成一圈所需时间，要求药物依赖者在侧跑时背部必须和跑的方向垂直，不得采用交叉步跑。

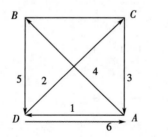

A—D—C—A—B—D—A
侧　倒　直　倒　直　侧

图 5-24　侧滑步倒跑测试示意图

（五）平衡能力测试

1. 闭眼单脚站测试法

药物依赖者穿平底鞋放松站立在坚硬且宽敞的地面（标有"＋"记号）上，右脚脚掌中心位于"＋"字交叉记号上。开始测试后，药物依赖者抬起左脚使得大腿平面与地面平行（见图5-25），双手自然下垂于身体两侧，闭上双眼，测试闭眼单脚站时间，当右脚脚掌离开十字交叉记号时，睁开眼睛，左腿碰到右腿或者左腿置于身体后侧时结束本次测试，记录时间。每回测试3次，每次之间有30s休息时间。

测试时药物依赖者两旁各有一人保护，且保持周围安静；药物依赖者双手不能触碰大腿，但可以在身体两侧保持平衡。

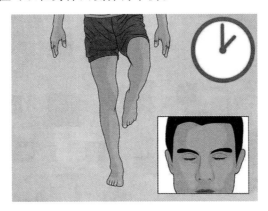

图5-25　闭眼单脚站测试示意图

2. 仪器测试法

在安静且平坦的房间（至少需要2m×2m大小平地空间），利用Super balance平衡能力测试仪测试。开始前先打开仪器并进行校准，校准完成后进行测验。药物依赖者赤脚站于测试仪上，双手自然下垂，双眼目视前方并仔细聆听主试指导语。每位药物依赖者需要测验4个项目，包括睁眼双脚站立、睁眼单脚站立、闭眼双脚站立、闭眼单脚站立，每个项目测验30s。在此过程中，需要提醒药物依赖者尽量保持身体平衡，不可张开双臂，不可用手扶任何物体。

主要评价指标为平衡稳定性系数：评价药物依赖者在四个任务中综合的稳定性，平衡稳定性系数越大说明药物依赖者的平衡能力越强。

3. 其他测试方法

（1）睁眼动态平衡测验

药物依赖者在 3.8cm 宽的平衡木上往返行进 4 次，记录时间及掉下的次数，进行评价。

（2）睁、闭眼静态平衡测验

睁眼：使用优势脚在 2.5cm 宽的木板上站立，记录站立时间；闭眼：同样方法，记录站立时间。比较睁眼与闭眼时的平衡能力。

（3）头手倒立测验

药物依赖者在垫子上做头手倒立，测定其倒立时间。

（六）柔韧性测试

柔韧性是指人体完成动作时，关节、肌肉、肌腱和韧带的伸展能力。已经有研究证明良好的柔韧性往往是体适能良好的一个标志，因为良好的柔韧性往往是通过训练获得的，而柔韧性训练又可以放松躯体的肌肉，减缓人的压力，缓解局部的疼痛，甚至可以将身体和精神结合在一起（比如瑜伽）（Alter，2004）。

1. 坐位体前屈

将坐位体前屈测试仪放置在平坦地面上。测试前，对用尺进行校正，使游标保持水平，刻度调到 0 位。药物依赖者坐在连接于箱体的软垫上，两腿伸直，不可弯曲，脚跟并拢，足尖分开 10～15cm，踩在测量计垂直平板上，两手并拢。两臂和手伸直，渐渐使上体前屈，用两手中指尖轻轻推动标尺上的游标前滑，直到不能继续前伸时为止。测试计的脚蹬纵板内沿平面为 0 点，向内为负值，向前为正值。记录以 cm 为单位，取小数点后一位。如为正值则在数值前加"＋"符号，负值则加"－"符号。测试前，药物依赖者应在平地上做好准备活动，以防拉伤；测试时不可有突然向前伸的动作。

2. 立位体前屈

将立位体前屈测试仪放置在平坦地面上。测试前，对用尺进行校正，使游标保持水平，刻度调到 0 位。药物依赖者赤足，双腿并立，足尖分开 10～15cm，足尖与固定直尺的测量台台缘齐平，然后上半身慢慢前屈，双腿保持伸直，同时双手臂充分伸直并拢沿直尺尽力下伸，当双中指平行且停止不动时即可读出成绩。测试前，药物依赖者应在平地上做好准备活动，以防拉伤；不可突然向下用力；测试时嘱咐药物依赖者保持双腿伸直；时刻注意保护药物依赖者安全。

三、身体成分测试技术

（一）身体质量指数

身体质量指数是目前使用最为广泛的测试身体成分的方法，指标简单，操作简单，可快速大量施测。计算公式为：身体质量指数（BMI）= 体重（kg）／身高^2（m^2），但同时因为身体质量只涉及身高体重两个指标，所以对于身体成分的评价较为片面，且不同受测试人群间波动幅度较大，比如对于幼儿和孕妇就不适用。

测试时，药物依赖者脱去外衣与身上多余的配件，穿上专业的体检服，赤足直立于秤台中央，目视前方，保持静止。开始测试，记录身高体重。确保身高体重测试仪平稳放置，根据水平仪调整水平；测试过程中时刻保持平静。

（二）皮褶厚度

人体脂肪分布有一定的规律，通常 2/3 存在于皮下，1/3 存在于身体内部，脏器周围，皮下脂肪厚度与体脂质量总量有一定的比例关系，因此，皮褶厚度的测量不仅可以反映体脂分布情况，也可以由不同部位的皮褶厚度推算出体脂总量。但反映全身体脂含量的程度受年龄、性别、总脂肪量及测量部位和技术影响。一般情况下，同年龄女性皮下脂肪要多于男性；同性别年轻人皮下脂肪要多于老年人。皮褶厚度法的优点是技术简便、无损伤、经济、易于携带，适合现场实验。局限性是应用皮褶厚度测量法时，由于测量点的选择差异、测量技术的差别、读数时的观察误差、脂肪的可压缩性的差异等，该方法的判断结果与实际脂肪含量之间存在一定的误差，其值约为 3.3%。

测试时，药物依赖者自然站立，裸露被测部位，测试者选准测点，用左手拇指、食指和中指将皮下脂肪捏起，右手持皮褶厚度计将卡钳张开，卡在捏起部位下方约 1cm 处，待指针停稳即读数，连续测量 3 次取平均值。

（1）躯干测量部位（见图 5-26）

①胸部（a，b）：腋前线和乳头的斜向连线交点处（男性）；腋窝到乳头的 1/3 处呈对角线折叠（女性）。②腹部（e）：脐水平线与右锁骨中线交界处。延躯干长轴方向纵向提捏皮褶。③上臂部（f）：肩峰与上臂鹰嘴连线的中点，皮褶走向与脊柱成 45°，方向斜下。④肩胛部（h）：肩胛下角约 1cm 处，皮褶走向稍向前下方。⑤大腿部（d）：大腿前部股骨中点处，皮褶走向与股

骨平行。

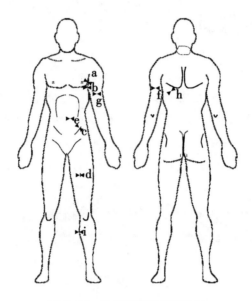

图 5-26 皮褶厚度测试定位图

（2）计算身体密度和瘦体重

测量结束后，将皮褶厚度（mm）测量数据代入相应身体密度公式，计算身体密度，再将身体密度值代入 Siri 或 Brozek 预测公式，计算身体密度（%）、体脂（%）、体脂重和瘦体重，公式如下：①身体密度（%）（男）= 1.0991－0.0005×腹部皮褶厚度－0.0004×肩胛下角皮褶厚度－0.0005×大腿皮褶厚度－0.0003×年龄。②身体密度（女）（%）= 1.0837－0.0004×上臂部皮褶厚度－0.0004×腹部皮褶厚度－0.0004×大腿皮褶厚度－0.0003×年龄。③Siri 公式：体脂（%）=（4.95÷身体密度－4.50）×100。④Brozek 公式：体脂（%）=（4.570÷身体密度－4.142）×100。⑤体脂重（kg）= 体重（kg）×体脂（%）。⑥瘦体重（kg）= 体重（kg）×体脂重（kg）。

第三节　刺激暴露检测技术

一、药物线索暴露测试技术

该方法常被用于诱发药物依赖者对于药物的渴望程度，以助于考察现阶段的渴求情况。

　　要求药物依赖者保持静息状态 1min，随后主试将药物相关线索（如吸食工具、毒品模型等）摆放在水平距离药物依赖者 80cm 的桌子上，背景为空白墙壁，要求药物依赖者认真观看 2min，并且身体不能移动，不能触摸道具。借助前述的 VAS 渴求量表（见图 5-1）考察药物依赖者在药物线索暴露期间的渴求程度。

二、食物线索暴露测试技术

　　该方法常被用于诱发药物依赖者对于食物的渴望程度，以助于考察现阶段的食物偏好情况。

　　任务主要是观察人们对高/低脂食物的喜好程度。高脂和低脂食物通过脂肪含量占总热量的比例界定，脂肪含量高于总热量的 50% 为高脂食物，脂肪含量低于总热量的 20% 为低脂食物。高脂食物（H）有汉堡、热狗、冰激凌等，低脂食物（L）有蔬菜、水果、谷物等。药物依赖者被要求认真观察电脑上呈现的一系列图片，包含食物图片和非食物图片。同时要求药物依赖者当看到食物图片时尽量想象食物的味道。整个实验共 270s，包括 3 个 30s 的控制组（C）（即非食物图片）和 4 个 30s 的刺激组，刺激组包含重复两次的高脂食物图片（H）和低脂食物图片（L）。每组 10 张图片，图片每张呈现 3s，每组图片随机呈现。呈现顺序为 C，L，H，C，H，L，C，组间有 10s 黑色注视点，具体实验流程见图 5-27。

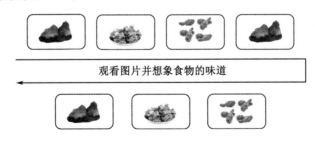

图 5-27　食物线索暴露任务流程图

三、情绪线索暴露测试技术

　　该方法常被用于诱发药物依赖者不同的情绪，以考察药物依赖者现阶段的情绪状态。

测试共选取 240 张图片作为刺激材料，正性、负性、毒品、运动各 60 张。实验开始时，屏幕中央会呈现"+"注视点 30s，药物依赖者只需保持平静地、放松地观看。之后，通过观看正性、负性、毒品、运动四组不同情绪效价图片来诱发相应的情绪。首先屏幕会呈现"+"注视点 500 ~700ms，接着屏幕呈现 1200ms 图片，图片消失后，药物依赖者需回答看完图片后自身的情绪感受，屏幕上会出现一个标尺，标尺左端代表非常不愉快 1，右端代表非常愉快 9，药物依赖者需用鼠标在标尺上选择符合其自身情绪感受的点，并点击提交。之后，屏幕会出现"+"注视点 30s，并指导药物依赖者放松观看，并尽量恢复平静，不要想刚才的图片。注视点消失后，屏幕再次出现一张情绪效价的 9 点自评量表，药物依赖者需报告其情绪调节恢复平静后自身的情绪状态。结束后，开始呈现下一组图片（见图 5-28）。实验共 4 组图片，4 组图片的顺序效应通过药物依赖者间进行调节。

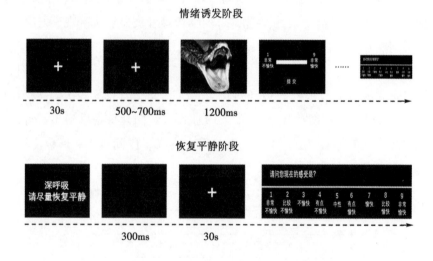

图 5-28 情绪线索暴露任务流程图

第四节 电生理检测技术

一、事件相关电位检测技术

事件相关电位是观察大脑活动过程的窗口，能够反映一定的心理活动（即事件）引起的脑电位变化，与信号感知、注意、辨别分析、工作记忆等认知过程相关。人脑每时每刻都在产生脑电，这种自然状态下发生的脑电称为自发电，而外界刺激作用于大脑就会产生诱发电位，后来发现自主的自上而下的心理因素也可以产生诱发电位，将这种波形信号从自发电位中提取出来并叠加平均，即事件相关电位技术。该技术为探索有氧运动与大脑功能的内在关联提供了有效的外显测试方法。通过这种技术，可以了解从刺激出现到反应结束这一系列的认知过程中，药物依赖者大脑所诱发的电位变化。

（一）测试方法

采用德国 Brain Products 公司生产的 64 通道的事件相关电位记录与分析系统，对药物依赖者认知过程中的大脑电位变化进行记录。Ag/AgCl 记录电极固定于 64 通道电极帽，电极点采用国际 10-20 标准电极系统定位。参考电极设置在电极点 FCz 处，接地点设置在电极点 AFz 处。在药物依赖者右眼外侧 1cm 处安置电极记录水平眼电（EOG），在右眼下眼眶中下 1cm 处安置电极记录垂直眼电（ECG）。头皮与每个电极之间的阻抗小于 10kΩ。脑电信号经过放大器放大后被连续记录，采样频率为 1000Hz/导。

（二）评价指标

1. N2 成分

N2 是反映药物依赖者抑制控制能力的一个代表性的成分。它主要在刺激呈现 200ms 左右出现，是一个负向波。该成分与冲突监控功能密切相关，反映了药物依赖者大脑对刺激的初步加工。

2. P3 成分

P3 成分，是一种外源性的刺激锁时成分，其最大波幅的部位在顶叶，潜伏期为 300~800ms，主要代表抑制过程、注意和工作记忆的更新。P3 波幅主要反映的是药物依赖者对一个给定刺激投入注意资源的多少，波幅越大表明投入的注意资源越多；而 P3 潜伏期反映的是药物依赖者对刺激的分类或认知加工的速度，潜伏期越短代表对加工的速度越快。

3. alpha 波段

alpha 波段（8~13Hz）脑电波代表药物依赖者大脑自发地觉醒意识，可对正在执行的认知任务进行调节，并与注意调控及抑制功能相关，通过对额区 alpha 波能量的计算可了解大脑自我调控功能的变化。能量越高，代表自我调控功能越好。

二、皮肤电反应检测技术

皮肤电反应是情绪反应中常用的测量指标。皮肤电反应反映的是汗腺分泌反应，可以通过药物依赖者情绪觉醒程度、手指温度和手指活动的影响来发生变化。皮肤电反应信号是皮肤传导性的指示，如果用非极化电极将人体皮肤上两点连接到灵敏度足够高的电表上，电表指针会摆动。这种由于电流流过产生的电位差，称为皮肤电位或皮电。

皮肤电反应基础水平的个体差异明显，可分为高、中、低不同水平。皮肤电反应基础水平与个性特征相关：基础水平越高者，越内向、紧张、焦虑不安、情绪不稳定、反应过分敏感；而基础水平低者，越开朗、外向，心态比较平衡，自信、心理适应较好。

（一）测试方法

采用 TSD203 指头电极测量皮肤电水平，必须在指头电极的凹槽内注入导电膏进行采集。图 5-29 显示了皮肤电反应测量部位的选取。

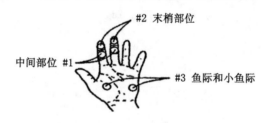

图 5-29　皮肤电反应测量部位的选取

（二）评价指标

主要评价指标为皮肤电反应的习惯化速率。习惯化速率反映了随强度不同的兴奋-抑制过程的平衡。习惯化速率越缓慢，表示药物依赖者的兴奋过程占优势；速率越迅速，表示药物依赖者的抑制过程占优势。

三、经颅磁刺激检测技术

经颅磁刺激技术（transcranial magnetic stimulation，TMS）是一种无痛、无创的绿色治疗方法，磁信号可以无衰减地透过颅骨而刺激到大脑神经（见图5-30），实际应用中并不局限于头脑的刺激，外周神经肌肉同样可以刺激，因此现在都称之为"磁刺激"。

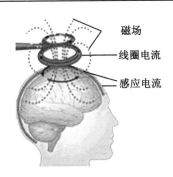

图 5-30　经颅磁刺激示意图

目前经颅磁刺激技术得到了广泛的使用。其中对抑郁症、睡眠障碍、药物成瘾等疾病的疗效，作为一种非药物治疗在临床取得了可喜的成绩。

（一）测试方法

根据不同的经颅磁刺激治疗仪选择线圈。要求药物依赖者处于舒适体位并保持全身放松，调整磁刺激线圈位置使中心位于想要检测的脑区，脑区刺激点体表定位依据国际 10-20 系统电极放置。设定频率、强度、时间等参数后，开始刺激。

（二）评价指标

刺激所诱发出的运动电位强度。强度越大，表明药物依赖者该脑区活动越强烈。

第五节　影像学检测技术

一、近红外脑功能成像检测技术

近红外脑功能成像检测技术是近年来新兴的一种非侵入式脑功能成像技术，原理为大脑神经活动会导致局部的血液动力学变化。主要利用脑组织中的氧合血红蛋白和脱氧血红蛋白对 600~900nm 不同波长的近红外光吸收率的差异特性，来实时、直接检测大脑皮层的血液动力学活动。通过观测这种血液动力学变化，即通过神经血管耦合规律可以反推药物依赖者大脑的神经活动情况。例如，当让药物依赖者做右手手指运动任务时，其大脑的左侧皮层会发生运动放电，消耗氧和能量。此时，脑部供血系统的过补偿机制会向该局部大量输入含有丰富氧合血红蛋白的血液，从而导致该局部的氧合血红蛋白浓度增加，脱氧血红蛋白下降。这种技术具有造价较低、便携性好、无噪声和无创性的优点。此外，在进行心理学实验时，该仪器对药物依赖者的动作不会过分敏感，已被广泛地应用于科研和临床。

（一）测试方法

采用美国 NIRx 公司研制的 NIRScout 台式近红外脑功能成像系统。使用 8 个发射器（波长为 780nm 和 830nm）和 7 个探测器，一个发射器和一个探测器间的连线形成一个通道，共形成 20 个通道分布在人体脑部的前额叶皮层。传感器（包括发射器与探测器）根据 10-20 脑电图系统进行排列，使传感器 D4、S4 和 S5 分别与脑电电极点 AFz、Fz 和 FPz 重合，并进行一些调整以确保每个发射器离其相应的探测器 3cm，图 5-31（a）所示为通道分布图，其中黑色圆代表发射器，灰色圆代表探测器，一个发射器和一个探测器之间的连线代表一个通道，数字表示通道序号。发射器和探测器位于国际 10-20 标准位置。fNIRS 通道位置与特定脑区之间的对应关系见图 5-31（b），图中数字表示 1~20 个通道，具体信息见表 5-2。通过佩戴压缩帽和调整传感器与药物依赖者头皮接触的程度使每个通道信号的增益系数（gain）低于 7，以确保通道的信号保持较高的质量。

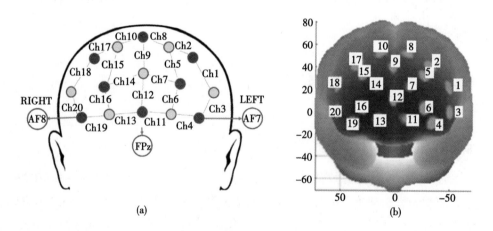

图 5-31　通道及对应脑区分布情况

表 5-2　各通道在前额叶皮层对应位置

前额叶皮层区域	通道
腹外侧前额叶皮层（ventrolateral prefrontal cortex，VLPFC）	1、3、4、18、19、20
背外侧前额叶皮层（dorsolateral prefrontal cortex，DLPFC）	2、5、7、8、9、10、14、15、17
额极区（frontopolar prefrontal cortex，FPA）	6、12、16
眶额皮层（orbitofrontal cortex，OFC）	11、13

（二）评价指标

主要评价指标包括局部脑区氧合血红蛋白浓度、脱氧血红蛋白浓度及总体血红蛋白浓度。由于氧合血红蛋白浓度具有较高的信噪比，采用该指标评价脑区活动情况，其增加即表明药物依赖者对应脑区的神经活动增强。

二、磁共振成像检测技术

磁共振成像是一种医学成像技术，用于放射学，形成人体解剖和生理过程的图像。核磁共振扫描仪利用强磁场、磁场梯度和无线电波来产生人体器官的图像。磁共振成像是磁共振技术在医学上的一种应用。该技术的主要原理是某些原子核（如氢原子核）在外部磁场中能够吸收和发射射频能量。在临床和核磁共振研究中，通常使用外部磁场激发人体内部的氢原子来产生一个可探测的射频信号，该信号由靠近被检查解剖结构的天线接收。氢原子在人体和其他生物有机体中丰富，尤其是在水和脂肪中。由于这个原因，大多数核磁共振扫描基本上都能定位体内水分和脂肪的位置。通过改变脉冲序列的参数，可以根据组织中氢原子的弛豫特性在组织之间产生不同的对比度。

自 20 世纪七八十年代发展以来，磁共振成像已被证明是一种多功能成像技术。磁共振成像能更好地显示脑干、小脑和大脑皮层，是研究心理学与脑科学的首选研究工具。磁共振成像独有的灰质和白质之间的对比使其成为许多中枢神经系统疾病（包括药物成瘾、痴呆、脑血管疾病和癫痫等）的最佳选择。由于磁共振成像的每一幅图像通常都以 ms 为间隔拍摄，从而显示了大脑对不同刺激的反应，使研究人员能够研究心理疾病中的功能性和结构性脑异常。需要注意的是，体内有一些医用植入物或其他不可移动金属的人可能无法安全地接受核磁共振检查。

主要测量指标为血氧浓度相依对比（BOLD）。神经细胞活化时会消耗氧气，而氧气要借由神经细胞附近的微血管以红血球中的血红素运送过来。因此，当脑神经活化时，其附近的血流会增加，来补充消耗掉的氧气。从神经活化到引发血液动力学的改变，通常会有 1~5s 的延迟，然后在 4~5s 达到的高峰，再回到基线（通常伴随着些微的下冲）。这不仅使得神经活化区域的脑血流会改变，局部血液中的去氧与带氧血红素的浓度，以及脑血容积都会随之改变。由于神经元本身并没有储存所需的葡萄糖与氧气，神经活化所消耗的能量必须快速地补充。经由血液动力反应的过程，血液释出葡萄糖与氧气的比率相较于未活化神经元区域大幅提升（见图 5-32）。这导致了过多的带氧血红素充满于活化神经元处，而明显的带氧或缺氧血红素比例变化使得血氧浓度相依对比可作为磁共振成像技术的主要测量指标。

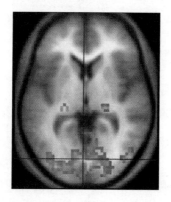

图 5-32　血氧浓度相依对比（BOLD）信号增强的磁共振成像图像

三、血液检测技术

（一）测试指标

1. 瘦素（leptin）

人类的食欲控制是通过波动状态（如饥饿、饱腹、食欲）和更稳定的特性（如去抑制和饥饿）等一系列综合的行为来表达的。在某种程度上，这些标志物反映了大脑中具有分子和结构表征的内稳态和享乐过程的操作。紧张信号和间歇性信号之间的平衡（以及这些信号在大脑中的转换）、内稳态和享乐过程之间的平衡最终决定了人们吃还是不吃的意愿（Blundell，2012）。脂肪组织通过瘦素和胰岛素抵抗控制食欲。瘦素被发现与食物"喜欢"和"渴望"成分积极相关，同时在运动干预的过程中，也是对食物奖赏功能的一个动态调节信号（However，2014）。

2. 胃饥饿素 （ghrelin）

胃饥饿素是一种主要在胃中产生的与进食有关的肽，除了和冲动特性有关外，还与食物和药物滥用的奖赏机制有关。尽管胃饥饿素是一种胃源性激素，通过下丘脑回路参与能量平衡、饥饿和进餐起始过程，但现在看来很明显，它也通过激活所谓"胆碱能-多巴胺能奖赏联系"，在动机性奖励驱动行为中发挥作用。它们还被证明可以减少饮酒，抑制酒精、可卡因和安非他明引起的奖赏。因此，中枢胃饥饿素信号系统连接着神经生物学回路，这些回路涉及食物和化学药物的奖赏；直接或间接抑制这一系统的药物作为潜在的候选药物出现，可抑制导致肥胖的过度饮食问题以及药物使用障碍的治疗（Dickson，et al.，2011）。同时也有研究发现，胃饥饿素水平越高的个体对奖赏越敏感。此外，他们缺乏自我控制的能力，在某种程度上更有可能不经思考就采取行动（Ralevski，et al.，2018）。

3. 内源性大麻素 （endocannabinoid，EC）

内源性大麻素影响自然奖励的动机，并调节成瘾药物的奖赏效应。大麻素受体及其内源性配体在大脑中广泛表达，特别是在与奖赏和成瘾密切相关的神经回路（如中脑皮质边缘通路）有很强的存在和影响。大多数药物滥用都会增加脑 EC 水平，尽管不同药物类别和大脑不同区域的作用性质不同。药物暴露反应的偶然性似乎会影响脑 EC 的产生，这表明药物相关的药理作用和主动寻药引起的神经活动都有贡献（Laredo，et al.，2017）。

（二）测试方法

1. 采血和存放

分别在长期运动干预前后进行采血。药物依赖者在早晨空腹进行采血，用添加抗凝剂（国产 EDTA 管）的采血管取全血，然后在冰箱 4℃条件下静置 60min，随后低速离心（3500r/min，转 5min），取上清后分装三管（300，300，200μL），干冰保存于泡沫密封盒子中寄送检测中心放于-80℃冰箱保存。两次标本收集后同时在干冰环境下进行检测。

2. 检测方法和仪器

（1）瘦素

用酶联免疫吸附实验（ELISA）检测，试剂盒为 Human Leptin Elisa Kit（Labor Diagnostita Nord，Germany）。

（2）胃饥饿素（ghrelin）

用酶联免疫吸附实验（ELISA）检测，试剂盒为 Ghrelin Enzyme Tmmuno-assay Kit（Phoenix Pharma, USA）。

（3）内源性大麻素（2AG、AEA、OEA）

利用液相色谱-质谱法检测。液相色谱：Agilent 1290 Infinity UHPLC；质谱：Agilent 6470 Triple Quadruple MS/MS。

参 考 文 献

Alter M J,2004. Science of flexibility[M].Champagne：Human Kinetics.

Blundell J E, 2012. Perspective on the central control of appetite[J]. Obesity, 14 (S7)：160S-163S.

Carver C S, White T L, 1994. Behavioral inhibition, behavioral activation, and affective responses to impending reward and punishment：the BIS/BAS scales[J].Journal of Personality and Social Psychology,67(2)：319.

Dickson S L, Egecioglu E, Landgren S, et al, 2011. The role of the central ghrelin system in reward from food and chemical drugs[J].Molecular and Cellular Endocrinology,340(1)：80-87.

Fischer J, Butt C, Dawes H, et al, 2012. Fitness levels and physical activity among class A drug users entering prison[J].British Journal of Sports Medicine,46(16)：1142-1144.

Gray J A, 1990. Brain systems that mediate both emotion and cognition[J].Cognition and Emotion,4(3)：269-288.

Hopkins M, Gibbons C, Caudwell P, et al., 2014. Fasting leptin is a metabolic determinant of food reward in overweight and obese individuals during chronic aerobic exercise training[J].International Journal of Endocrinology,6778：323728.

James D, Davies G, Willner P, 2004. The development and initial validation of a questionnaire to measure craving for amphetamine[J].Addiction,99(9)：1181-1188.

Laredo S A, Marrs W R, Parsons L H, 2017. Endocannabinoid signaling in reward and addiction：from homeostasis to pathology [J]. Nature Reviews Neuroscience, 16 (10)：579.

Lejuez C W,Read J P,Kahler C W,et al,2002. Evaluation of a behavioral measure of risk taking：the balloon analogue risk task（BART）［J］. Journal of Experimental Psychology：Applied,8（2）：75-84.

Ralevski E,Shanabrough M,Newcomb J,et al,2018. Ghrelin is related to personality differences in reward sensitivity and impulsivity［J］. Alcohol Alcohol,53（1）：1-5.

Sasaki H,Kasagi F,Yamada M,et al,2007. Grip strength predicts cause-specific mortality in middle-aged and elderly persons［J］. American Journal Medicine,120（4）：337-342.

Tangney J P,Baumeister R F,Boone A L,2004. High self-control predicts good adjustment,less pathology,better grades,and interpersonal success［J］. Journal of Personality,72（2）：271-324.

Torrubia R,Avila C,Moltó J,et al,2001. The sensitivity to punishment and sensitivity to reward questionnaire（SPSRQ）as a measure of Gray's anxiety and impulsivity dimensions［J］. Personality and Individual Differences,31（6）：837-862.

王才康,2002. 情绪智力与大学生焦虑、抑郁和心境的关系研究［J］. 中国临床心理学杂志（4）：298-299.

祝蓓里,1995. POMS 量表及简式中国常模简介［J］. 天津体育学院学报（1）：35-37.

附　录

体育健康教育测试问卷

一、基本信息

1. 姓名：＿＿＿＿＿＿＿　　　2. 编号：＿＿＿＿＿＿＿

3. 性别：＿＿＿＿＿＿＿　　　4. 年龄：＿＿＿＿＿＿＿（周岁）

5. 籍贯：＿＿＿＿＿＿＿　　　6. 户口：□城镇/□农村

7. 文化程度：

　　□本科及以上　□大专　□中专及高中　□初中 □小学 □文盲

8. 原职业：

　　□务农/□经商/□事业单位人员/□企业职员/□学生/□其他

9. 婚姻状况：

　　□已婚 □未婚 □异性同居 □同性同居 □离婚 □丧偶 □分居

10. 月薪水平：

　　□无经济收入 □1000 元以下 □1001~3000 元 □3001~5000 元

　　□5001~8000 元 □ 8000 元以上

11. 首次使用毒品的年龄

　　□12 岁以下 □13—18 岁 □19—25 岁 □26—35 岁 □35 岁以上

12. 使用毒品时间（吸毒年限）

　　□1 年以下 □2~3 年 □4~5 年 □5 年以上

13. 之前使用毒品频率

　　□几乎每天 □3~5 次/周 □1~2 次/周 □1~2 次/月

14. 过去使用毒品方式

　　□烫吸 □注射 □口服 □鼻吸 □其他

15. 第一次接触毒品的原因【可多选】

　　□好奇心驱使 □被引诱 □寻求快感和刺激 □感觉时尚 □可以减肥 □其他

16. 使用过的药物【可多选】

　　□海洛因 □美沙酮 □冰毒 □大麻 □可卡因 □吗啡 □摇头丸

　　□其他阿片类物质□ 巴比妥类 □安非他明类兴奋剂 □致幻剂 □其他

17. 使用毒品场所【可多选】

　　□自己家 □朋友家 □旅店 □酒吧或夜总会 □车里 □公共厕所

　　□废弃建筑物 □其他

18. 首次接触毒品受到谁的影响？【可多选】

　　□亲人 □朋友 □同学/同事 □伴侣 □陌生人 □其他

19. 使用毒品的经济来源【可多选】

　　□工资 □家人资助 □朋友借助 □贷款 □其他

20. 第一次使用毒品时了解吸毒是违法行为吗？

　　□完全不知道 □了解一点儿 □清楚了解

21. 使用毒品之前接受过何种禁毒教育？

　　□禁毒影片 □宣传手册 □主题讲座 □禁毒标语

　　□禁毒宣传活动 □没接受过相关教育

二、症状自评

请根据您最近一周的实际情况，对以下问题进行如实填写。（在合适的答案框里打"√"）

（1）从无（2）轻度（3）中度（4）偏重（5）严重

1. 头痛□□□□□

2. 头晕或晕倒□□□□□

3. 胸痛□□□□□

4. 腰痛□□□□□

5. 恶心或胃部不舒服□□□□□

6. 肌肉酸痛□□□□□

7. 呼吸有困难□□□□□

8. 一阵阵发冷或发热□□□□□

9. 身体发麻或刺痛□□□□□

10. 喉咙有梗塞感□□□□□

11. 感到自己的精力下降，活动减慢□□□□□

12. 想结束自己的生命□□□□□

13. 容易哭泣□□□□□

14. 经常责怪自己□□□□□

15. 感到孤独□□□□□

16. 感到苦闷□□□□□

17. 对事物不感兴趣□□□□□

18. 感到前途没有希望□□□□□

19. 感到任何事情都很困难□□□□□

20. 感到自己没有什么价值□□□□□

21. 神经过敏，心中不踏实□□□□□

22. 发抖□□□□□

23. 无缘无故地突然感到害怕□□□□□

24. 感到害怕□□□□□

25. 心跳得很厉害□□□□□

26. 感到紧张或容易紧张□□□□□

27. 一阵阵恐惧或惊恐□□□□□

28. 感到坐立不安心神不定□□□□□

29. 感到熟悉的东西变成陌生或不像是真的□□□□□

30. 感到要很快把事情做完□□□□□

31. 头脑中有不必要的想法或字句盘旋□□□□□

32. 忘性大□□□□□

33. 担心自己的衣饰整齐及仪态的端正□□□□□

34. 感到难以完成任务□□□□□

35. 做事必须做得很慢以保证做得正确□□□□□

36. 做事必须反复检查□□□□□

37. 难以做出决定□□□□□

38. 脑子变空了□□□□□

39. 不能集中注意力□□□□□

40. 必须反复洗手、点数或触摸某些东西□□□□□

41. 感到别人能控制您的思想□□□□□

42. 听到旁人听不到的声音□□□□□

43. 旁人能知道您的私下想法□□□□□

44. 有一些不属于您自己的想法□□□□□

45. 即使和别人在一起也感到孤单□□□□□

46. 为一些有关性的想法而很苦恼□□□□□

47. 您认为应该因为自己的过错而受到惩罚□□□□□

48. 感到自己的身体有严重问题□□□□□

49. 从未感到和其他人很亲近□□□□□

50. 感到自己的脑子有毛病□□□□□

三、吸毒行为与认知

请根据您目前的真实状态，对以下毒品使用相关问题进行回答。（在合适的答案框里打"√"）

（1）完全不同意（2）部分不同意（3）中立（4）部分同意（5）完全同意

1. 我很容易接触到毒品□□□□□

2. 我经常接触吸毒的环境□□□□□

3. 我经常可以看到吸毒工具□□□□□

4. 我身边有很多"毒友"□□□□□

5. 经常有毒贩与我接触□□□□□

6. 我经常突然想要吸毒□□□□□

7. 我心里一直渴望吸食毒品□□□□□

8. 为吸毒即使违法的事我也愿意做□□□□□

9. 即使知道会被捕，我也还是会吸毒□□□□□

10. 我觉得即使戒了毒以后还会复吸□□□□□

11. 年轻人不应该尝试毒品□□□□□

12. 没有什么比尝试毒品更危险的了□□□□□

13. 每个尝试毒品的人最终都会后悔□□□□□

14. 有关毒品的法律应该更加严格□□□□□

15. 学校应该教导学生吸毒的真正危害□□□□□

强迫行为

（1）没有（2）很少（3）有时（4）经常（5）总是

16. 当你不用毒品时，你的时间多大程度上被吸毒相关的念头、想法、冲动或是图像所占据？□□□□□

17. 这些与毒品相关的想法多久会出现一次？□□□□□

18. 这些与毒品相关的想法多大程度上影响了你的社会功能或是工作能力？□□□□□

19. 这些与毒品相关的想法给你带来了多大的苦恼或是困扰？□□□□□

20. 在抵抗或试着漠视毒品相关想法或从这些想法中转移注意力上，你做了多大的努力？□□□□□

21. 如果你不用毒品，多久会有一次再吸毒的冲动？□□□□□

22. 如果你不用毒品，一天之中有几个小时你有吸毒的冲动？□□□□□

23. 如果当你非常渴求毒品时，有人阻止了你，你会变得有多焦虑或不安？□□□□□

24. 在拒绝毒品上，你做了多大的努力？□□□□□

25. 上个星期，吸毒的愿望有多强烈？□□□□□

四、健康行为与认知

　　请根据您当前的生活状态，对以下锻炼和健康相关问题进行如实填写。（在合适的答案框里打"√"）

（1）完全不同意（2）部分不同意（3）中立（4）部分同意（5）完全同意

1. 我愿意把钱花在锻炼方面□□□□□

2. 我会说服周围的人跟我一起锻炼□□□□□

3. 我总是全身心地投入到锻炼中□□□□□

4. 无论多忙，我总能挤出时间去锻炼□□□□□

5. 我对自己坚持锻炼很满意□□□□□

6. 一到锻炼的时间我就不由自主想去锻炼□□□□□

7. 我不知道自己该怎样锻炼□□□□□

8. 一疲劳我就再难坚持锻炼□□□□□

9. 我有时很懒，不愿意锻炼□□□□□

10. 我经常不能完成锻炼计划□□□□□

11. 遵循一个制定好的运动计划□□□□□

12. 每周至少参加三次剧烈运动（如快走、骑自行车、有氧舞蹈、爬楼梯，每次 20min 以上）□□□□□

13. 参加一些轻度至中度的身体活动（如散步 30～40min，每周 5 次以上）□□□□□

14. 参加一些娱乐活动（如游泳、广场舞、登山）□□□□□

15. 每周至少做三次伸展运动□□□□□

16. 选择低脂肪、低饱和脂肪和低胆固醇的食物□□□□□

17. 有任何不正常的症状和体征向专业人员咨询□□□□□

18. 阅读或看有关健康促进的杂志或电视□□□□□

19. 每月至少一次自检自己的身体□□□□□

20. 参加保健教育活动□□□□□

21. 每天吃面包、米饭、面食和谷类食物□□□□□

22. 每天吃水果□□□□□

23. 每天吃蔬菜□□□□□

24. 每天吃肉、家禽、鱼、豆干、鸡蛋和坚果类食物□□□□□

25. 每天吃早餐□□□□□

五、家庭与社会功能

　　以下问题是关于您和家人/朋友的关系，请根据你目前的实际情况，对以下问题进行如实填写。（在合适的答案框里打"√"）

（1）完全不同意　（2）部分不同意　（3）中立　（4）部分同意　（5）完全同意

1. 在家里的地位会因吸毒而受影响□□□□□

2. 自己吸毒给亲友带来了巨大痛苦□□□□□

3. 自己吸毒给家庭经济带来严重困难□□□□□

4. 困难时能得到朋友的帮助□□□□□

5. 困难时能得到家庭的帮助□□□□□

6. 很乐意称赞别人的成功□□□□□

7. 维持有意义的人际关系□□□□□

8. 乐于和好友在一起□□□□□

9. 自愿给别人关心、爱和温暖□□□□□

10. 从人际网络中得到人际支持□□□□□

11. 我们家时常把我们所需要的东西用光□□□□□

12. 家务没有由家庭成员充分承担□□□□□

13. 我们家遇到经济困难□□□□□

14. 家人间讨论谁做家务□□□□□

15. 如果要去做某件事情，他们常需要别人提醒□□□□□

16. 家中有人烦恼时，其他人知道是为什么□□□□□

17. 大家都把事情摆在桌面上说□□□□□

18. 我们对人说话都直说，而不拐弯抹角□□□□□

19. 我们常不把自己的想法说出来□□□□□

20. 我们一生气就互不讲话□□□□□

21. 我们常根据我们对问题的决定去行动□□□□□

22. 在我们家试图解决一个问题之后，会再讨论这个问题是否已解决
□□□□□

23. 我们能解决大多数情绪上的烦恼□□□□□

24. 我们镇静地面对涉及感情的问题□□□□□

25. 我们想尽各种办法来解决问题□□□□□

六、社区康复

　　主要向负责戒毒工作的管理人员或药物依赖者亲友了解不同场所中戒毒工作的情况，共41道题。请根据自己了解的实际情况，按照填写要求进行勾选和填写。

　　您好，如果您是戒毒所工作人员，请从戒毒所角度回答如下题目；如果您

是社区工作人员，请从社区角度回答如下题目；如果您是学员亲友，请从家庭角度回答如下题目。（根据实际情况，在合适的答案框里打"√"）

（1）完全不同意　（2）部分不同意　（3）中立　（4）部分同意　（5）完全同意

1. 对吸毒人员进行毒品危害教育是必要的□□□□□

2. 通过 VR 等新技术手段对吸毒人员进行毒品危害教育会有更好的效果
　　□□□□□

3. 毒品对身体没有什么危害□□□□□

4. 对吸毒人员进行法律知识教育是必要的□□□□□

5. 会采用多种形式对吸毒人员进行禁毒知识教育□□□□□

6. 学习法律知识对戒毒的帮助不大□□□□□

7. 会鼓励吸毒人员参加职业技能培训□□□□□

8. 会为吸毒人员提供职业规划/职业技能培训的帮助□□□□□

9. 职业技能培训对吸毒人员没有太大帮助□□□□□

10. 对吸毒人员进行心理健康教育是必要的□□□□□

11. 会引导吸毒人员培养良好的人际关系□□□□□

12. 会教育吸毒人员调节控制抑郁或冲动的情绪□□□□□

13. 吸毒人员进行体育锻炼是必要的□□□□□

14. 会为吸毒人员提供体育锻炼指导□□□□□

15. 会鼓励吸毒人员定期进行体育锻炼□□□□□

16. 会使用问卷对吸毒人员的药物渴求程度进行评估□□□□□

17. 会使用设备仪器对吸毒人员的药物渴求状态进行评估□□□□□

18. 对吸毒人员的药物渴求程度进行评估是必要的□□□□□

19. 对吸毒人员的日常行为规范进行评估是必要的□□□□□

20. 会通过问卷对吸毒人员的日常行为规范进行评估□□□□□

21. 会通过观察对吸毒人员的日常行为规范进行评估□□□□□

22. 对吸毒人员进行心理健康评估是必要的□□□□□

23. 会通过问卷对吸毒人员进行心理健康评估□□□□□

24. 会通过观察/聊天对吸毒人员的心理健康进行评估□□□□□

25. 要求吸毒人员进行体检是必要的□□□□□

26. 会通过观察了解吸毒人员的身体健康状况□□□□□

27. 会通过咨询了解吸毒人员的身体状况□□□□□

28. 测试吸毒人员的禁毒知识掌握情况是有必要的□□□□□

29. 会要求吸毒人员进行禁毒知识测试□□□□□

30. 会通过与吸毒人员交流了解其禁毒知识学习程度□□□□□

31. 戒毒所、社区和家庭之间能够保持良好的沟通□□□□□

32. 戒毒所、社区和家庭不能够互相传递吸毒人员的信息□□□□□

33. 戒毒所、社区和家庭之间可以共享药物依赖者的信息□□□□□

34. 戒毒所、社区和家庭能够保持戒毒理念的一致性□□□□□

35. 戒毒所、社区和家庭都能够遵循戒毒准则□□□□□

36. 戒毒所、社区和家庭不能够统一戒毒理念□□□□□

37. 戒毒所、社区和家庭都可以采用运动戒毒进行康复治疗□□□□□

38. 戒毒所、社区和家庭能够共享好的戒毒方法□□□□□

39. 戒毒所、社区和家庭矫治手段具有连贯性□□□□□

40. 戒毒所、社区和家庭能够合作帮助吸毒人员进行矫治□□□□□

41. 戒毒所、社区和家庭的戒毒方法不能保持一致□□□□□

苯丙胺依赖量表

1＝完全不同意，2＝不同意，3＝有些不同意，4＝不确定，5＝有些同意，6＝同意，7＝完全同意

1. 如果现在给我提供一些冰毒我会接受

2. 此刻如果吸食冰毒会让我生命中美好的事物立马出现

3. 现在我正在回想吸食冰毒的时刻

4. 如果现在吸食冰毒的话，我感觉就好像我生命中不好的事都会完全消失

5. 如果我现在被提供一些冰毒，那么在吸食完之前我都会持续的兴奋

6. 如果现在我可以吸食冰毒，我可以很容易地控制吸食的量

7. 我现在需要一些冰毒

8. 如果给我一个星期允许吸食冰毒，那么我会每天都吸食冰毒

9. 此刻我对冰毒的渴望非常强烈

10. 如果我现在有冰毒可以吸食，那么我生命中最重要的问题也不能困扰我

11. 我现在正计划着去吸食冰毒

12. 现在吸食冰毒可以让我感觉站在世界之巅

13. 现在吸食冰毒会让我不那么紧张

14. 现在吸食冰毒会让我很满足

15. 为了吸冰毒，我愿意做任何事情

16. 现在吸食冰毒会使我生命中糟糕的事情不那么糟糕

17. 我现在渴望一些冰毒

18. 如果我现在吸食冰毒，我会感觉事情都在我的掌控中

19. 我正在考虑要不要吸食冰毒

20. 此刻吸食冰毒是一件非常美好的事

21. 此刻我可能想要一些冰毒

22. 此刻没有比吸食冰毒更好的事情

23. 此刻吸食冰毒会使我感觉非常好

24. 如果我现在吸食一些冰毒，那么我就会感觉日常小事不那么重要

25. 如果此刻我有机会吸食冰毒，我想我会吸的

26. 我渴望吸食冰毒

27. 我如此想要吸食冰毒，以至于感觉它就在我旁边

28. 我可以控制冰毒的使用

29. 此刻吸食冰毒会让我特别开心

30. 如果此刻我吸食一些冰毒，我感觉我不会那么担心日常遇到的问题

31. 此刻我不想吸食冰毒

32. 我正在想办法获得冰毒

33. 我一点也不想要冰毒

34. 此刻吸食冰毒会让我感觉压力减轻

35. 无论用什么方法，我现在都想获得一些冰毒

36. 如果我现在开始可以吸食冰毒，那么我会直到花光我的积蓄才停下来

37. 现在吸食冰毒会让所有的事情都变得完美

38. 我想尽可能快地获得一些冰毒

39. 如果我现在开始可以吸食冰毒，我可能根本停不下来

40. 如果我此刻吸食冰毒，那么我所有的紧张感都会完全消失

状态-特质焦虑量表

指导语：下面列出的是一些人们常常用来描述他们自己的陈述，请阅读每一个陈述，然后选择适当的选项来表示你现在最恰当的感觉，也就是你此时此刻最恰当的感觉。没有对或错的回答，不要对任何一个陈述花太多的时间去考虑，但所给的回答应该是你现在最恰当的感觉。

选项：①完全没有　　②有些　　③中等程度　　④非常明显

1. 我感到心情平静①②③④

2. 我感到安全①②③④

3. 我是紧张的①②③④

4. 我感到紧张束缚①②③④

5. 我感到安逸①②③④

6. 我感到烦乱①②③④

7. 我现在正烦恼，感到这种烦恼超过了可能的不幸①②③④

8. 我感到满意①②③④

9. 我感到害怕①②③④

10. 我感到舒适①②③④

11. 我有自信心①②③④

12. 我觉得神经过敏①②③④

13. 我极度紧张不安①②③④

14. 我优柔寡断①②③④

15. 我是轻松的①②③④

16. 我感到心满意足①②③④

17. 我是烦恼的①②③④

18. 我感到慌乱①②③④

19. 我感觉镇定①②③④

20. 我感到愉快①②③④

21. 我感到神经过敏和不安①②③④

22. 我感到自我满足①②③④

23. 我希望能像别人那样高兴①②③④

24. 我感到像衰竭一样①②③④

25. 我感到很宁静①②③④

26. 我是平静的、冷静的和泰然自若的①②③④

27. 我感到困难——堆集起来，因此无法克服①②③④

28. 我过分忧虑一些事，实际上这些事无关紧要①②③④

29. 我是高兴的①②③④

30. 我的思想处于混乱状态①②③④

31. 我缺乏自信心①②③④

32. 我感到安全①②③④

33. 我容易做出决断①②③④

34. 我感到不合适①②③④

35. 我是满足的①②③④

36. 一些不重要的思想总缠绕着我，并打扰我①②③④

37. 我产生的沮丧是如此强烈，以致我不能从思想中排除它们①②③④

38. 我是一个镇定的人①②③④

39. 当我考虑我目前的事情和利益时，我就陷入紧张状态①②③④

情绪智力量表

1. 我知道与别人谈论问题的恰当时机。

    A. 很不符合   B. 较不符合   C. 不清楚   D. 较符合   E. 很符合

2. 当我面对某种困难时，我能够回忆起面对同样困难并克服它们的时候。

    A. 很不符合   B. 较不符合   C. 不清楚   D. 较符合   E. 很符合

3. 我期望我能够做好我想做的大多数的事情。

    A. 很不符合   B. 较不符合   C. 不清楚   D. 较符合   E. 很符合

4. 别人很容易信任我。

    A. 很不符合   B. 较不符合   C. 不清楚   D. 较符合   E. 很符合

5. 我觉得我很难理解别人的身体语言。

    A. 很不符合   B. 较不符合   C. 不清楚   D. 较符合   E. 很符合

6. 我生命中的一些重大事件让我重新评估了什么是重要的，什么是不重要的。

    A. 很不符合   B. 较不符合   C. 不清楚   D. 较符合   E. 很符合

7. 心情好的时候我就能看到新的希望。

    A. 很不符合   B. 较不符合   C. 不清楚   D. 较符合   E. 很符合

8. 情绪是决定我们生活有意义的重要因素之一。

    A. 很不符合   B. 较不符合   C. 不清楚   D. 较符合   E. 很符合

9. 我能清楚意识到自己每一刻的情绪。

    A. 很不符合   B. 较不符合   C. 不清楚   D. 较符合   E. 很符合

10. 我盼望能事事如意。

    A. 很不符合   B. 较不符合   C. 不清楚   D. 较符合   E. 很符合

11. 我喜欢和别人分享自己的情感。

　　　A. 很不符合　　B. 较不符合　　C. 不清楚　　D. 较符合　　E. 很符合

12. 情绪好的时候，我会想方设法把它延长一些。

　　　A. 很不符合　　B. 较不符合　　C. 不清楚　　D. 较符合　　E. 很符合

13. 安排有关事情，我尽可能使别人感到满意。

　　　A. 很不符合　　B. 较不符合　　C. 不清楚　　D. 较符合　　E. 很符合

14. 我喜欢做能使自己感到高兴的事情。

　　　A. 很不符合　　B. 较不符合　　C. 不清楚　　D. 较符合　　E. 很符合

15. 我很清楚我传递给别人的非言语信息。

　　　A. 很不符合　　B. 较不符合　　C. 不清楚　　D. 较符合　　E. 很符合

16. 我尽量做得好一些，使别人对我的印象好一点。

　　　A. 很不符合　　B. 较不符合　　C. 不清楚　　D. 较符合　　E. 很符合

17. 通过观察面部表情我可以辨别别人的情绪。

　　　A. 很不符合　　B. 较不符合　　C. 不清楚　　D. 较符合　　E. 很符合

18. 当我心情好的时候，解决问题对我来说很容易。

　　　A. 很不符合　　B. 较不符合　　C. 不清楚　　D. 较符合　　E. 很符合

19. 我知道自己为什么情绪不好。

　　　A. 很不符合　　B. 较不符合　　C. 不清楚　　D. 较符合　　E. 很符合

20. 心情好的时候，新奇的想法就会多一些。

　　　A. 很不符合　　B. 较不符合　　C. 不清楚　　D. 较符合　　E. 很符合

21. 我能够控制自己的情绪。

　　　A. 很不符合　　B. 较不符合　　C. 不清楚　　D. 较符合　　E. 很符合

22. 我很清楚自己在某一刻的情绪。

　　　A. 很不符合　　B. 较不符合　　C. 不清楚　　D. 较符合　　E. 很符合

23. 付出努力时我会想象自己即将取得好成绩，以激励自己。

　　　A. 很不符合　　B. 较不符合　　C. 不清楚　　D. 较符合　　E. 很符合

24. 当别人在某个方面做得很好时，我会称赞他们。

　　　A. 很不符合　　B. 较不符合　　C. 不清楚　　D. 较符合　　E. 很符合

25. 我能够了解别人传递给我的非言语信息。

　　　A. 很不符合　　B. 较不符合　　C. 不清楚　　D. 较符合　　E. 很符合

26. 当别人告诉我他人生中的某件重大事件时，我几乎感觉到好像发生在自己
　　　身上一样。

A. 很不符合　　B. 较不符合　　C. 不清楚　　D. 较符合　　E. 很符合

27. 当我感到情绪变化时，就会涌现一些新颖的想法。

　　A. 很不符合　　B. 较不符合　　C. 不清楚　　D. 较符合　　E. 很符合

28. 遇到困难时，一想到可能会失败，我就会退却。

　　A. 很不符合　　B. 较不符合　　C. 不清楚　　D. 较符合　　E. 很符合

29. 只要看一眼，我就知道别人的情绪怎样。

　　A. 很不符合　　B. 较不符合　　C. 不清楚　　D. 较符合　　E. 很符合

30. 当别人消沉时我能够帮助他，使他感觉好一点。

　　A. 很不符合　　B. 较不符合　　C. 不清楚　　D. 较符合　　E. 很符合

31. 在挫折面前，我让自己保持良好的情绪以应对挑战。

　　A. 很不符合　　B. 较不符合　　C. 不清楚　　D. 较符合　　E. 很符合

32. 我能够通过别人讲话的语调判断他当时的情绪。

　　A. 很不符合　　B. 较不符合　　C. 不清楚　　D. 较符合　　E. 很符合

33. 我很难理解别人的想法和感受。

　　A. 很不符合　　B. 较不符合　　C. 不清楚　　D. 较符合　　E. 很符合

情绪调节量表

该量表包括 10 个项目，7 点计分，1 表示非常不赞成，7 表示非常赞成。

1. 当我想感受一些积极的情绪（如快乐或高兴）时，我会改变自己思考问题的角度。

　　1　　　　2　　　　3　　　　4　　　　5　　　　6　　　　7

2. 我不会表露自己的情绪。

　　1　　　　2　　　　3　　　　4　　　　5　　　　6　　　　7

3. 当我想少感受一些消极的情绪（如悲伤或愤怒）时，我会改变自己思考问题的角度。

　　1　　　　2　　　　3　　　　4　　　　5　　　　6　　　　7

4. 当感受到积极情绪时，我会很小心地不让它们表露出来。

　　1　　　　2　　　　3　　　　4　　　　5　　　　6　　　　7

5. 在面对压力情境时，我会使自己以一种有助于保持平静的方式来考虑它。

　　1　　　　2　　　　3　　　　4　　　　5　　　　6　　　　7

6. 我控制自己情绪的方式是不表达它们。

　　1　　　　2　　　　3　　　　4　　　　5　　　　6　　　　7

7. 当我想多感受一些积极的情绪时，我会改变自己对情境的考虑方式。

　　1　　　　2　　　　3　　　　4　　　　5　　　　6　　　　7

8. 我会通过改变对情境的考虑方式来控制自己的情绪。

　　1　　　　2　　　　3　　　　4　　　　5　　　　6　　　　7

9. 当感受到消极的情绪时，我确定不会表露它们。

　　1　　　　2　　　　3　　　　4　　　　5　　　　6　　　　7

10. 当我想少感受一些消极的情绪时，我会改变自己对情境的考虑方式。

　　1　　　　2　　　　3　　　　4　　　　5　　　　6　　　　7

贝克抑郁自评量表

　　下面有 21 个问题，请仔细阅读每一个，把意思弄明白，然后根据你最近一个星期的真实感觉，选择适合的答案。请注意每一个问题都需要作答。

（一）

0. 我不感到悲伤。

1. 我感到悲伤。

2. 我始终悲伤，不能自制。

3. 我太悲伤或不愉快，不堪忍受。

（二）

0. 我对将来并不失望。

1. 对未来我感到心灰意冷。

2. 我感到前景黯淡。

3. 我觉得将来毫无希望，无法改善。

（三）

0. 我没有感到失败。

1. 我觉得比一般人失败要多些。

2. 回首往事，我能看到的是很多次失败。

3. 我觉得我是一个完全失败的人。

（四）

0. 我从各种事件中得到很多满足。

1. 我不能从各种事件中感受到乐趣。

2. 我不能从各种事件中得到真正的满足。

3. 我对一切事情不满意或感到枯燥无味。

（五）

0. 我不感到有罪过。

1. 我在相当的时间里觉到有罪。

2. 我在大部分时间里觉得有罪。

3. 我在任何时候都觉得有罪。

（六）

0. 我没有觉得受到惩罚。

1. 我觉得可能会受到惩罚。

2. 我预料将受到惩罚。

3. 我觉得正受到惩罚。

（七）

0. 我对自己并不失望。

1. 我对自己感到失望。

2. 我讨厌自己。

3. 我恨自己。

（八）

0. 我觉得并不比其他人更不好。

1. 我要批判自己的弱点和错误。

2. 我在所有的时间里都责备自己的错误。

3. 我责备自己把所有的事情都弄糟了。

（九）

0. 我没有任何想弄死自己的想法。

1. 我有自杀想法，但我不会去做。

2. 我想自杀。

3. 如果有机会我就自杀。

（十）

0. 我哭泣与往常一样多。

1. 我比往常哭得多。

2. 我一直要哭。

3. 我过去能哭，但要哭也哭不出来。

（十一）

0. 和过去相比，我生气并不更多。

1. 我比往常更容易生气发火。

2. 我觉得所有的时间都容易生气。

3. 过去使我生气的事，目前一点也不能使我生气了。

（十二）

0. 我对其他人没有失去兴趣。

1. 和过去相比，我对别人的兴趣减少了。

2. 我对别人的兴趣大部分失去了。

3. 我对别人的兴趣已全部丧失了。

（十三）

0. 我做决定没什么困难。

1. 我推迟做决定比过去多了。

2. 我做决定比以前困难得多。

3. 我再也不能做决定了。

（十四）

0. 觉得我的外表看上去并不比过去更差。

1. 我担心自己看上去显得老了，没有吸引力。

2. 我觉得我的外貌有些变化，使我难看了。

3. 我相信我看起来很丑陋。

（十五）

0. 我工作和以前一样好。

1. 要着手做事，我目前需额外花些力气。

（十六）

0. 我睡觉与往常一样好。

1. 我睡眠不如过去好。

2. 无论做什么我必须努力催促自己才行。

3. 我什么工作也不能做了。

（十七）

0. 我并不感到比往常更疲乏。

1. 我比过去更容易感到疲乏无力。

2. 几乎不管做什么，我都感到疲乏无力。

3. 我太疲乏无力，不能做任何事情。

（十九）

0. 最近我的体重并无很大减轻。

1. 我体重下降 2.27 kg 以上。

2. 我体重下降 5.54 kg 以上。

3. 我体重下降 7.81 kg 以上。

2. 我比往常早醒 1~2 h，难以再睡。

3. 我比往常早醒几个小时，不能再睡。

（十八）

0. 我的食欲和往常一样。

1. 我的食欲不如过去好。

2. 我目前的食欲差得多了。

3. 我一点也没有食欲了。

（二十）

0. 我对健康状况并不比往常更担心。

1. 我担心身体上的问题，如疼痛、胃不适或便秘。

2. 我很担心身体问题，想别的事情很难。

3. 我对身体问题如此担忧，以致不能想其他任何事情。

（二十一）

0. 我没有发现自己对性的兴趣最近有什么变化。

1. 我对性的兴趣比过去降低了。

2. 我现在对性的兴趣大大下降。

3. 我对性的兴趣已经完全丧失。

世界卫生组织生存质量测定量表

1. 您怎样评价您的生存质量？

　　A. 很差　B. 差　C. 不好也不差　D. 好　E. 很好

2. 您对自己的健康状况满意吗？

　　A. 很不满意　B. 不满意　C. 一般　D. 满意　E. 很满意

3. 您身体有某种不适妨碍您做需要做的事吗？

　　A. 非常有　B. 比较有　C. 有（一般）　D. 很少有　E. 基本没有

4. 您需要依靠医疗的帮助进行日常生活吗？

　　A. 根本不要　B. 很少要　C. 需要（一般）　D. 比较要　E. 极需要

5. 您觉得生活有乐趣吗？

　　A. 根本没　B. 很少有　C. 有（一般）　D. 比较有　E. 极有兴趣

6. 您觉得自己的生活有意义吗？

　　A. 根本没　B. 很少有　C. 有（一般）　D. 比较有　E. 极有兴趣

7. 您能集中注意力吗？

　　A. 根本不能　B. 很少能　C. 能（一般）　D. 多数能　E. 完全能

8. 日常生活中您感觉安全吗？

　　A. 根本不安全　B. 很少安全　C. 安全（一般）　D. 比较安全

　　E. 非常安全

9. 您的生活环境对健康好吗？

　　A. 根本不好　B. 很少好　C. 好（一般）　D. 比较好　E. 非常好

10. 您有充沛的精力去应付日常生活吗？

　　A. 根本没有　B. 很少有　C. 有（一般）　D. 多数有　E. 完全有

11. 您认为自己的外形过得去吗？

　　A. 根本过不去　B. 很少过得去　C. 过得去　D. 比较过得去　E. 完全过

　　得去

12. 您的钱够用吗？

　　A. 根本不　B. 很少够用　C. 够用（一般）　D. 多数够用　E. 完全够用

13. 在日常生活中您需要的信息齐备吗？

　　A. 根本不　B. 很少齐备　C. 齐备（一般）　D. 多数齐备　E. 完全齐备

14. 您有机会进行休闲活动吗？

　　A. 根本没　B. 很少有　C. 有（一般）　D. 多数有　E. 完全有机会

15. 您行动的能力如何？

　　A. 很差　B. 差　C. 不好也不差　D. 好　E. 很好

16. 您对自己的睡眠情况满意吗？

　　A. 很不满意　B. 不满意　C. 一般满意　D. 满意　E. 很满意

17. 您对自己做日常事情的能力满意吗？

　　A. 很不满意　B. 不满意　C. 一般满意　D. 满意　E. 很满意

18. 您对自己的工作能力满意吗？

　　A. 很不满意　B. 不满意　C. 一般满意　D. 满意　E. 很满意

19. 您对自己满意吗？

　　A. 很不满意　B. 不满意　C. 一般满意　D. 满意　E. 很满意

20. 您对自己的人际关系满意吗？

　　A. 很不满意　B. 不满意　C. 一般满意　D. 满意　E. 很满意

21. 您对自己的性生活满意吗？

　　A. 很不满意　B. 不满意　C. 一般满意　D. 满意　E. 很满意

22. 您对自己从朋友处得到的支持满意吗？

　　A. 很不满意　B. 不满意　C. 一般满意　D. 满意　E. 很满意

23. 您对自己的居住条件满意吗？

　　A. 很不满意　B. 不满意　C. 一般满意　D. 满意　E. 很满意

24. 您对得到的卫生保健服务程度满意吗？

　　A. 很不满意　B. 不满意　C. 一般满意　D. 满意　E. 很满意

25. 您对自己的交通情况满意吗？

　　A. 很不满意　B. 不满意　C. 一般满意　D. 满意　E. 很满意

26. 您有消极感受吗？（如情绪低落、绝望、焦虑、抑郁）

　　A. 总有消极感受　B. 经常有消极感受　C. 时有时无

　　D. 偶尔有消极感受　E. 没有消极感受

简明心境状态量表

　　请根据下列词语表达您在上一周（包括今天）的感受。对每一个形容词只能在五种选择中选出一项最符合您的实际情况的感受：

1. 紧张的　　□几乎没有　□有一点　□适中　□相当多　□非常地

2. 生气的　　□几乎没有　□有一点　□适中　□相当多　□非常地

3. 无精打采的　□几乎没有　□有一点　□适中　□相当多　□非常地

4. 不快活的　□几乎没有　□有一点　□适中　□相当多　□非常地

5. 轻松愉快的　□几乎没有　□有一点　□适中　□相当多　□非常地

6. 慌乱的　　□几乎没有　□有一点　□适中　□相当多　□非常地

7. 为难的　　□几乎没有　□有一点　□适中　□相当多　□非常地

8. 心烦意乱的　□几乎没有　□有一点　□适中　□相当多　□非常地

9. 气坏的　　□几乎没有　□有一点　□适中　□相当多　□非常地

10. 劳累的　　□几乎没有　□有一点　□适中　□相当多　□非常地

11. 悲伤的　　□几乎没有　□有一点　□适中　□相当多　□非常地

12. 精神饱满的　□几乎没有　□有一点　□适中　□相当多　□非常地

13. 集中不了注意力的　□几乎没有　□有一点　□适中　□相当多　□非常地

14. 自信的　□几乎没有　□有一点　□适中　□相当多　□非常地

15. 内心不安的　□几乎没有　□有一点　□适中　□相当多　□非常地

16. 气恼的　□几乎没有　□有一点　□适中　□相当多　□非常地

17. 精疲力尽的　□几乎没有　□有一点　□适中　□相当多　□非常地

18. 沮丧的　□几乎没有　□有一点　□适中　□相当多　□非常地

19. 主动积极的　□几乎没有　□有一点　□适中　□相当多　□非常地

20. 慌张的　□几乎没有　□有一点　□适中　□相当多　□非常地

21. 坐卧不宁的　□几乎没有　□有一点　□适中　□相当多　□非常地

22. 烦恼的　□几乎没有　□有一点　□适中　□相当多　□非常地

23. 倦怠的　□几乎没有　□有一点　□适中　□相当多　□非常地

24. 忧郁的　□几乎没有　□有一点　□适中　□相当多　□非常地

25. 兴致勃勃的　□几乎没有　□有一点　□适中　□相当多　□非常地

26. 健忘的　□几乎没有　□有一点　□适中　□相当多　□非常地

27. 有能力感的　□几乎没有　□有一点　□适中　□相当多　□非常地

28. 易激动的　□几乎没有　□有一点　□适中　□相当多　□非常地

29. 愤怒的　□几乎没有　□有一点　□适中　□相当多　□非常地

30. 疲惫不堪的　□几乎没有　□有一点　□适中　□相当多　□非常地

31. 毫无价值的　□几乎没有　□有一点　□适中　□相当多　□非常地

32. 富有活动的　□几乎没有　□有一点　□适中　□相当多　□非常地

33. 有不确定感的　□几乎没有　□有一点　□适中　□相当多　□非常地

34. 满意的　□几乎没有　□有一点　□适中　□相当多　□非常地

35. 担忧的　□几乎没有　□有一点　□适中　□相当多　□非常地

36. 狂怒的　□几乎没有　□有一点　□适中　□相当多　□非常地

37. 抱怨的　□几乎没有　□有一点　□适中　□相当多　□非常地

38. 孤弱无助的　□几乎没有　□有一点　□适中　□相当多　□非常地

39. 劲头十足的　□几乎没有　□有一点　□适中　□相当多　□非常地

40. 自豪的　□几乎没有　□有一点　□适中　□相当多　□非常地

抑郁自评量表

下面有 20 条题目，请仔细阅读每一条，每一条文字后有四个选项，分别表示：

A：没有或很少时间（过去一周内，出现这类情况的日子不超过一天）

B：小部分时间（过去一周内，有 1~2 天有过这类情况）

C：相当多时间（过去一周内，有 3~4 天有过这类情况）

D：绝大部分或全部时间（过去一周内，有 5~7 天有过这类情况）

请根据你最近一个星期的实际情况进行选择：

1. 我觉得闷闷不乐，情绪低沉

　　A. 没有或很少时间　B. 小部分时间　C. 相当多时间

　　D. 绝大部分或全部时间

2. 我觉得不安而平静不下来

　　A. 没有或很少时间　B. 小部分时间　C. 相当多时间

　　D. 绝大部分或全部时间

3. 我一阵阵地哭出来或是想哭

　　A. 没有或很少时间　B. 小部分时间　C. 相当多时间

　　D. 绝大部分或全部时间

4. 我晚上睡眠不好

　　A. 没有或很少时间　B. 小部分时间　C. 相当多时间

　　D. 绝大部分或全部时间

5. 我比平常容易激动

　　A. 没有或很少时间　B. 小部分时间　C. 相当多时间

　　D. 绝大部分或全部时间

6. 我认为如果我死了别人会生活得更好些

　　A. 没有或很少时间　B. 小部分时间　C. 相当多时间

　　D. 绝大部分或全部时间

7. 我发觉我的体重在下降

　　A. 没有或很少时间　B. 小部分时间　C. 相当多时间

　　D. 绝大部分或全部时间

8. 我有便秘的苦恼

　　A. 没有或很少时间　B. 小部分时间　C. 相当多时间

D. 绝大部分或全部时间

9. 我心跳比平时快

    A. 没有或很少时间   B. 小部分时间   C. 相当多时间

    D. 绝大部分或全部时间

10. 我无缘无故感到疲乏

    A. 没有或很少时间   B. 小部分时间   C. 相当多时间

    D. 绝大部分或全部时间

11. 我的头脑和平时一样清楚

    A. 没有或很少时间   B. 小部分时间   C. 相当多时间

    D. 绝大部分或全部时间

12. 我觉得经常做的事情并没有困难

    A. 没有或很少时间   B. 小部分时间   C. 相当多时间

    D. 绝大部分或全部时间

13. 我觉得一天之中早晨最好

    A. 没有或很少时间   B. 小部分时间   C. 相当多时间

    D. 绝大部分或全部时间

14. 我对将来抱有希望

    A. 没有或很少时间   B. 小部分时间   C. 相当多时间

    D. 绝大部分或全部时间

15. 我吃的和平时一样多

    A. 没有或很少时间   B. 小部分时间   C. 相当多时间

    D. 绝大部分或全部时间

16. 我觉得做出决定是容易的

    A. 没有或很少时间   B. 小部分时间   C. 相当多时间

    D. 绝大部分或全部时间

17. 我觉得自己是个有用的人，有人需要我

    A. 没有或很少时间   B. 小部分时间   C. 相当多时间

    D. 绝大部分或全部时间

18. 我的生活过得很有意思

    A. 没有或很少时间   B. 小部分时间   C. 相当多时间

    D. 绝大部分或全部时间

19. 我与异性接触时和以往一样感到愉快

    A. 没有或很少时间　　B. 小部分时间　　C. 相当多时间

    D. 绝大部分或全部时间

20. 平常感兴趣的事我仍然照样感兴趣

    A. 没有或很少时间　　B. 小部分时间　　C. 相当多时间

    D. 绝大部分或全部时间

焦虑自评量表

    下面有 20 个问题，请仔细阅读每个问题，根据最近一个星期的实际感觉，选择适合的答案。

1. 我觉得比平常容易紧张和着急。

    A. 没有或很少时间　　B. 小部分时间　　C. 相当多时间

    D. 绝大部分或全部时间

2. 我无缘无故地感到害怕。

    A. 没有或很少时间　　B. 小部分时间　　C. 相当多时间

    D. 绝大部分或全部时间

3. 我容易心里烦乱或觉得惊慌。

    A. 没有或很少时间　　B. 小部分时间　　C. 相当多时间

    D. 绝大部分或全部时间

4. 我觉得我可能将要发疯。

    A. 没有或很少时间　　B. 小部分时间　　C. 相当多时间

    D. 绝大部分或全部时间

5. 我觉得一切都很好，也不会发生什么不幸。

    A. 没有或很少时间　　B. 小部分时间　　C. 相当多时间

    D. 绝大部分或全部时间

6. 我手脚发抖打颤。

    A. 没有或很少时间　　B. 小部分时间　　C. 相当多时间

    D. 绝大部分或全部时间

7. 我因为头痛、头颈痛和背痛而苦恼。

    A. 没有或很少时间　　B. 小部分时间　　C. 相当多时间

    D. 绝大部分或全部时间

8. 我感觉容易衰弱和疲乏。

A. 没有或很少时间　B. 小部分时间　C. 相当多时间

D. 绝大部分或全部时间

9. 我觉得心平气和，并且容易安静地坐着。

A. 没有或很少时间　B. 小部分时间　C. 相当多时间

D. 绝大部分或全部时间

10. 我觉得心跳得很快。

A. 没有或很少时间　B. 小部分时间　C. 相当多时间

D. 绝大部分或全部时间

11. 我因为一阵阵头晕而苦恼。

A. 没有或很少时间　B. 小部分时间　C. 相当多时间

D. 绝大部分或全部时间

12. 我有晕倒发作，或觉得要晕倒似的。

A. 没有或很少时间　B. 小部分时间　C. 相当多时间

D. 绝大部分或全部时间

13. 我吸气呼气都感到很容易。

A. 没有或很少时间　B. 小部分时间　C. 相当多时间

D. 绝大部分或全部时间

14. 我手脚麻木和刺痛。

A. 没有或很少时间　B. 小部分时间　C. 相当多时间

D. 绝大部分或全部时间

15. 我因为胃痛和消化不良而苦恼。

A. 没有或很少时间　B. 小部分时间　C. 相当多时间

D. 绝大部分或全部时间

16. 我常常要小便。

A. 没有或很少时间　B. 小部分时间　C. 相当多时间

D. 绝大部分或全部时间

17. 我的手常常是干燥温暖的。

A. 没有或很少时间　B. 小部分时间　C. 相当多时间

D. 绝大部分或全部时间

18. 我脸红发热。

A. 没有或很少时间　B. 小部分时间　C. 相当多时间

D. 绝大部分或全部时间

19. 我容易入睡并且一夜睡得很好。

    A. 没有或很少时间　　B. 小部分时间　　C. 相当多时间

    D. 绝大部分或全部时间

20. 我做噩梦。

    A. 没有或很少时间　　B. 小部分时间　　C. 相当多时间

    D. 绝大部分或全部时间

激活行为/抑制量表

选项：①完全不同意②部分不同意③部分同意④完全同意

1. 我会尽我所能去得到我想要的东西　①②③④

2. 当我把某件事做得很好时，我会喜欢继续做它　①②③④

3. 只要我觉得某件事可能有趣，我就会去尝试它　①②③④

4. 当我得到想要的事物时，我觉得很兴奋并充满能量　①②③④

5. 被批评或指责会让我感到很难过　①②③④

6. 当我想要某件东西时，我会想方设法去得到它　①②③④

7. 我常只因为好玩或有趣就去做某事　①②③④

8. 当我有机会得到我想要的东西时，我会立马行动起来　①②③④

9. 如果我想到或知道有人生我气，我就觉得很紧张或心情不好　①②③④

10. 当有机会得到我想要的东西时，我会立刻兴奋起来　①②③④

11. 我常因一时冲动就行动　①②③④

12. 如果我觉得可能有不愉快的事情会发生，那我就会变得坐立不安　①②③④

13. 有好事情发生在我身上时，我会受到很大的影响　①②③④

14. 如果我想到没把某件事情做好，我就觉得紧张　①②③④

15. 我喜欢刺激和新鲜感　①②③④

16. 我会排除万难追求我想要的东西　①②③④

17. 赢得比赛让我兴奋　①②③④

18. 我担心我会犯错　①②③④

奖赏敏感性量表

1. 你经常因为担心不合规定而克制自己不去做某些事吗？　是　否

2. 一笔可观的财富会成为你去做某事的强烈动机吗？　是　否

3. 你会害怕遇到新的或者意想不到的状况吗？　是　否

4. 你经常会主动结识那些有外貌吸引力的人吗？　是　否

5. 要你打电话给陌生人，你会感到困难吗？　是　否

6. 你是否经常为了得到赞扬才去做某事？　是　否

7. 当你还是一个小孩时，你会因为担心受到家里或者学校的惩罚而感到困扰吗？　是　否

8. 你喜欢成为宴会或者其他社交场合中的焦点吗？　是　否

9. 在缺乏准备的情况下，你会担心工作有可能失败吗？　是　否

10. 你会花费大量时间去留给他人一个好印象吗？　是　否

11. 遇到困难时你会很容易灰心吗？　是　否

12. 你需要别人整天对你表达他们对你的好感吗？　是　否

13. 你是否会因为害怕陷入尴尬，而经常忍住不做某事呢？　是　否

14. 当你在群体中时，你会尽力让你的意见听起来最明智或者最有趣吗？　是　否

15. 你会因为害怕尴尬而尽量避免展示你的才能吗？　是　否

16. 你会经常抓住机会帮助那些吸引你的人吗？　是　否

17. 当与大家在一起的时候，你会因为要选择一个好的话题而感到困扰吗？　是　否

18. 当你还是小孩的时候，会做很多事情去赢得别人的赞扬吗？　是　否

19. 如果你发现商店少找零钱，不得不再次回去时，你会为此感到烦恼吗？　是　否

20. 你会优先选择从事那些可以带来直接收益的活动吗？　是　否

21. 无论何时，你会尽量避免去那些你不熟悉的地方吗？　是　否

22. 你会参加或从事那些你可以获胜的事情吗？　是　否

23. 你是否经常为自己所说的话或做过的事而担心？　是　否

24. 你是否很容易对那些美好的事物产生美好气味或味道的联想呢？　是　否

25. 你是否觉得向上司提出加薪是件很困难的事呢？　是　否

26. 即使可能产生负面结果，你是否仍然喜欢向别人展示你的体能呢？　是　否

27. 你是否会避免在公共场合发言？　是　否

28. 你是否有时会为了马上得到回报而去做某些事呢？　是　否

29. 与你周围的人相比，你是否有更多的担忧？　是　否

30. 在工作时，如果出现一个很有魅力的陌生人，你会很容易分心吗？
　　是　否

31. 你是否经常由于过度担心而导致正常能力的表现受到影响呢？　是　否

32. 你是否会对金钱很感兴趣，以至于愿意用冒险的方式获得？　是　否

33. 你是否会因为害怕被拒绝或被反对，而经常忍住不做那些你喜欢做的事？
　　是　否

34. 你是个害羞的人吗？　是　否

自我控制量表

选项：①完全不符合②不符合③部分不符合④部分符合⑤符合⑥完全符合

1. 我擅长抵制诱惑　①②③④⑤⑥

2. 我要经历一段艰难时光才能抛弃坏习惯　①②③④⑤⑥

3. 我是懒惰的人　①②③④⑤⑥

4. 我会说不合时宜的话　①②③④⑤⑥

5. 我从来不会让自己失去控制　①②③④⑤⑥

6. 如果一些事情对自己不好但很有趣，我依然会做　①②③④⑤⑥

7. 人们信任我会遵守时间表（按计划进行）　①②③④⑤⑥

8. 早上起床对我来说很困难　①②③④⑤⑥

9. 拒绝别人对我来说很难　①②③④⑤⑥

10. 我经常改变我的想法　①②③④⑤⑥

11. 我会直接说出我心里的想法　①②③④⑤⑥

12. 人们认为我是冲动的　①②③④⑤⑥

13. 我会拒绝对我有害的事情　①②③④⑤⑥

14. 我花费了太多的钱　①②③④⑤⑥

15. 我会将物品摆放整齐　①②③④⑤⑥

16. 我有时是自我放纵的　①②③④⑤⑥

17. 我希望自己能够更自律　①②③④⑤⑥

18. 我是可以依靠的　①②③④⑤⑥

19. 我会被我自己的感觉冲昏头脑　①②③④⑤⑥

20. 我做很多事都是因为一时的激励因素　①②③④⑤⑥

21. 我不能很好地保守秘密　①②③④⑤⑥

22. 周围的人说我有坚韧的自控能力　①②③④⑤⑥

23. 我曾经一整夜地工作或者学习　①②③④⑤⑥

24. 我不容易灰心丧气　①②③④⑤⑥

25. 我最好在行动前停下来思考　①②③④⑤⑥

26. 我从事健康的实践活动　①②③④⑤⑥

27. 我吃健康的食物　①②③④⑤⑥

28. 娱乐活动有时使我无法完成工作　①②③④⑤⑥

29. 集中精神对我来说很困难　①②③④⑤⑥

30. 我能够朝着一个长远目标有效率地工作　①②③④⑤⑥

31. 有时尽管知道一件事是错的，我仍然控制不住自己去做　①②③④⑤⑥

32. 我经常不考虑所有可能的选项就行动　①②③④⑤⑥

33. 我很容易情绪失控　①②③④⑤⑥

34. 我经常打断别人的发言　①②③④⑤⑥

35. 我有时会过量喝酒或吸毒　①②③④⑤⑥

36. 我总是很准时　①②③④⑤⑥

病理性赌博诊断量表

以下五项（或以上）标准表明持续性和反复发生适应不良行为的赌博行为（一年之内）：

1. 你经常发现自己在想赌博吗？（例如，重温过去的赌博经历，计划下一次玩游戏或考虑如何赌钱）是　否

2. 你是否需要用越来越多的钱进行赌博才能获得你所需要的兴奋？　是　否

3. 试图减少或停止赌博时，你变得焦躁不安或急躁吗？　是　否

4. 你是否为了逃避问题而赌博，或者当你对自己感到沮丧、焦虑或不安时会去赌博？　是　否

5. 赌博输钱后，你是否会为了赢钱而改日再来？　是　否

6. 你是否对你的家人或其他人撒谎以掩盖你的赌博程度？　是　否

7. 你是否曾多次尝试控制、减少或停止赌博？　是　否

8. 为了资助赌博或支付赌债，你是否被迫去做违法的事？　是　否

9. 你是否因赌博而冒险或失去了重要的关系、工作、教育或职业机会？　是　否

10. 您是否曾向别人寻求帮助以提供资金以缓解由赌博造成的绝望财务状况？　是　否

第六章 运动对药物依赖者行为康复影响研究

药物依赖又称药物成瘾、药物滥用，是一种慢性、复发性脑部疾病。常伴有强迫性寻求药物、无法控制摄入计量和出现负面情绪（例如，烦躁不安、焦虑、易怒）等特点。长期的滥用往往伴随着强烈的情绪体验，也会导致依赖者记忆功能受损，一方面表现为整体记忆能力下降，另一方面会形成牢固的成瘾记忆。一旦出现成瘾症状，不仅个体的脑功能上发生病理变化，而且结构上也会发生相应的病理变化，对智力、记忆力、人格等方面造成不同程度的损害，使得心理健康受损。同时药物依赖者大脑的纹状体容易受到药物神经毒性的影响，进而造成个体的大肌肉运动异常。另外，作为大脑执行功能的重要组成部分的内部抑制力也会因药物的滥用而受到损伤。除了对个体造成严重影响，药物依赖者的家庭环境也深受其害。随着药物依赖者的认知和沟通能力下降，其家庭功能往往低于平均水平。近年来，有氧运动被认为是药物滥用的潜在治疗手段。通过有效的运动可以使药物依赖者增强认知能力、调节情绪状态、改善身体素质等。本章主要以实验的形式，探究经过不同强度和种类的运动干预，药物依赖者的药物渴求、内部抑制力、情绪状态、心理健康以及家庭功能的变化，由此分析运动对药物依赖者健康行为和态度的影响。

第一节 身体活动对药物依赖者健康行为的影响

一、内部抑制力的中介作用

（一）药物依赖与内部抑制力

当个体持续使用某种药物并形成依赖时，很容易产生对药物的渴望和相关的药物冲动行为，即药物渴求。具体而言，药物渴求是指吸毒成瘾者或使用者对药物效果的主观渴望，以及对药物带来的愉快体验、减轻药物依赖者症状和负面情绪的内在期望，潜意识中对药物相关线索给予过多的关注（Washton，1986；Field，et al.，2009）。当个体对毒品产生渴望时，真实的自我和应该的自我之间会产生裂痕，这很容易导致焦虑、抑郁等负面情绪（Cobos，et al.，2011）。Higgins（1987）认为人们对毒品的渴望程度越高，焦虑和抑郁的程度就越高。自我药疗假说认为，患有高社交焦虑的年轻个体会使用大麻来缓解情绪困扰以及应对不愉快的社交情况（Khantzian，1997），而药物依赖更严重的个体，更容易偏执，并加剧精神病的相关症状（Musetti，et al.，2016）。

内部抑制力是大脑执行功能的重要组成部分。它的目的是取消主导反应或停止与行为无关的不恰当能力。它与吸烟成瘾、多动障碍、药物滥用和精神分裂症的临床防治密切相关（Schachar，et al.，2000；Friedman，et al.，2003；Tomporowsk，et al.，2008）。大量研究发现，连续两周的自我控制训练可以显著延长戒烟者的戒烟时间（Muraven，et al.，1999）。自我控制水平低的个体更容易出现药物渴求和滥用行为，而自我控制水平高的个体则较少出现药物滥用行为（Tarantino，et al.，2015）。另有研究认为男性药物依赖者的自我控制能力是影响其复发行为的重要因素之一，与复发倾向呈负相关（Gong，et al.，2013）。到目前为止，这一结果在药物使用障碍男性和女性患者中均得到证实。

（二）体力活动与药物依赖和内部抑制力的关系

近年来，身体活动在降低药物渴求中的作用引起了广泛关注。Roberts 等发现，有氧运动可以显著降低吸烟者对烟草的渴求，而女性吸烟者似乎比男性吸烟者更容易放弃使用烟草（Roberts，et al.，2012）。Linke 等（2013）指出有氧运动可以有效预防或缓解戒烟时的消极情绪状态，降低戒烟者对烟草的渴求。另有研究表明体育活动可以减少吸烟的渴求，改善戒断后的不良症状。如针对大麻和阿片类药物依赖者的研究中发现，经过 6 个月每周 3 次每次 2h 的有氧活动干预，药物依赖者对药物的渴求明显降低（Roessler，2010）。同样，Buchowski 等（2011）也发现有氧运动可以有效降低药物依赖者对大麻的渴求。由此，适当的体育锻炼可以通过调节神经递质，有效抑制药物依赖者的心理渴望和复发行为。

体力活动对个体抑制能力的影响也得到了更多研究的支持（Huang，et

al.，2014）。参与有氧活动的正常人在与抑制有关的 Flanker 任务中表现更好，额顶叶网络在任务执行中表现更佳。低强度的急性有氧活动可以促进被试在 Stroop 抑制任务中的表现，有效提高背外侧前额叶皮层和额极脑区激活水平（Byun，et al.，2014）。而中等强度的急性有氧运动更能促进人的抑制能力。实证研究表明，急性有氧运动和有氧运动均能改善甲基苯丙胺药物依赖者的抑制功能（Buchowski，et al.，2011）。

（三）身体活动对药物渴求的影响

在课题组的研究中，通过相关分析表明，运动强度与女性药物依赖者的药物渴求呈负相关。在一定范围内，随着体力活动的增加，药物依赖者对药物的渴求程度会降低，这与之前的研究相似（Taylor，et al.，2007；Kinnunen，et al.，2008；Zhao，et al.，2018）。在吸烟成瘾的大学生中，体育活动强度越大，其对吸烟的依赖程度越低（Zhu，et al.，2014）。另外，研究人员发现 12 周的中等强度有氧运动比 6 周和 9 周的活动干预更能有效地减少药物依赖者对药物的渴求，并且能够改善情绪障碍（Taylor，et al.，2007；Kinnunen，et al.，2008；Zhao，et al.，2018）。具体来说，6 周的中等强度活动可以减少药物初始和维持阶段的摄入量。在药物戒断阶段，12 周的中等强度活动可以显著减少对毒品的渴求（Friedman，et al.，2003）。中等强度的活动最有利于吸毒者的药物渴望与抑制控制之间的剂量反应关系（Wang，et al.，2015），并能显著降低吸毒者的药物渴求和药物寻求行为（Sinyor，et al.，1982）。在神经生物学领域，有一个类似的观点：长期和持续的中等强度的耐力活动可以使多巴胺转化率稳步上升，同时可以使剂量效应维持稳定，即"增加后立即活动——在 24 h 后慢慢减少"，最终延迟复发间隔（Fisher，et al.，2004）。但是如果体力活动的刺激过大，时间过长，就会引起代谢失衡或代谢性阳痿。多巴胺的合成率远远超过代谢率，导致诱导复发冲动的"反促进"效应（Zhao，et al.，2018）。因此，适当增加药物依赖者的体力活动强度，可以达到降低药物渴求的目的。

（四）内部抑制力和药物渴求的影响因素分析

本课题组研究发现，药物滥用的类型对内部抑制力和药物渴求有显著影响。使用传统药物的女性，其内部抑制力高于使用新型药物和混合型药物的女性，这与之前的研究结论具有相似性（Du，et al.，2014）。服用新型药物的女性比服用传统药物的女性的药物渴求更显著。换句话说，使用新型药物严重影响了女性的内部抑制力，对药物依赖者的大脑造成了不可逆转的损伤，也会导致对毒品渴求的增加（Yang，2010；Wang，et al.，2015）。此外，药物滥用的持续时间是造成内部抑制力和药物渴求之间差异的另一个原因。随着吸毒年限的增加，脑抑制功能损伤程度增加，内抑制作用减弱，对毒品的渴求增加，产生继续滥用毒品的冲动，最终导致复吸的行为发生。一些研究指出，药物滥用的时间越长，吸毒者对毒品的依赖越强（Chen，et al.，2017），身体对药物的容忍度越强（Jiang，2006），个体的认知水平越低，并且女性明显低于男性（Zhang，et al.，2016）。

同样的，身体活动强度是导致有物质使用障碍的女性内部抑制力和药物渴求不同的另一个重要原因。研究结果表明，重庆市女性药物依赖者的总体力活动强度处于中、低水平。事实上，这一特殊群体限制了自己的身体活动水平，因此很难达到高水平的活动。与低强度活动组相比，中强度活动组的女性有明显更高的内部抑制力，她们对药物的渴求也明显低于低强度活动组，这与早期的研究一致。例如，倒U形理论认为，不同的活动强度对抑制能力有不同的影响（Yerkes，et al.，1908）。相对于低强度和高强度的有氧活动，中等强度的急性有氧活动对人的抑制能力的促进作用最大，能有效提高认知加工效率，从而减少药物渴求和相应的药物寻求行为（Wang，et al.，2015）。

（五）内部抑制对身体活动和药物渴望的中介作用

数据分析表明，身体活动与内抑制正相关，而内抑制与药物渴望负相关，这与前人的研究结果一致（Baumeister，et al.，1996；Muraven，2010；Zhu，et al.，2014）。随着体力活动强度的增加，药物依赖者的内抑制作用将得到有效增强，说明体力活动和内抑制是相互加强、相互影响的，这在正常人群中也得出了一致的结论（Roessler，2010；Barenberg，et al.，2011；Drollette，et al.，2012）。当然，这并不意味着身体活动强度越高就越好。特别是对于吸毒者来说，如果体力活动强度过大，其复吸冲动也不会得到有效抑制，甚至会产生相反的副作用（Zhao，et al.，2018）。因此，一些研究指出，与低强度活动相比，适度强度的活动可以更有效地提高抑制任务的响应速度（Joyce，et al.，2009），而急性中等强度的有氧运动可以产生最佳的激励水平，认知能力上的最大的利益（Mcmorris, et al., 2012）。总而言之，在低、中强度活动之间，体力活动与内抑制之间的正线性关系是合理的、科学的，也支持和丰富了倒 U 形理论的内部机制。

此外，内抑制能负向预测药物渴求。研究表明，内抑制与药物渴求和复发行为密切相关（Jiang, et al., 2000; Yang, et al., 2007）。这一点在一项艾滋病药物依赖者的研究中得到了证实。艾滋病药物滥用者的内抑制与药物渴望之间存在显著的负相关（Liu, 2008），即内部抑制越高，对毒品的渴求越低，而内部抑制力可以减少偏差或犯罪行为的发生。根据自我控制理论，自我控制能力强的人很少有不良行为，如吸烟、酗酒、吸毒等。通过 2 周的自我控制训练，吸烟成瘾者可以有效延长戒烟时间（Roessler, 2010）。同样，一些不良行为也会对抑制功能产生负面影响。例如，长期滥用药物会导致大脑前额叶的紊乱。即使戒毒后，吸毒者的脑功能也会受到损害，抑制等高级认知功能仍会异常（Yuan, et al., 2010; Peterson, et al., 2014）。

研究以内抑制为中介变量，探讨身体活动与药物渴求之间的关系。结果表明，内抑制发挥了部分中介作用，见图 6-1，图中数字显示变量之间的直接相关系数。这说明体育活动不仅可以直接减少依赖者对毒品的渴求，而且可以通过内抑制的中介作用实现身体戒毒的康复效益。研究表明，体育活动可以通过激活前扣带回、改善认知功能来抑制药物渴求（Zhao, et al., 2017）。虽然一些研究理论认为，高强度活性可以最大限度地发挥抑制能力，而低强度急性有

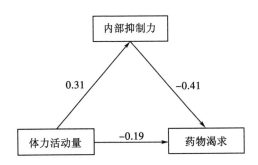

图 6-1　内抑制能力对体力活动和毒品渴求的中介作用模型图

氧活动在抑制任务中的准确性高于中强度和高强度（Allard, et al., 1989）。但值得注意的是，吸毒者很难达到高强度的活动，尤其是女性吸毒者，这一点

在本研究的实际调查中得到了充分的证明。对于吸毒者来说，适度的体力活动强度在药物渴望和寻求药物行为中起着重要作用（Sinyor，et al.，1982）。当体力活动强度控制在中等强度范围时，随着体力活动强度的增加，体内抑制会增强，对药物等物质的抵抗力就会增强，更有利于减少对药物的渴望。这一路径机制在上述研究中得到了许多实证研究的支持（Liang，1994；Peterson，et al.，1995；Yang，et al.，2007；Mcmorris，et al.，2012；Wang，et al.，2017）。

二、运动锻炼促进依赖者家庭功能的改善

（一）依赖者的家庭环境

吸毒的原因存在许多个体间的差异，但往往都会指向一个共同的影响因素——家庭环境。事实上，多项研究已经发现，共同环境的影响，特别是来自家庭内部这一环境，会对一个人的药物滥用行为产生影响。家庭环境因素分类众多，但是在研究中往往会从家庭结构和家庭功能两方面入手。而在成瘾者的研究中，家庭结构因素（主要以婚姻状况为主）被认为是药物滥用的主要潜在驱动因素（Cadoret，et al.，1986；Gynther，et al.，1995；Pickens，et al.，2001；Tsuang，et al.，1996）。例如，与酗酒相似，Kaufman（1985）观察到父母的婚姻状况与青少年的吸毒行为密切相关。同时，也有研究人员认为单亲家庭的孩子比双亲家庭的孩子更有可能使用和滥用毒品。鉴于婚姻状况对家庭结构的直接影响，婚姻状况被认为是影响吸毒行为的重要因素。

家庭结构给吸毒者造成的影响是直接的，而家庭功能相比于家庭结构在成瘾者研究中应该获得更多关注。家庭功能通常包括关系功能、角色认知功能和问题解决功能。事实上，莱莫斯观察到，不良的家庭关系与酗酒有着高度的关联。同样，Kaufman（1985）在家庭认知和酒精滥用的研究中得出相似结果。再者，家庭内部的问题解决和应对行为被认为是人认知行为的反映，因此，在许多家庭戒毒项目中，家庭问题解决往往成为研究者重点关注的一个部分。

家庭结构因素（婚姻状况）与家庭功能对人的行为往往会产生重要影响，因此在药物依赖者行为滥用的研究中，主要会从这两个方面入手，家庭结构的影响已经在众多药物依赖者行为滥用的研究中发现，主要可以归纳为再婚家庭是影响药物滥用行为的一大重要因素。同时，在艾滋病的相关研究中，也发现同性关系与药物滥用行为存在高度相关性。而依赖者的不良家庭结构往往会导

致不良行为的产生。例如，家庭内部问题解决能力及沟通能力较差的人，不良行为多于那些具备妥善处理相关家庭矛盾的人。

（二）锻炼态度与家庭环境的关系

在药物依赖的运动康复治疗中，最重要的是药物依赖者对运动锻炼的态度，它是依赖者接受运动锻炼康复治疗的一个不可忽视的因素，锻炼态度也直接影响依赖者运动康复的效果。而依赖者的家庭因素也在康复治疗过程中起着重要作用，这一影响尤其体现在社区康复治疗中。为此，通过采集依赖者大量信息分析后发现，已婚和同性同居依赖者，在运动态度和家庭功能方面存在显著差异。此外，对于已婚的依赖者，其运动态度和家庭功能表现好于单身的成瘾者和同性同居依赖者，说明稳定的婚姻更利于培养成瘾者的运动态度和改善家庭功能。

另外，研究结果也显示，依赖者的家庭功能与锻炼态度具有高度相关性，家庭功能表现越好的依赖者锻炼态度越积极。家庭功能中的"沟通"要素对于锻炼态度具有直接影响，说明与家人沟通能力较好的人，锻炼态度也更为积极。而锻炼态度中的锻炼"意愿"因素与家庭功能具有高度相关性。因此，在依赖者运动康复的研究过程中，可以着重关注依赖者的家庭环境，尤其针对锻炼态度较差的依赖者，对其进行体育教育的同时，也可以侧重从家庭功能改善方面入手进行调节，尤其是侧重与家人之间的沟通能力改善。

（三）运动锻炼改善家庭功能

运动锻炼与家庭有着密不可分的关系，以往也有众多研究着力探索家庭因素对体育锻炼的影响，如家庭资源对青少年运动体育成绩的影响（王美，等，2020），农村家庭体育氛围对学生体育参与的影响（龙伟，等，2020）。也有研究主要探究运动锻炼与家庭功能二者之间关系，如大学生体育锻炼行为与家庭运动氛围、体育价值观关系的研究；青少年团体运动游戏与家庭功能、紧密关系的相关性研究；课外体育锻炼习惯与家庭运动氛围关系；等等。相较于以往的家庭与锻炼关系探讨，运动对家庭的作用是一个新的研究方向。尤其对于药物依赖者而言，家庭环境对药物依赖者的药物滥用行为影响深远，在运动康复被大力提倡的情况下，运动锻炼和药物依赖者家庭的关系成为研究的一个重点。

由之前的研究可知，锻炼态度与家庭功能具有高度相关性，而家庭功能的作用，尤其表现在锻炼的意愿上。因此，我们可以认为针对药物依赖者的运动锻炼计划，通过进行体育教育和锻炼指导，使其产生更强烈的锻炼意愿的同时，也促进了家庭功能的改善。另外，通过对药物依赖者进行为期三个月的有氧运动干预，其干预前后的家庭功能具有显著差异。

通过本课题组的研究，使运动康复治疗具有了更为深远的意义：首先这一研究结果的公布，使依赖者对运动锻炼的作用和意义有了更加深入了解，更有利于促进依赖者运动康复治疗的开展。其次，对于药物依赖者而言，家庭因素具有复杂而重要的意义，家庭因素不仅是滥用行为的诱因，同时滥用行为也对家庭的功能和结构具有影响，在依赖者康复治疗的过程中，尤其是在社区康复的过程中，通过运动锻炼可以促进家庭功能的改善，而家庭功能的改善，也可以反过来促进滥用行为的矫正。

三、运动干预对药物依赖者心理健康的促进作用

（一）药物依赖者的心理健康

药物依赖又称药物滥用，是一种由神经活性物质作用于大脑所导致的心理行为异常状态的慢性反复性发作的功能性脑疾病（Volkow, et al., 2015）。以往研究认为阿片类药物成瘾的主要原因是躯体依赖，把吸毒看作一种不良习惯，而不是一种疾病，而近年来研究发现初始吸毒者通常是出于好奇，缓解压力和焦虑，或意外和重大生活事件等原因带来的压力和焦虑，一旦成瘾，不仅在脑功能上发生病理变化，而且结构上也会发生相应的功能性病理变化，因此药物成瘾就转化为高级精神活动障碍为特征的反复性发作的顽固脑功能疾病，对智力、记忆力、人格等方面造成不同程度的损害（周琴，等，2010）。

而这种脑损伤的外在表现，往往被认为是心理健康受损，症状体现为焦虑、强迫行为、偏执、恐怖、敌意等。对于这些症状的反映，心理健康量表作为标准化的测量工具通常在特殊人群（如心理障碍人群）中使用。因此在依赖者中，会采用心理健康症状自评量表（SCL-90）分别针对躯体化、强迫症状、人际关系敏感、抑郁、焦虑、敌对、恐怖、偏执和精神病性进行测量。得分越高，心理健康状况越差；得分越低，心理健康状况越好。在研究中发现，成瘾者的心理健康症状自评量表得分高于国内常模，尤其在焦虑、强迫、精神病性几个方面的症状尤为显著。

通过众多研究发现：药物依赖者出现心理健康问题的主要原因有六个方

面：①与依赖者的人格特征和心理特点有关。研究表明，依赖者普遍存在人格扭曲及心理变态，其价值取向、行为方式都偏离主流人群。海洛因依赖者多具有被动依赖性、攻击性及反社会性的个性行为特征、偏执性人格特征、抑郁性人格特征和多种心理异常。②可能与依赖者使用不良的心理防御机制有关。研究发现，依赖者心理健康状况差与过多地使用不良的心理防御机制存在显著的正相关。焦虑和抑郁与不成熟和神经症性防御方式呈正相关。依赖者既存在多种心理问题，又过多地使用不良的心理防御机制，二者相互影响，造成恶性循环，可能是导致吸毒和复吸的一个重要的内在因素。③与依赖者人际关系紧张和社会适应不良有关，缺乏情感支持和人文关怀。大多数吸毒者性格脆弱、易冲动、对环境适应不良、以自我为中心，人际关系紧张，而且药物依赖者的家庭结构大多不完整，家庭功能缺失，与家人关系紧张，无法得到来自家庭和社会的关怀和帮助，缺少家庭温暖和情感支持。④与戒毒治疗引发多种身心戒断反应有关。由于长期对毒品的依赖，药物依赖者在戒毒期间会出现严重的身心戒断反应，身体上的急性戒断反应一般可在 3~4 周内消失，但一些慢性反应，如失眠，则可迁延很长时间，进一步加重他们的负性情绪和心理问题，严重影响着药物依赖者的心理健康和生活质量。⑤与生活方式和行为习惯改变有关。在强制戒毒期，依赖者需要遵守戒毒所的纪律规范，严格按照作息要求安排日常生活和劳动，改变了他们原有的生活习惯和作息规律。这种生活环境和生活方式的改变会造成其身体上和心理上的不适感，引发心理健康问题。⑥与缺乏相关知识和法律意识有关。药物依赖者主要为青少年且文化水平较低者。他们多缺乏相关的毒品及传染病知识，法律意识淡薄。由于对相关知识的缺乏，药物依赖者在戒毒期间多会产生无助、彷徨等心理反应，引发焦虑、抑郁、恐惧等不良心理问题。

因此，医护人员应针对海洛因依赖者的人格特点和心理特征，积极寻找和探究药物依赖者产生负性情绪和心理健康问题的原因，采用多种心理行为治疗方法进行系统化连续干预，改善其心理健康状况，提高戒毒康复效果（庄淑梅，2013）。

（二）运动锻炼对药物依赖者心理健康具有促进作用

近年来，众多研究都发现运动锻炼在一定程度上对心理健康具有促进作用（朱波，2020；林灵，2020；魏高峡，2017），主要认为体育锻炼和身体活动能降低焦虑及抑郁水平、提高自尊、维护良好的心境及积极情绪状态。一次性的体育锻炼也会有即刻的心理改善效益，如 30min 的跑步使紧张、困惑、疲劳、焦虑、抑郁和气愤等不良情绪状态显著改善，同时使活力感保持在高水平（莫连芳，等，2018）。从神经科学的视角上讲，锻炼行为是大脑调动相关脑区和脑部网络，控制身体和四肢的活动过程。魏高峡（2017）认为，运动锻炼行为能够改变以前额叶为核心的大脑相应脑区的灰质体积和密度，优化额叶的内部一致性活动，改变额顶网络的功能活动模式。该研究为运动对心理健康的促进提供了理论依据。

在依赖者的运动康复研究中，运动锻炼与依赖者的心理健康的关系是研究的一个重要方向。大量研究证实，有氧运动不仅对身体机能有促进作用，而且对心理健康状况也有正向促进作用。例如，运动可引起机体肾上腺素和副肾上腺素水平的改变，从而引起身心的愉快或达到缓解不良情绪的作用。Diemo 等在对抑郁症患者的运动干预治疗中发现，仅仅 12 天的短期有氧运动干预就可达到抗抑郁药物 2~4 周的治疗效果（庄淑梅，2013）。通过对依赖者进行运动干预，并在干预前后分别进行心理健康量表与药物渴求量表的测量，结果表明，每周 23 次，每次 30min 以上的跑步或者健身操，能够作为一种日常治疗方式，有效改善药物依赖人员焦虑及抑郁症状，调节心理康复能力，进而降低药物依赖人员对药物的渴求程度。陈艳等（2019）在一项短期运动锻炼对毒品成瘾者心理健康干预效果的 Meta 分析研究中发现：低于 3 个月的短期运动锻炼可有效降低毒品成瘾者 SCL-90 各项指标的评分，改善毒品成瘾者焦虑和抑郁状态，增进心理健康。此外，毒品成瘾者年龄越小，运动锻炼的干预效果越好。

本节主要探讨了身体活动对于药物依赖者健康行为的影响，分别从探究身体活动与内部抑制力、家庭功能和心理健康的关系作为出发点，以运动干预后，药物依赖者的内部抑制力、家庭功能和心理健康改善为落脚点，为身体活动能够促进药物依赖者的健康行为提供了理论支撑，也丰富了身体活动与药物依赖的相关研究成果。

第二节　运动锻炼对药物依赖行为态度康复的影响

一、运动锻炼对药物依赖的影响

（一）药物依赖的形成过程

药物依赖由于对药物使用失去自控，往往表现出强迫性的觅药行为，即使在长期戒断后仍会复发（陈家言，2018）。针对这种复发性觅药行为的研究，神经生物学认为是药物依赖者的个体在使用成瘾物质后所产生的病理性记忆，即成瘾记忆所导致（陈家言，2018；杨龙雨，等，2016；周雨青，等，2014）。由于长期服用成瘾药物，潜移默化地改变了大脑内部结构，往往会有诸多的外在表现，如出现焦虑、强迫症、精神病性等心理问题，以及出现对药物的渴求和强迫性药物使用。研究人员发现，这些外在表现之间存在着一定的相关性。为此，研究人员对心理健康、药物渴求以及强迫性药物使用展开了深入研究。

研究人员在强制隔离戒毒所对药物依赖者进行了问卷调查（SCL-90，DDQ，OCDUS），共收集了1670份有效问卷，在此基础上进行了数据统计分析，结果发现药物依赖者的心理健康与药物渴求以及强迫性药物使用之间高度相关，采用交叉滞后模型（见图6-2）深入分析发现，在心理健康与其毒品渴

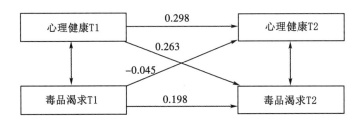

图6-2　心理健康与毒品渴求的交叉滞后模型

求的关系中，心理健康在一定程度上起到了诱因的作用，而毒品渴求是结果。也就是说，心理健康的良好与否会影响到毒品渴求的程度，并且心理健康状况越好的吸毒者，其表现出的毒品渴求越少。而药物渴求与药物强迫性使用本身就存在着一定程度上的导向性，因此，我们可以看出药物依赖者的心理健康问题与药物渴求和药物强迫性使用存在着递进的关系。这一发现对药物依赖者的

觅药行为从心理认知的角度进行了阐述，心理健康问题作为药物依赖认知表现机制的起始点，心理健康问题的改善在药物依赖戒断过程中应该引起高度重视，并投入更多有效资源。

（二）锻炼态度的中介调节作用

锻炼态度是指人们对体育锻炼的一种相对稳定的认识、情感、主观决策与行为倾向。在大力提倡运动康复治疗的同时，对于药物依赖者的锻炼态度应该加以重视和关注。研究人员发现，药物依赖者的锻炼态度，受到多种因素的影响，主要有性别、月薪水平、毒品使用频率、使用毒品的种类以及首次使用毒品的年龄。而锻炼态度在药物依赖形成的不同阶段中发挥着什么样的作用，也成为运动戒毒主题研究的主要内容。锻炼态度同心理健康、毒品渴求与强迫性使用一样，都属于主观的认知倾向。而在前期调查研究中，研究人员发现锻炼态度对于药物依赖机制的各个因素都有高度的相关性，是药物依赖机制的一个潜在影响因素。

在药物依赖机制的研究中，我们发现了心理健康、毒品渴求与毒品强迫性使用之间影响的递进关系，在此基础上，通过中介调节作用模型（见图6-3）的建立，我们发现了毒品渴求在心理健康与毒品强迫性使用中发挥着中介作用。另外，在上文提及，锻炼态度被列为改善药物依赖的潜在因素。因此，通过回归和相关分析发现，锻炼态度与心理健康、毒品渴求存在一定的相关性，将其纳入模型发现锻炼态度在毒品渴求与毒品强迫性使用中起着调节作用，相对于低锻炼意向者，毒品渴求对毒品强迫性行为的影响作用有一定程度的减弱，锻炼意向强度能一定程度抑制毒品渴求对毒品强迫性行为产生影响。在药物依赖戒断过程中，应该着重增加药物依赖者的体育教育，培养锻炼兴趣，提高对于锻炼的积极性。

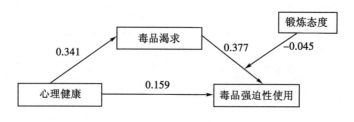

图6-3　中介调节作用模型

（三）运动锻炼促进药物依赖者心理认知的改善

早在 1960 年 Kata 就提出态度具有四个方面的功能：知识功能、适应功能、自我防御功能，以及价值观表现功能（毛荣建，2003）。由此，药物依赖者对于毒品的态度就是觅药行为的真实反应。对于毒品的态度，也可以说是对于毒品使用的认知是一个过程，在上文中提到，可以通过锻炼态度进行调节。而锻炼态度也是运动锻炼行为的一个主观反映，由此，运动干预药物依赖者心理健康、毒品渴求和毒品强迫性使用的改善效果成为研究的重点。

研究人员通过对问卷数据进行分析，比较了研究对象心理健康、毒品渴求和毒品强迫性行为的差异，结果显示，在两次测量间，被试的心理健康、毒品渴求和毒品强迫性行为均呈显著相关。说明了运动可以有效改善药物依赖者的心理健康问题，降低对药物的渴求，同时也降低了药物依赖者对于毒品强迫性使用的意愿。而在追踪数据多层分析中，研究发现通过运动锻炼能够改善毒品渴求对毒品强迫性行为的影响，也证实了运动锻炼对于毒品渴求和毒品强迫性行为之间的关系存在显著的调节作用。

二、有氧运动促进药物依赖者情绪状态的改善

（一）药物依赖者情绪记忆的特点

成瘾总是伴随着强烈的情绪体验，那么与成瘾有关的记忆到底是一种怎样的情绪记忆呢？是正性的情绪记忆还是负性的情绪记忆呢？对这一问题最直接的研究方法就是通过观察依赖者对毒品相关刺激的情绪反应特征揭示成瘾刺激的情绪属性，进而推断出成瘾记忆的情绪属性。Klaus 等（2008）比较了 15 名大麻滥用者和 15 名健康人在加工正性、负性、中性、大麻四种类型图片时的大脑电生理信号，同时采集被试在观看这些图片时的生理指标和对每种类型图片情绪效价、情绪唤醒度和渴求度的自评得分。结果发现，相较于正常人，依赖者对大麻相关图片的评分偏正性、唤醒度更高、渴求度更高；且大麻相关图片诱发的皮肤电指标、电生理指标（晚期正成分波幅）均显著高于普通人，这说明对于药物依赖者来说，成瘾相关刺激是一种正性情绪刺激。Jonathan 等（2011）要求普通对照组和可卡因成瘾组被试分别观看正性、中性、负性以及可卡因图片，并要求他们对图片的情绪效价、唤醒度进行评分，发现两个组别的被试在加工情绪刺激和中性刺激时的大脑电生理信号无差异，而相较于对照

组，成瘾组的可卡因图片诱发出更大的早期枕叶负波波幅，这说明长期吸毒经历可能导致依赖者的情绪加工能力受损，表现为对一般情绪刺激的辨别力降低，对成瘾相关刺激的敏感性升高。Jennifer 等（2015）比较普通人与吸烟人群对多种类型情绪图片以及烟相关图片加工的电生理特征，同样发现烟相关图片诱发的晚期正成分的平均波幅更大。Yang 等（2015）采用改编版情绪 Stroop 任务探讨海洛因成瘾组的内隐情绪加工特征，同样发现两组人群中情绪图片和中性图片诱发的早期枕叶负波波幅无显著差异，而海洛因图片诱发的早期枕叶负波的波幅则显著提高。Yong 等（2013）人采用脑电技术的时频分析方法，比较了烟瘾人群对情绪线索和抽烟线索加工的脑电信号差异，该研究中选取 α 波进行分析，α 波被认为可以反映图片的效价和唤醒度。在开始药物治疗戒烟之前，记录 179 名烟瘾患者在观察中性、正性、负性、烟相关图片时的 α 波信号，发现相较于一般的高唤醒图片，草相关线索图片可以诱发更强烈的 α 波信号，更能激活情绪、注意、记忆相关的神经活动。与 Klaus 等（2018）的研究不同，后期许多研究均发现，毒品刺激相较于一般情绪刺激，可以诱发出更强烈的脑电信号。上述研究均采用事件相关电位技术，但研究结果仍然存在一些差异，这可能与被试的个体差异、实验所选范式差异、数据分析方法差异等因素有关。吸食毒品的种类、成瘾阶段、是否处于强制隔离戒断时期等因素都属于被试的个体差异。单项研究中会控制这一差异，尽量使被试同质，但不同研究中，小样本被试之间往往会存在差异。被试样本不同质，就意味着不同实验所选取的被试，他们大脑中与情绪相关的神经回路受到的损伤也不同，最终导致虽然都是针对依赖者对毒品刺激有何种情绪反应这一问题的研究，但结果仍然不一致。另外，有关上述科学问题的研究多采用经典的情绪加工实验范式，包括被动观看情绪图片、情绪 Oddball 范式、情绪 Stroop 范式等，不同范式下，大脑的激活程度也不同，就有可能导致不同的研究结果。

（二）有氧运动与药物依赖者情绪状态

运动对依赖者的康复效果因成瘾人群的个体差异（年龄和性别）、吸毒种类、成瘾阶段、运动方式（运动类型、自愿运动或强迫运动、运动强度等）的不同而有所差异（Lynch，et al.，2013）。美国运动医学学会关于有氧运动的指导方针中，根据运动时个体的心率把有氧运动强度分为低、中、高三种。前人研究一致认为，不同强度有氧运动的干预效果也不尽相同，但何种强度较好因具体情况而异。以往研究中比较一致的结果是，相较于低强度，中高强度对大多数人群来说康复效果更好。研究中多采用中等强度急性有氧运动的干预方式（Loprinzi，et al.，2017；Sng，et al.，2017），有效且安全。根据倒 U 形理论，有研究指出相较于低等强度和高等强度来说，中等强度有氧运动干预可以使个体处于最佳唤醒水平，效果最佳（王莹莹，等，2014）。另有研究认为高等强度更能模拟吸毒时的精神状态，对依赖者的替代康复效果更好（Lynch，et al.，2013）。但也有研究发现强迫性非自愿的高强度运动反而会对依赖者产生消极影响（Lynch，et al.，2013）。因此，不同强度有氧运动对依赖者的康复作用有待进一步探讨。

根据记忆形成的神经机制，运动促进成瘾情绪记忆消退需满足两个必要条件（Akers，et al.，2014）。其一，新旧记忆的内容存在重合的部分，运动和成瘾都可以促进多巴胺的分泌，产生欣快感，而成瘾情绪记忆的关键内容是吸毒时的欣快感，那么，何种运动方式能够带来更多的欣快感呢？其二，新记忆的形成可以有效地促进旧记忆的消退，运动干预能否对依赖者情绪记忆产生影响，形成新的运动情绪记忆呢？

毒品可以给吸食者带来强烈的欣快感。通过运动对依赖者情绪状态的影响研究可以推测出何种运动方式能够带来更多的积极情绪体验。研究者们采用不同的运动方式对依赖者进行干预，结果发现有氧运动（Wang，et al.，2015）、抗阻训练（Dolezal，et al.，2013）、瑜伽（Zhuang，et al.，2013）等不同方式的运动都可以有效地减轻药物依赖者的戒断症状，改善情绪状态，可以对他们的身心状况起到一定的康复治疗作用。Justin 等（2016）综述前人研究认为，抗阻运动同样可以起到减少觅药行为的作用。也有研究采用瑜伽这种身心运动对依赖者进行干预，研究中将女性戒断者分为瑜伽组、有氧运动组、对照组，结果发现，有氧运动和瑜伽都可以有效改善戒断者的心理健康状况，且有氧运动的效果出现得较快（3 个月），瑜伽效果出现得较慢（6 个月）（庄淑梅，2013）。实验室研究中，更多采用的是有氧运动的干预方式，临床上也经常选取有氧运动作为一种辅助性康复手段去治疗情绪加工障碍患者（Frris，et al.，2019）。有氧运动可以刺激中脑多巴胺系统，促进情绪加工相关环路神经递质的释放，使个体在遇到一些应激情景时，心理弹性大，不易产生负性情绪，或缓解已有负性情绪（Lynch，et al.，2013），可以有效地提高心理适应能力（Penedo，et al.，2006）。前人采用急性有氧运动的干预方式对冰毒依赖者的情绪状态进行研究，发现 20min 中等强度有氧运动可以有效地缓解被试的情绪状态、降低对药物的渴求（龚丹，等，2019）。另外，依赖者情绪状态的改善同样可以有效缓解依赖者的负性情绪，进而对复吸起到一定的防治作用。METH 成瘾的主要戒断症状是戒断后会体验到强烈的负性情绪，由于吸毒导致依赖者很难从一般自然奖赏中体验到积极的情绪，所以戒断者往往会选择复吸来缓解戒断后体验到的负性情绪。

　　长期的药物滥用往往会导致依赖者记忆功能受损，一方面表现为整体记忆能力下降；另一方面又会形成牢固的成瘾记忆（刘望，等，2019），极易导致复吸。有效的运动干预可以促进依赖者的记忆功能的恢复（Wang, et al., 2015；Wang, et al., 2016）。研究发现，运动可以有效改善成瘾人群的记忆功能（Zhang, et al., 2018），并可通过改变记忆中枢海马区域的微环境来缓解 METH 造成的神经损伤。Zhao 等（2018）通过对 METH 依赖者进行为期 12 周的中等强度有氧运动干预，并比较 12 周干预前后对照组和运动组血液中的氧化应激标记物及认知功能的差异，发现中等强度运动干预可以有效地促进被试的信息加工速度的提升（Wang, et al., 2016）。陈一凡等通过比较不同强度急性有氧运动干预前后 METH 戒断者的工作记忆能力，发现高等强度有氧运动干预可以有效地促进 METH 戒断者的工作记忆绩效，而中等强度干预前后的工作记忆任务绩效则没有显著差异（陈一凡，等，2019）。由此可见，不同强度对记忆功能的影响效果不同，且运动对不同种类的记忆的影响也不同。以往有关运动调节病理性情绪记忆的研究大多与恐惧记忆、创伤性应激障碍（PTSD）等情绪障碍有关，运动对成瘾情绪记忆到底有何影响？能否对预防复吸起到一定的作用？这些问题尚待解决。Keyan 等（2017）发现急性有氧运动具有调节 PTSD 的作用，研究将被试分为三组，分别是重新激活创伤记忆后/运动干预组、仅重新激活创伤记忆/无运动干预组、仅运动干预/无重新激活创伤记忆组，并采集干预前后的唾液样本，分析唾液内皮质醇含量，结果发现重新激活创伤记忆/运动干预组在回忆创伤性事件时对主要细节回忆率要高于其他两组，对应的皮质醇含量升高。这与运动促进皮质醇等递质分泌有关。情绪记忆之所以具有增强效应是由于人们在危险或兴奋的情绪场景中，往往会分泌皮质醇、去甲肾上腺素等激素，这些激素都与记忆的编码、存储密切相关，可以加强记忆。上述研究提示，即便是对增强性的创伤性情绪记忆，运动同样具有调节作用。那么运动对成瘾情绪记忆的影响及其机制特征值得深入探究。

通过总结前人研究，可以认为：① 成瘾记忆中包含成瘾情绪记忆，这是导致复吸的关键性记忆，揭示其特征属性是探寻更多有效的成瘾记忆干预手段的基础。成瘾情绪记忆究竟是正性记忆，还是负性记忆，是否和一般情绪记忆一样具有增强效应，这些问题都需进一步探讨。② 运动可以改善依赖者的部分记忆功能，例如，工作记忆、空间记忆等，而不同强度有氧运动对依赖者再认识记忆水平有何影响仍然未知，揭示这一问题将为戒毒人群运动康复处方的编制提供更多依据。③ 运动可以促进情绪、记忆相关脑区（杏仁核、海马）的神经可塑性变化，促进神经新生，是消除已有成瘾情绪记忆的必要条件。那么，运动带来的神经发生和神经可塑性变化，能否对成瘾导致的神经可塑性变化起到一定的刷新作用，促进成瘾情绪记忆的消退？揭示这一问题将为成瘾情绪记忆的干预提供新的思路。④ 欲实现记忆刷新，新旧记忆的特征需要有重合的部分，欣快感的记忆是导致复吸的关键成瘾情绪记忆。运动同样可以产生欣快感，可以有效缓解依赖者的情绪状态，但不同强度有氧运动对依赖者情绪状态的影响是否有差异仍然需要进一步探讨。

（三）中等强度急性有氧运动对情绪状态的影响

急性有氧运动可以改善人的情绪状态，这一结果验证了前人的研究。Kathryn 等（2016）采用问卷测量法比较运动组、对照组前后测情绪状态的差异，对 32 名成年多动症患者展开运动干预，发现 20min 中等强度有氧运动可以有效地改善人们的情绪状态，正性情绪体验增多，迷茫、疲乏、抑郁等消极情绪得到明显缓解。Bernstein 等（2012）通过金钱奖赏任务结合功能核磁共振的方法，对被试进行急性运动干预，发现运动可以激活脑内奖赏系统，即腹侧纹状体和多巴胺系统，研究同样揭示急性运动后被试的情绪状态有所提升。另外，研究发现，运动可以提高人们的情绪调节能力，可用于情绪调节障碍患者的康复治疗。在一项有关愤怒情绪的研究中，Thom 等（2019）采用脑电技术结合急性有氧运动干预方式，监测并比较中高等急性有氧运动前后被试的愤怒状态及脑电指标，研究者通过让被试观看愤怒场景图片来诱发愤怒情绪，并要求被试对自身的愤怒状态进行自我汇报，结果发现两种强度的有氧运动均能有效减少被试的愤怒情绪。在一些容易引发负性情绪的场景中，情绪调节能力的提高意味着人们情绪状态的稳定。急性有氧运动改善戒断者的情绪状态可能与其生理机制有关，运动后机体中内源性大麻素、内啡肽等奖赏类激素的分泌会增多，进而促进体内中枢神经与外周血管中奖赏递质多巴胺等单胺类递质的含量增加，起到奖赏和欣快的作用（Greenwood，et al.，2011；Arida，et al.，2015）。

三、长期有氧运动与药物依赖者药物渴求度的关系

（一）有氧运动与药物渴求

药物渴求在药物滥用领域指的是一种内在的对药物强烈的欲念，需要更多的药物才可以满足。药物渴求具有本能的驱策力，对过去的药物所引起的欣快感存有记忆。从神经生理方面分析，被认为是成瘾药物使突触前神经细胞的多巴胺释放增加，而使突触后神经细胞的兴奋度提高，在海马回的细胞兴奋时就具有这种驱策力和记忆力。我们把药物渴求解释为，药物滥用者对过去体验过的精神活性物质效应的一种难以克制的渴望。药物通过以下方式引起心理渴求：① 用药后产生的欣快感和松弛宁静感，这种感受能满足依赖者的心理需要，为正性强化；② 停药后会产生难以忍受的痛苦和折磨，这是依赖者要尽量避免的，只有继续用药，为负性强化。

近年来，有氧运动逐渐作为戒毒康复主要的辅助疗法之一。对可卡因依赖者进行 8 周有氧运动干预发现，依赖者对毒品的主观渴求降低（Garza，et al.，2016）。单次有氧运动干预能显著降低甲基苯丙胺依赖者对毒品的主观渴求度，且中等强度效果最佳（Wang，et al.，2015）。从生理层面分析，毒品通过影响多巴胺分泌造成对毒品的异常渴望，有氧运动则通过增加多巴胺浓度及多巴胺受体结合（Lynch，et al.，2013），降低依赖者的渴望，但尚未揭示当依赖者处于药物渴求状态下，大脑通过何种电生理机制改善依赖者的渴求。已有研究论证自我调控功能对药物依赖者是否能成功戒断毒品起关键作用（Connolly，et al.，2012），并发现单次有氧运动可同时有效改善甲基苯丙胺依赖者的主观渴求和大脑额区抑制控制功能（Wang，et al.，2016），但该研究测试抑制控制功能的任务并不能直接诱发依赖者对毒品的渴求，且并未发现主观渴求与大脑自我控制功能的相关性。单次有氧运动操作方便，但运动效益维持时间短，而长期有氧运动是大量单次运动的叠加，运动效益维持时间长，效果更加明显。

（二）长期有氧运动降低甲基苯丙胺依赖者对毒品的渴求

渴求是影响毒品复吸的重要因素。药物渴求是一种强大的动机和欲望，驱

使依赖者不断地寻求毒品，生活中毒品的相关线索均能诱发依赖者的渴求。本课题组研究通过毒品线索暴露后的 VAS 得分评判依赖者的主观渴求。线索暴露任务是目前研究毒品渴求使用最成熟的范式，根据调节理论（Ekhtiari，et al.，2016），在毒品成瘾过程中，毒品产生的刺激与用药环境已经形成联结，当毒品相关线索出现时，通过这种联结诱发依赖者强烈的渴求（Hogarth，et al.，2000）。且有研究论证 VAS 可有效评估其主观渴求（Sayette，et al.，2000；Rosenberg，et al.，2009）。本课题组研究发现的长期有氧运动降低甲基苯丙胺依赖者的主观渴求与前人研究结果相一致。在前人研究中已发现单次有氧运动后药物依赖者主观渴求明显降低（Ellingsen，et al.，2018），长期有氧运动也可以通过加强多巴胺的结合能力来降低依赖者使用甲基苯丙胺的渴望（Zhao，et al.，2011）。运动与毒品渴望拥有相似的神经通路，二者具有此消彼长的关系（Somkuwar，et al.，2015；Klimesch，et al.，1999）。长期有氧运动后，大脑活性物质与毒品环境的联结被扰乱，药物依赖者的主观渴求降低。

（三）长期有氧运动提升毒品线索暴露条件下的 alpha 波能量值

有氧运动通过何种电生理机制改善依赖者的渴求问题一直有待探索。本课题组的研究通过线索暴露任务成功诱发依赖者对毒品的渴求，同时记录大脑额区 alpha 波能量和 VAS 得分，发现二者呈显著负相关，即在毒品渴求状态下，alpha 波能量变化与渴求的变化相关，大脑额区 alpha 波能量值越高，VAS 评分越低。额区 alpha 波活动与大脑认知功能密切相关，且 alpha 波能量与大脑自我调控功能具有同步变化（Somkuwar，et al.，2015；Klimesch，et al.，1999）。自我调控功能是指调节不适当行为或与任务无关的信息的适应能力（Miyake，et al.，2000）。已有大量研究表明有氧运动可以改善自我控制功能，且以甲基苯胺依赖者为目标人群的研究也发现，身体活动量较高的依赖者大脑抑制控制功能更强（赵琦，等，2017）。有氧运动后 alpha 波能量增加可理解为运动后的一种放松状态，焦虑状态减少，自我控制能力提升。且高的 alpha 波能量可以有效抑制对环境的关注，同时分散对不适当感知信息的关注（Athanasiou，et al.，2018；Bowman，et al.，2017）。经长期有氧运动后，依赖者面对药物相关线索时会试图调节渴望，控制渴求毒品的冲动，对药物相关环境线索进行认知重评。

（四）中、高等强度长期有氧运动对调控甲基苯丙胺依赖者毒品渴求的分析

在我们的研究中，中等强度和高等强度长期有氧运动对毒品线索暴露条件

下的主观渴求度及 alpha 波能量值的影响无显著差异。目前已有大量学者投入到运动戒毒的研究当中，不仅仅局限于运动带来的效益，已开始试图探索不同运动方式及强度带来的效果差异。本书实验选用的功率自行车是有氧运动的典型代表，且方便取材，容易控制运动强度。在前人单次有氧运动干预的研究中，发现有氧运动对依赖者自我控制功能的改善符合倒 U 模型，即中等强度和高等强度有氧运动对自我控制功能均有改善，但中等强度效果更加显著（周雨青，等，2017）。而长期有氧运动可以反映出个体持久性的结构性改变，一些脑功能在运动几周之后才会发生变化，且可维持一段时间。对改善甲基苯丙胺依赖者毒品渴求而言，经长期有氧运动后，单次有氧运动中的强度差异消失。

本节主要探讨了运动锻炼对药物依赖行为态度康复的影响，其中主要包含了运动锻炼对药物依赖者的心理认知的调节，有氧运动对药物依赖者情绪的调节以及有氧运动对药物渴求的改善。为运动锻炼可以促进药物依赖者行为和态度的康复提供了理论基础，也为戒毒康复的实践工作提供了科学指导。

第三节　运动对药物依赖者体适能康复的影响

体适能（physical fitness）概念源于美国的健康体适能教育计划。欧美学者普遍认为：体适能实质上是人的基本属性之一，如果由生活角度来解释的话，就是指人体对现代生活（包括社会、自然）的适应能力；如果从身心机制来解释，就是指人类身心机能的综合表现，即运动能力、工作能力和抵御疾病的能力；如果从生理构成解释，就是指人体的身体形态变化、器官的运行机能和肢体运动能力（张先锋，等，2012；庞可人，等，2019）。

目前针对药物依赖的治疗方法仍然主要是药物介入疗法，但其一直存在具有副作用和成瘾性的缺点，而且当代药物依赖治疗已经逐渐从单纯的戒除毒瘾向综合戒治转型，所以寻求健康有效的治疗方法迫在眉睫。有氧运动作为一种环保、经济、健康的方法被越来越多的学者和临床工作者关注。随着相关研究的推进，有氧运动对药物依赖者的体适能的影响得到了许多学者的关注（王家宽，等，2019）。有氧运动可为药物依赖者的体适能带来一定的健康效益。例如，8 周的有氧运动为药物依赖者带来一系列体适能方面的改善，包括有氧运动能力、肌肉力量和耐力、身体成分（体重、体脂率和脂肪重量减少）以及心率变异性（Dolezal，et al.，2014；Dolezal，et al.，2013）。这些体适能方面的变化，为药物依赖群体恢复身体健康和避免复吸提供了基础（王东石，等，2017）。

一、有氧运动与药物依赖者平衡能力的关系

（一）药物依赖者的平衡能力

平衡能力是指人体保持某种姿势或稳定状态，以及受到外力作用时控制身体维持某一姿势或状态的能力。良好的平衡能力有助于调节改善中枢神经系统对内脏器官的控制，加强运动和前庭器官的机能，保证良好的身体稳定性，提高应对不同环境时的自我保护能力（杜远，等，2015；苏通明，等，2020）。长期吸食甲基苯丙胺可能会造成药物依赖者的大肌肉运动异常。由于纹状体容易受到甲基苯丙胺神经毒性的影响，导致甲基苯丙胺滥用者精细运动和协调受到损伤。这时候人脑神经细胞与患阿尔兹海默症有一定的相似性。同时，研究发现多巴胺转运蛋白的缺失会在多大程度上导致滥用甲基苯丙胺的人患上帕金森症等神经退行性病变尚不清楚，这可能部分取决于康复程度。研究表明，药物依赖者的 DAT 损失（24%～30%）小于帕金森疾病报告的 DAT 损失（36%～71%），但它会导致运动速度降低和语言学习障碍。DAT 随着年龄的增长会发生显著的减少（20—80 岁每 10 年减少 6%～7%），对于甲基苯丙胺滥用者而言相当于造成了 40 年的衰老程度（李洁妮，2016）。这也是甲基苯丙胺滥用者比正常人容易患帕金森症的主要原因。对药物（甲基苯丙胺）的神经认知效应进行的荟萃分析发现，在信息处理速度和运动技能方面存在中等程度的缺陷（刘喜友，等，1999）。部分甲基苯丙胺长期滥用者还出现了类似于帕金森样症状，表现为运动困难和步态不稳。同样有研究表明长期服用药物往往会导致高血压、中风、心肌梗死等慢性疾病，降低心血管健康和运动障碍，包括平衡能力和灵活性降低（王秀荣，2007；米勇诚，等，2014）。平衡能力是运动和执行功能的重要组成部分。这对于甲基苯丙胺滥用者来说是一个特别重要的问题，因为他们会出现脑损伤、肌肉萎缩和神经系统抑郁，而这些症状通常与甲基苯丙胺依赖者存在的昏睡生活方式以及药物对大脑（Vollow，et al.，2016）的直接影响有关。因此，从药物依赖中恢复的个体不仅会害怕复发，还会有各种各样的情况使其难以工作，甚至无法进行日常生活活动（王秀荣，2007；米

勇诚，等，2014；卜庆乐，2020）。

（二）长期有氧运动与药物依赖者平衡能力的关系

由于药物依赖者的脑神经细胞与患阿尔兹海默症病人有一定的相似性，卜庆乐在有氧运动结合抗阻练习对老年人脑电及平衡能力的干预效果研究中发现：① 老年人有氧运动结合抗阻练习能够提高老年人大脑的兴奋性，改善老年人脑功能，增强老年人中枢神经系统对外界刺激的调控能力。② 有氧运动结合抗阻练习能够提高老年人反应能力，有助于老年人身体平衡能力的提升。③ 有氧运动结合抗阻练习可以增强老年人下肢肌力，提高老年人平衡能力，降低老年人跌倒风险。基于该实验结论，经课题组针对药物依赖者的研究，进行为期三个月的有氧运动干预，观察其平衡能力的变化。研究主要选取视觉调节系数①、平衡指数②、本体感觉系数③、重心偏移幅度④、双足睁眼 X 轴方向轨迹长⑤，以及双足睁眼 Y 轴方向轨迹长⑥作为平衡能力测试项。结果发现，有氧运动干预后的药物依赖人员的视觉调节系数、平衡指数和本体感觉系数得分均有显著增长，而重心偏移幅度、双足睁眼 X 轴方向轨迹长以及双足睁眼 Y 轴方向轨迹长的指标得分有显著降低。由此可以看出，长期有氧运动可以有效促进药物依赖人员平衡能力的改善。

---

① 视觉信息是影响平衡的因素之一，利用 Superbalance 可以测量被试视觉在平衡调节中所占比重的大小，视觉调节系数便是表征利用视觉调节平衡能力的指标，视觉调节系数越大，说明利用视觉信息调节平衡的能力越强。

② 平衡指数是衡量个体平衡能力的指标，是 Superbalance 利用被试在不同条件下重心偏移结果所得出的评价分数，平衡指数数值越高，说明被试平衡能力越强。

③ 本体感觉是人体对肌肉、肌腱、关节等运动器官处于不同的运动状态以及人体与空间交互的知觉。比如跑步时，人体能正确地知觉到双脚处在不同的象限以及整个身体与跑道间的位置关系。本体感觉也是影响平衡的重要因素之一，利用 Superbalance 可以量化被试的本体感觉能力，利用本体感觉系数来表征本体感觉能力的大小，本体感觉系数越大，能力越高。

④ 重心偏移幅度指当个体身体处于固定姿势时，身体重心相对于原位置的偏移幅度，它是平衡能力的客观反映。在一段时间内，重心偏移幅度相对于原位置越大，说明个体的平衡能力越差。Superbalance 使被试站立于仪器上，利用力传感器来测量重心变化，获得指标重心偏移距离越小，说明被试平衡能力越好。

⑤ 双足睁眼 X 轴方向轨迹长指在睁眼、双足站立的姿势下重心在 X 轴方向移动的总轨迹长。

⑥ 双足睁眼 Y 轴方向轨迹长指在睁眼、双足站立的姿势下重心在 Y 轴方向移动的总轨迹长。

二、有氧运动与药物依赖者耐力的关系

（一）有氧运动有效改善药物依赖者躯干伸肌耐力

躯干伸肌是使躯干伸展的肌肉群，主要包括竖棘肌、背阔肌、臀大肌等，此外还有多裂肌等深层肌肉参与躯干的伸展运动。除了部分运动员，人类的躯干每天中大部分的时间都是向前弯曲的，而不是处于伸展状态的，比如早上起来刷牙，坐在饭桌前吃饭，坐在办公室工作等。在这种状态下，脊柱保持着一个不健康的姿势，腰段生理曲度变小，躯干伸肌被拉长，长此以往，肌肉弹性变差，功能失调，与躯干屈肌失衡，导致以疼痛为主要症状的疾病，影响生活质量。研究发现，戒毒人员的躯干伸肌耐力较差，部分戒毒人员存在腰痛等症状，良好躯干伸肌耐力是核心稳定的重要组成部分，同时也是减缓疼痛的必要条件。评估躯干伸肌耐力的指标主要是躯干伸肌保持一定的收缩状态的能力，一般以保持指定姿势的时间为标准。

经本课题组研究，在运动干预前、中、后连续进行测试。具体测试过程见第五章。结果发现相较于运动干预前（50.53s±25.38s），中等强度有氧运动组在运动干预后（83.50s±40.48s）的躯干伸肌等长收缩时间显著改善，从百分比上分析躯干伸肌耐力改善了65.23%。而高等强度有氧运动干预后，戒毒人员的躯干伸肌耐力（99.75s±47.86s）也显著优于前测（58.64s±17.66s），从百分比上分析躯干伸肌耐力改善了70.11%。以上研究结果很好地说明了规律的有氧运动干预可以有效地改善药物依赖人员的躯干伸肌耐力。

（二）有氧运动有效改善药物依赖者躯干屈肌耐力

躯干屈肌指收缩后使躯干屈曲的肌肉群，主要包括腹直肌，腹横肌，腰大肌，腹内、外斜肌等。大部分人的脊椎白天中95%的时间是处于弯曲状态的，而其中75%的弯曲发生在腰段，长时间的弯曲主要会导致躯干屈肌短缩，弹性变差，功能失调，与躯干伸肌不平衡，导致腰椎紊乱、腰背疼痛等症状。上文提到戒毒人员的生活作息不规律，缺乏身体活动，同样，其躯干屈肌耐力也会下降。良好的躯干屈肌功能是核心稳定的重要组成部分，是减缓疼痛的必要条件，耐力差者更容易在活动中出现疲劳。腹部肌肉是躯干屈肌很重要的组成部分，腹部肌肉与人体的形态息息相关。研究表明，健康的腹部肌肉是人体形态优美的必要条件，良好的人体形态还有助于提高人的自信心。评估躯干屈肌耐

力的指标主要是躯干屈肌保持一定的收缩状态的能力，一般以保持指定姿势的时间为标准。

课题组先安排戒毒人员做充分的热身运动，然后于测试区进行测试。具体测试过程及注意事项见第五章。

该测试采用监测的方法进行，在运动干预前、中、后连续测试，提高测试的可信度。研究结果显示，相较于运动干预前（26.2s±16.85s），中等强度有氧运动组在运动干预后（47.85s±29.73s）的躯干屈肌等长收缩时间显著改善，从百分比上分析躯干屈肌耐力改善了82.63%。而高等强度有氧运动干预后，戒毒人员的躯干屈肌耐力（57.52s±27.40s）也显著优于前测（31.48s±17.86s），从百分比上分析躯干伸肌耐力改善了82.72%。因此，我们发现规律的有氧运动干预可以有效地改善戒毒人员的躯干屈肌耐力。

本节主要探讨了运动对药物成瘾者体适能康复的影响，分别从平衡能力和耐力的角度对药物依赖者进行了实验研究。结果发现有氧运动对药物依赖者的平衡能力和耐力都有明显的改善作用，说明了有氧运动可以有效调节药物依赖者的身体条件，改善药物依赖者的身体形态，可以帮助药物依赖者在康复治疗的过程中，促进身体机能的恢复的同时找到自信。运动锻炼可以有效改善药物依赖者体适能的研究结果，为运动戒毒工作提供了理论支持，促进了运动康复治疗在药物依赖人群中的开展。

参考文献

Akers K G, Martinez-Canabal A, Restivo L, et al, 2014. Hippocampal neurogenesis regulates forgetting during adulthood and infancy [J]. Science, 344 (6184): 598-602.

Allard F, Brawley L R, Deakin J, 1989. The effect of exercise on visual attention performance[J]. Human Performance, 2(2): 131-145.

Arida R M, Sérgio G D S, de Almeida A A, et al, 2015. Differential effects of exercise on brain opioid receptor binding and activation in rats [J]. Journal of Neurochemistry, 2015, 132(2): 206-217.

Athanasiou A, Klados M A, Styliadis C, et al, 2018. Investigating the role of alpha and beta rhythms in functional motor networks[J]. Neuroscience, 378: 54-70.

Barenberg J, Berse, T, Dutke S, 2011. Executive functional in learning processes: do they benefit from physical activity[J].Educational Research Reveview, 6:208-222.

Baumeister R F, Heatherton T F, Tice D M, 1994. Losing control: how and why people fail at self-regulation[M].New York: Academic Press.

Bernstein E E, Mcnally R J, 2017. Acute aerobic exercise helps overcome emotion regulation deficits [J].Cognition and Emotion, 31(4):834-843.

Bowman A D, Griffis J C, Visscher K M, et al, 2017. Relationship between alpha rhythm and the default mode network: an EEG-fMRI study[J].Journal of Clinical Neurophysiology, 34(6):527-533.

Buchowski M S, Meade N N, Charboneau E, et al, 2011. Aerobic exercise training reduces cannabis craving and use in non-treatment seeking cannabis-dependent adults[J].PLoS One, 6:e17465.

Byun K H, Hyodo K, Suwabe K, et al, 2014. Positive effect of acute mild exercise on executive function via arousal-related prefrontal activations: an fNIRS study[J]. Neuroimage, 98:336-345.

Cadoret R J, O'Gorman T W, Heywood E, 1986. An adoption study of genetic and environmental factors in drug abuse[J].Archives of General Psychiatry, 43(12): 1131-1136.

Chen Y L, Zhao M X, Zhang J X, et al, 2017. Analysis of factors related to mental health and drug abuse of drug users in compulsory isolation during rehabilitation [J].Chinese Journal of Drug Dependence, 26:465-470.

Connolly C G, Foxe J J, Nierenberg J, et al, 2012. The neurobiology of cognitive control in successful cocaine abstinence[J].Drug Alcohol Dependence, 121(1/2): 45-53.

Cui Y, Versace F, Engelmann J M, et al, 2013. Alpha oscillations in response to affective and cigarette-related stimuli in smokers [J].Nicotine & Tobacco Research, 15 (5):17-24.

de La Garza II R, Yoon J H, Thompson-Lake D G Y, et al, 2016. Treadmill exercise improves fitness and reduces craving and use of cocaine in individuals with concurrent cocaine and tobacco-use disorder[J].Psychiatry Research, 245:133-140.

de los Cobos J P, Sinol N, Trujols J, et al, 2011. Drug-dependent inpatients reporting continuous absence of spontaneous drug craving for the main substance throughout detoxification treatment[J].Drug & Alcohol Review,30:403-410.

Dolezal B A,Chudzynski J,Storer T W,et al,2013. Eight weeks of exercise training improves fitness measures in methamphetamine-dependent individuals in residential treatment [J].Journal of Addiction Medicine,7(2):122.

Dolezal B A,Chudzynski J,DickersonI D,et al,2014. Exercise training improves heart rate variability after methamphetamine dependency [J].Medicine and Science in Sports and Exercise,46(6):1057-1066.

Dolezal B A,Chudzynski J,Storer T W,et al,2013. Eight weeks of exercise training improves fitness measures in methamphetamine-dependent individuals in residential treatment [J].Journal of Addiction Medicine,7(2):122-128.

Drollette E S,Shishido T,Pontifex M B,et al,2012. Maintenance of cognitive control during and after walking in preadolescent children[J].Medicine and Science in Sports and Exercise,44:2017-2024.

Du J,Zhao M,2014. Harm of amphetamine abuse and related intervention measures [J].Shanghai Medical Pharmaceutical Journal,35:7-9.

Dunning J P,Parvaz M A,Hajcak G,et al,2011. Motivated attention to cocaine and e-motional cues in abstinent and current cocaine users:an ERP study [J].European Journal of Neuroscience,33(9):1716-1723.

Ekhtiari H,Nasseri P,Yavari F,et al,2016. Neuroscience of drug craving for addiction medicine:from circuits to therapies[M]//Progress in Brain Research.Amsterdam:Elsevier,223:115-141.

Ellingsen M M,Johannesen S L,Martinsen E W,et al,2018. Effects of acute exercise on drug craving, self-esteem, mood and affect in adults with poly-substance dependence:feasibility and preliminary findings[J]. Drug and Alcohol Review,37(6):789-793.

Farris S G,Abrantes A M,Uebelacker L A,et al,2019. Exercise as a nonpharmacological treatment for depression [J].Psychiatric Annals,49(1):6-10.

Field M,Munafo M R,Franken I H A,2009. A meta-analytic investigation of the relationship between attentional bias and subjective craving in substance abuse[J]. Psychological Bulletin,135:589-607.

Fisher B E,Petzinger G M,Nixon K,et al,2004. Exercise-induced behavioral recovery and neuroplasticity in the 1-methyl-4-phenyl-1,2,3,6-tetrahydropyridine-lesioned mouse basal ganglia[J].Journal of Neuroscience Research,77:378-390.

Friedman N P,Miyake A,2004. The relations among inhibition and interference control functions:a latent-variable analysis[J].Journal of Experimental Psychology General,133(1):101-135.

Fritz K M,O'Connor P J,2016. Acute exercise improves mood and motivation in young men with ADHD symptoms[J].Medicine and Science in Sports and Exercise,48(6):53-60.

Gong B,Zhu Q,Xiao X,et al,2013. Effect of self-control on relapse tendency of heroin abstinent[J].Chinese Journal Drug Abuse Prevention Treatment,19:311-314.

Greenwood B N,Foley T E,Letv,et al,2011. Long-term voluntary wheel running is rewarding and produces plasticity in the mesolimbic reward pathway[J].Behavioural Brain Research,217(2):354-362.

Gynther L M,Carey G,Gottesman L L,et al,1995. A twin study of non-alcoholic substance abuse[J].Psychiatry Research,56:213-220.

Higgins E T,1987. Self-discrepancy:a theory relating self and affect[J].Psychological Review,3:319-340.

Hogarth L,Dickinson A,Duka T,2010. The associative basis of cue-elicited drug taking in humans[J].Psychopharmacology,208(3):337-351.

Huang C J,Lin P C,Hung C L,et al,2014. Type of physical exercise and inhibitory function in older adults:an event-related potential study[J].Psychology of Sport and Exercise,15:205-211.

Jiang T,2006. Research on social support network for drug addicts:a survey of drug rehabilitation institutions in Nanan district of Chongqing[J].Chinese Journal of Sociology,4:160-172.

Jiang Z H,Lin R Q,2000. A study on the effect of cognitive behavior group therapy on the counseling of drug abusers[J].Journal of Criminology,5:277-310.

Joyce J,Graydon J,Mcmorris T,et al,2009. The time course effect of moderate intensity exercise on response execution and response inhibition[J].Brain and Cognition,71:14-19.

Kaufman E,1985. Family systems and family therapy of substance abuse:an overview of two decades of research and clinical experience[J].International Journal of the Addictions,20(6/7):897-916.

Keyan D,Bryant R A,2017. Acute physical exercise in humans enhances reconsolidation of emotional memories [J].Psychoneuroendocrinology,86:144-151.

Khantzian E J,1997. The self-medication hypothesis of substance use disorders:a reconsideration and recent applications[J].Harvard Review Psychiatry,4:231-244.

Kinnunen T,Leeman R F,Korhonen T,et al,2008. Exercise as an adjunct to nicotine gum in treating tobacco dependence among women[J].Nicotine and Tobacco Research,10:689-703.

Klimesch W,1999. EEG alpha and theta oscillations reflect cognitive and memory performance:a review and analysis[J].Brain Research Review,29(2/3):169-195.

Liang D Q,1994. Stress level of college students and its relation with physical exercise [J].Chinese Mental Health Journal,8:5-6.

Linke S E,Ciccolo J T,Ussher M,et al,2013. Exercise-based smoking cessation interventions among women[J].Women's Health,9:69-84.

Liu K F,2008. A study on drug desire and inherent inhibitory ability of HIV inhabitants:a case study of Kaohsiung Second Prison,Taiwan[M].Ho Chi Minh City:Graduate Institute of Regional Policy and Development,NTTU.

Loprinzi P D,Edwards M K,Frith E,2017. Potential avenues for exercise to activate episodic memory-related pathways:a narrative review[J].European Journal of Neuroscience,46(5):2067-2077.

Lynch W J,Peterson A B,Sanchez V,et al,2013. Exercise as a novel treatment for drug addiction:a neurobiological and stage-dependent hypothesis[J].Neuroscience and Biobehavioral Reviews,37(8):1622-1644.

Mcmorris T,Hale B J,2012. Differential effects of differing intensities of acute exercise on speed and accuracy of cognition:a meta-analytical investigation[J].Brain and Cognition,80:338-351.

Minnix J A,Versace F,Robinson J D,et al,2013. The late positive potential(LPP)in response to varying types of emotional and cigarette stimuli in smokers:a content comparison［J］.International Journal Psychophysiology,89(1):18-25.

Miyake A,Friedman N P,Emerson M J,et al,2000. The unity and diversity of executive functions and their contributions to complex "frontal lobe" tasks:a latent variable analysis[J].Cognitive Psychology,41(1):49-100.

Muraven M,2010. Practicing self-control lowers the risk of smoking lapse[J].Psychology of Addictive Behavior,24:446-452.

Muraven M,Baumeister R F,Tie D M,1999. Longitudinal improvement of self-regulation through practice:building self-control strength through repeated exercise[J]. Journal of Social Psychology,139:446-457.

Musetti A,Terrone G,Corsano P,et al,2016. Exploring the link among state of mind concerning childhood attachment,attachment in close relationships,parental bonding,and psychopathological symptoms in substance users[J].Frontiers in Psychology,7:1193.

Park M,Levine H,Toborek M,2016. Exercise protects against methamphetamine-induced aberrant neurogenesis［J］.Scientific Reports,6:34111.

Penedo F J,Dahn J R,2005. Exercise and well-being:a review of mental and physical health benefits associated with physical activity［J］.Current Opinion in Psychiatry,18(2):189-193.

Peterson A B,Abel J M,Lynch W J,2014. Dose-dependent effects of wheel running on cocaine-seeking and prefrontal cortex Bdnf exon IV expression in rats[J].Psychopharmacology,231:1305-1314.

Peterson M,Johnstone B M,1995. The atwood hall health promotion program,federal-medical-center,Lexington,KY:effects on drug-involved federal offenders[J].Journal of Substance Abuse Treatment,12:43-48.

Pickens R W,Preston K L,Miles D R,et al,2011. Family history influence on drug abuse severity and treatment outcome[J].Drug and Alcohol Dependence,61(3): 261-270.

Roberts V,Maddison R,Simpson C,et al,2012. The acute effects of exercise on cigarette cravings,withdrawal symptoms,affect,and smoking behaviour:systematic review update and meta-analysis[J].Psychopharmacology,222:1-15.

Roessler K K,2010. Exercise treatment for drug abuse:a Danish pilot study[J].Scandinavian Journal of Public Health,38:664-669.

Rosenberg H,2009. Clinical and laboratory assessment of the subjective experience of drug craving[J].Clinical Psychology Review,29(6):519-534.

Sayette M A,Shiffman S,Tiffany S T,et al,2000. The measurement of drug craving [J].Addiction,95(2):189-210.

Schachar R,Mota V L,Logan G D,et al,2000. Confirmation of an inhibitory control deficit in attention deficit/hyperactivity disorder[J].Journal of Abnormal Child Psychology,28:227-235.

Schmeichel B J,Crowell A,Harmon-Jones E,2015. Exercising self-control increases relative left frontal cortical activation[J]. Social Cognitive and Affective Neuroscience,11(2):282-288.

Sinyor D,Brown T,Rostant P,1982. The role of a phasical fitness program in the treatment of alcoholism[J].Journal of Studies Alcohol and Drugs,43:380-386.

Sng E,Frith E,Loprinzi P D,2018. Temporal effects of acute walking exercise on learning and memory function [J].American Journal of Health Promotion,32(7): 1518-25.

Somkuwar S S,Staples M C,Fannon M K J,et al,2015. Evaluating exercise as a therapeutic intervention for methamphetamine addiction-like behavior[J].Brain Plasticity,1(1):63-81.

Sthrickland J C,Smith M A,2016. Animal models of resistance exercise and their application to neuroscience research [J].Journal of Neuroscience Methods,273:191-200.

Tarantino N,Lamis D A,Ballard E D,et al,2015. Parent-Child conflict and drug use in college women:a moderated mediation model of self-control and mindfulness [J].Journal of Counseling Psychology,62:303-313.

Taylor A H,Ussher M H,Faulkner G,2007. The acute effects of exercise on cigarette cravings,withdrawal symptoms, affect and smoking behavior:a systematic review [J].Addiction,102:534-543.

Tomporowski P D,Davis C L,Miller P H,2008. Exercise and children's intelligence, cognition,and academic achievement[J].Educational Psychology Review,20:111-131.

Tsuang M T, Lyons M J, Eisen S A, et al, 2010. Genetic influences on DSM-III-R drug abuse and dependence: a study of 3,372 twin pairs[J]. American Journal of Medical Genetics Part B Neuropsychiatric Genetics, 67(5): 473-477.

Vina J, Sanchis-Gomar F, Martinez-Bello V, et al, 2012. Exercise acts as a drug: the pharmacological benefits of exercise[J]. British Journal Pharmacology, 167(1): 1-12.

Volkow N D, Koob G F, Mclellan A T, 2016. Neurobiologic advances from the brain disease model of addiction [J]. New England Journal of Medicine, 374(4): 363-371.

W L K, Flor H, Gress S M, 2008. Psychophysiological responses to drug-associated stimuli in chronic heavy cannabis use [J]. European Journal of Neuroscience, 27(4): 976-983.

Wang D S, Zhou C L, Chang Y K, 2015. Acute exercise ameliorates craving and inhibitory deficits in methamphetamine: an ERP study[J]. Physiology and Behavior, 147: 38-46.

Wang D S, Zhu T, Zhou C L, 2017. Aerobic exercise training ameliorates craving and inhibitory control in methamphetamine dependencies: a randomized controlled trial and event-related potential study[J]. Psychology of Sport and Exercise, 30: 82-90.

Wang D, Zhou C, Zhao M, et al, 2016. Dose-Response relationships between exercise intensity, cravings, and inhibitory control in methamphetamine dependence: an ERPs study[J]. Drug and Alcohol Dependence, 161: 331-339.

Wang T Y, Bao Y P, Liu Z M, et al, 2015. Symptoms and withdrawal symptoms of amphetamine-type stimulants and K-powder abusers in China[J]. Chinese Journal of Drug Dependence, 24: 377-386.

Wang X Q, Wang G W, 2016. Effects of treadmill exercise intensity on spatial working memory and long-term memory in rats [J]. Life Sciences, 149: 96-103.

Washton M A, 1986. Relapse prevention: maintenance strategies in the treatment of addictive behaviors[J]. Journal of Studies Alcohol, 47: 260-261.

Yang B, Liu X, Yang S Y, et al, 2007. The influence of personality, social support and irrational beliefs on drug craving of male drug rehabilitation workers[J]. Journal of Psychology Science, 30: 1413-1417.

Yang L,Zhang J,Zhao X,2015. Implicit processing of heroin and emotional cues in abstinent heroin users:early and late event-related potential effects [J].The American Journal of Drug and Alcohol Abuse,41(3):237-245.

Yerkes R M,Dodson J D,1908. The relation of strength of stimulus to rapidity of habit-formation[J].Journal of Comparative Neurology and Psychology,18:459-482.

Yuan K,Qin W,Liu J X,et al,2010. Altered small-world brain functional networks and duration of heroin use in male abstinent heroin-dependent individuals[J]. Neuroscience Letters.477:37-42.

Zhang K,Zhang Q,Jiang H,et al,2018. Impact of aerobic exercise on cognitive impairment and oxidative stress markers in methamphetamine-dependent patients [J].Psychiatry Research:266:328-333.

Zhang X H,Xia Y W,Wu G W,et al,2016. On the influence of Shanghai drug treatment service and social assistance on the effect of drug treatment and correction [J].Chinese Journal of Drug Dependence,25:291-296.

Zhao F Y,Zhou C L,Liu T Z,2018. Neurobiological mechanism of exercise inhibiting drug addicts' psychological craving and relapse behavior:based on the regulation of exercise on neurotransmitters,hormones and peptides[J].China Sport Science, 38:33-41.

Zhao L Y,Sun L L,Shi J,et al,2011. Effects of β-adrenergic receptor blockade on drug-related memory reconsolidation in abstinent heroin addicts [J].Drug and Alcohol Dependence,118(2/3):224-229.

Zhao Q,Yang Q Q,Deng Y Q,et al,2017. Research on the effects of physical activity on improving brain function damage in drug addicts withdrawn from drug addiction:evidence from inhibition of processing and resting state of brain function[J]. Journal Wuhan Institute Physical Education,51:88-94.

Zhu F S,Zhou C L,Wang B Y,2014. Physical exercise reduces smoking dependence of college students:mediating role of self-control[J].Sports Science,35:109-113.

Zhuang S M,An S H,Zhao Y,2013. Yoga effects on mood and quality of life in Chinese women undergoing heroin detoxification:a randomized controlled trial [J]. Nursing Research,62(4):260-268.

卜庆乐,2020. 有氧运动结合抗阻练习对老年人脑电及平衡能力的干预效果研究[D].呼和浩特：内蒙古师范大学.

陈家言,2018.药物成瘾记忆量表编制及强制隔离戒毒患者心理干预效果评价
　　[D].武汉：华中科技大学.

陈艳,丁洁,吕艳阳,等,2019. 短期运动锻炼对毒品成瘾者心理健康干预效果的
　　Meta 分析[J].体育与科学,40(6):46-56,70.

陈一凡,周宇,王家宽,等,2019. 急性有氧运动强度影响甲基苯丙胺戒断者药物
　　渴求度的认知调节作用 [J].中国药物依赖性杂志(5):371-378.

杜远,徐小童,王莹,等,2015. 平衡运动对阿尔茨海默病认知功能影响的对照研
　　究[J].安徽医科大学学报(5):661-664.

龚丹,覃丽平,朱婷,等,2019. 短时有氧运动对甲基苯丙胺依赖者渴求度、情绪
　　状态及神经递质的影响 [J].中国体育科技(5):56-64.

李洁妮,2016. 变速健步走对中年男性动脉硬化人群身体成分和血脂影响的研
　　究[D].西安：西安体育学院.

林灵,2020. 刍议体育运动对学生心理健康发展的影响[J].福建教育(13):55-
　　56.

刘望,陈俏,李勇辉,2019. 药物成瘾记忆的神经生物机制及临床干预方法 [J].
　　生物化学与生物物理进展(10):1.

刘喜友,宋文民,毕道远,1999. 论优秀中长跑运动员的身体素质及其训练[J].中
　　国体育科技(3):35-37.

龙伟,包茜,2020. 农村家庭体育氛围对学生体育参与的影响[J].体育风尚(7),
　　141-142.

毛荣建,2003. 青少年学生锻炼态度-行为九因素模型的建立及检验[D].北京：
　　北京体育大学.

米勇诚,侯金成,2014. 健身健美学与练[M].四川：四川大学出版社.

莫连芳,吴祖华,2018. 不同体育锻炼项目对女大学生心理健康的影响[J].运动
　　精品,37(10):70-71.

庞可人,2019. 有氧耐力运动结合抗阻力训练干预对健康体适能相关要素的影
　　响[D].沈阳：沈阳师范大学.

苏通明,2020. 运动改善甲基苯丙胺男性成瘾者平衡能力效果的研究[D].长沙：
　　湖南师范大学.

王东石,朱婷,2017. 有氧运动对甲基苯丙胺类依赖者体适能、渴求度及情绪状

态的作用[J].体育科学,37(7):50-59.

王家宽,周成林,胡澄,2019. 不同强度的有氧运动对甲基苯丙胺依赖者体适能和生活质量的影响[C]//中国体育科学学会.第十一届全国体育科学大会论文摘要汇编.北京:中国体育科学学会.

王美,关北,2020. 藏羌少数民族中学生健康行为和家庭资源对运动成绩的影响[J].乐山师范学院学报,35(8):128-133.

王秀荣,2007. 运动与健康[M].北京:中国环境科学出版社.

王莹莹,周成林,2014. 急性有氧运动的强度与抑制能力的剂量关系:来自 ERP 的证据[J].体育科学,34(11):42-49.

魏高峡,2017. 运动锻炼行为促进心理健康:脑机制假说的提出[C]//中国心理学会.第二十届全国心理学学术会议:心理学与国民心理健康摘要集.北京:中国心理学会.

杨龙雨,张辉,曾军莉,等,2016. 快速动眼脱敏治疗对甲基苯丙胺依赖者敏感和渴求的干预效果[J].中国药物依赖性杂志,25(3):260-266.

张先锋,张宁,许崇高,等,2012. 国外体适能研究综述[J].湖北体育科技,31(1):17-19.

赵琦,杨淇齐,邓玉琴,等,2017. 身体活动对改善药物成瘾者脑功能损伤的研究:来自抑制加工及脑功能静息态的证据[J].武汉体育学院学报,51(5):88-94.

周琴,何飞,李立宏,2010.伏隔核毁损术对阿片类药物成瘾者人格及心理健康的短期影响[J].中国实用护理杂志,26(7):61-63.

周雨青,刘星,马兰,2014. 药物成瘾的神经生物学机制研究[J].生命科学,26(6):593-602.

周雨青,马兰,2017. 精神活性物质成瘾记忆的机制研究[J].复旦学报(医学版),44(6):738-743.

朱波,2020. 体育锻炼对中小学生心理健康的影响研究[J].智力(19):169-170.

庄淑梅,2013. 运动疗法对女性海洛因戒毒者心理健康状况干预效果的研究[D].天津:天津医科大学.

"健康大讲堂"编委会,2017. 守护肾功能的 100 条规则[M].福建:福建科学技术出版社.

第七章 运动对药物依赖者认知功能康复影响研究

之前章节已对我国现阶段药物成瘾进行了详尽的陈述，也对运动针对药物依赖的应用和部分原理进行了概括。运动对人的身心及大脑有着许许多多的促进效益，例如对注意能力、奖赏水平、情绪调节以及大脑静息活动等。本章将从我们课题组近几年的研究结果出发，详述运动干预手段是如何促进药物依赖者的认知功能的康复进程的。

第一节 运动对药物依赖者注意控制能力的影响

药物成瘾是一种表现为持续性渴求和强迫性觅药行为的慢性复发性脑病（Volkow，et al.，2012）。众多研究发现，执行控制缺陷在药物成瘾的发展和维持中起着关键作用（Hugh，et al.，2005）。执行控制是对任务活动的监控、调节并做出计划的认知控制加工过程，其功能失调是成瘾的核心特征之一（Dawe，et al.，2004）。大量影像学研究已证明，成瘾人群的执行控制等功能存在异常，与长期使用成瘾物质致使的前额皮层受损有关（Rita，et al.，2011），受损后的成瘾个体无法正确做出计划、决策，进行自我调整等（Funahashi，2001），难以控制强迫性的药物寻求，即使戒断后仍然容易出现复吸（Chambers，et al.，2009）。近年来有研究者提出，通过针对性地提高成瘾个体的认知功能来治疗药物成瘾（Sofuoglu，et al.，2013），有助于提高戒断成功率。而有氧运动作为一种常见的康复治疗手段，已经被众多的研究证明能够有效改善个体的执行控制功能（Hiroki，et al.，2010；Kujach，et al.，2018）。研究者认为，有氧运动能够通过促进脑区血管发生和血流量增加改善脑组织血液循环（Brown, et al., 2010；Lista, et al., 2010），从而增强脑区活性、提高神经功能。因此，有氧运动也被认为是治疗药物成瘾的一种潜在模式：有氧运动能够通过恢复成瘾个体脑区功能，改善其执行控制能力以减缓药物依赖者对成瘾物质的依赖，而其中前额皮层功能的恢复可能是关键。本节将从急性有氧运动与药物依赖者抑制功能的关系，长期有氧运动与药物依赖者注意偏向的关系，及长期有氧运动与药物依赖者抑制功能的关系三方面展开阐述。

一、急性有氧运动与药物依赖者抑制功能的关系

目前对于有氧运动改善药物依赖者执行控制的研究还比较少，先前研究的内容普遍为成瘾者渴求度、情绪等方面的变化（Wang, et al., 2014），而成瘾药物也多为尼古丁（Haasova, et al., 2013）、酒精（Brown, et al., 2014）等，对冰毒这类滥用最为广泛的毒品的研究还比较少。仅有的一些研究多采用电生理技术探究有氧运动对冰毒依赖者抑制能力的影响（Wang, et al., 2015a；王艳秋，等，2015），但该技术无法直接探测到前额皮层如何受到运动的影响从而改变了激活情况。因此，本研究采用了功能性近红外光谱技术（functional near-infrared spectroscopy, fNIRS）———一种通过监测脑组织血氧信号的变化来反映局部脑区血氧动力学信号变化的非介入性脑成像技术（Chen, et al., 2015），其允许监测运动环境中的皮层血液动力学变化的特点，为运动负荷对认知表现及脑激活模式影响的研究提供了现实的条件。认知任务则选择了经典的色-词 Stroop 任务，该范式是考察执行控制能力的经典范式（Macdonald, et al., 2000），并且主要相关脑区为外侧前额皮层（lateral prefrontal cortex, LPFC）和前扣带回（anterior cingulate cortex, ACC）（Leung, et al., 2000）。尽管 fNIRS 的测量范围仅限于外侧皮层表面，无法监测到 ACC 的激活情况，但已有研究采用该技术成功探测到与 Stroop 任务相关的 LPFC 激活（Schroeter, et al., 2002）。且也有研究观察到色-词 Stroop 任务并不总是涉及 ACC 的激活（Zysset, et al., 2001）。因此，本研究采用该任务来探测前额皮层在有氧运动对冰毒依赖者执行控制影响中的激活变化，并将 fNIRS 的探测区域全部布置在了外侧前额皮层。

此外，不同强度的有氧运动对执行控制的改善效果也存在着差异：有理论认为运动强度与执行控制呈倒 U 形曲线关系，采用中等强度的有氧运动会最

大限度地提高执行功能；而驱动理论则认为，在高强度下将得到最大收益（Chang，et al.，2012）。众多实证研究发现，中等或高等强度的有氧运动均能提高个体执行控制功能（Hiroki，et al.，2010；Kujach，et al.，2018），但是对于冰毒依赖者的作用及两种运动强度间是否存在效果差异还不清晰。

因此本书拟从行为和脑机制两方面，验证有氧运动能够提高前额皮层活性，增强冰毒依赖者的执行控制能力；并在此基础上，以期明确能够最大限度改善冰毒依赖者执行控制能力的短时有氧运动方式。

参加此次研究的药物依赖者以新型毒品冰毒类依赖为主，选自浙江省十里坪强制隔离戒毒所，并满足一些基本的筛选标准：① 年龄 18—45 岁；② 当前正处于监禁状态中；③ 通过结构化的面谈诊断符合 DSM-IV 对药物依赖者的评定标准；④ 没有因头部受损伤而导致意识丧失的历史；⑤ 没有患过精神病或者直系亲属患过精神病的历史；⑥ 文化程度在小学及以上；⑦ 没有身体残疾或医疗问题阻止或禁止参加中等强度有氧运动。

实验刺激通过一台与被试观察距离为 80cm 的电脑屏幕（分辨率为 1920 像素×1080 像素，刷新率为 60Hz）呈现，呈现背景为黑色。在每个试次中，屏幕中央首先会呈现一个白色"+"注视点 1000ms，之后随机出现一个大小为 7°×4°视角的实验刺激 1000ms，要求被试根据实验刺激的颜色尽量快速而正确地按键，记录被试在 2500ms 内的反应。每个试次间隔 9000ms。实验开始前进行适当练习，以确保被试能够理解实验任务。刺激材料包括"红""黄""绿"三个词，分别呈现红、黄、绿三种颜色，组成 3 个字色一致类型的刺激和 6 个字色不一致类型的刺激，其中字色一致的刺激重复呈现 4 次，字色不一致的刺激重复呈现 2 次，最终字色一致与字色不一致的刺激各 12 次，呈现比例为 1∶1。

总共有符合条件的 35 名男性冰毒依赖者参加研究，他们被随机分成 2 组，分别参加中等强度和高强度运动锻炼。其中有氧运动任务包括 5min 的热身，20min 的核心运动和 5min 的整理活动。在核心运动过程中，冰毒依赖者均需通过 SHUA_ SH_ 5000U 功率自行车完成 20min 的相应强度的有氧运动。运动强度通过调节功率自行车的负荷来实现，要求被试在运动时的心率分别控制在最大心率的 65%~75%（中等强度）和 75%~85%（高等强度）。其中最大心率是通过（206.9-0.67×年龄）来界定的。

行为学的结果说明 30min 的中等和高等强度的有氧运动均可以提高冰毒依

赖者的抑制能力，并且两种不同强度的有氧运动的影响效果并无显著差异；fNIRS 的结果显示 30min 的中等、高等强度有氧运动能够提高前额皮层活性，增强冰毒依赖者的执行控制能力。并且神经层面上，高等强度带来了更多前额皮层的活性增强：高等强度更多地增强了左侧背外侧前额叶及右侧腹外侧前额叶的神经激活水平，而中等强度的效应则集中于右侧背外侧前额叶。这些结果表明接受中等强度干预的被试可能在 Stroop 任务中偏向于策略控制加工（Macdonald，et al.，2000），选择将更多的注意力集中于任务相关的刺激颜色上，忽略对刺激语义的加工以减少字色不一致情况的干扰；而接受高等强度干预的被试在任务中则偏向于反应抑制加工（Kemmotsu，et al.，2005），更多地是去提前预知冲突并集中注意力，主动抑制对刺激语义的加工，最终将注意力转移到任务相关的刺激颜色上。我们推测高强度的急性有氧运动可能会引起更多的前额脑区活动，更有利于成瘾个体恢复执行抑制控制能力，降低戒断后的复吸率。

二、长期有氧运动与药物依赖者注意偏向的关系

毒品成瘾是一种损害认知功能的复发脑慢病。冰毒是一种合成毒品，成瘾性强，冰毒依赖者有认知神经系统功能障碍从而难以戒断（Cruickshank，et al.，2009）。毒品产生的欣快感和渴望导致冰毒依赖者认知控制失衡，不断寻求毒品刺激（Field，et al.，2009）。当毒品成瘾者暴露于毒品相关环境中会自动关注与毒品相关的线索，从而无法控制自己的注意力，导致强迫性的觅药行为（Field，et al.，2016）。相比于其他线索更加关注毒品线索的行为被称为注意偏向（Field，et al.，2009；O'Neill，et al.，2020）。寻找减轻毒品相关线索注意偏向的方法对药物依赖者的康复至关重要。

先前研究表明，注意力会自动指向与奖赏相关的刺激。毒品成瘾者长期吸食毒品改变多巴胺通路产生兴奋感，并损伤了奖赏系统，从而使毒品成为注意力系统关注的焦点（Franken，et al.，2005）。对毒品奖励的预期会导致毒品成瘾者失去对注意力的控制，更关注于毒品相关线索。注意控制反映了个人调节注意分配的能力，并与抑制能力相关（Paulewicz，et al. 2012；Teige-Mocigemba，et al. 2013）。同时，注意控制可以预测注意偏向的调节（Basanovic，et al.，2017；Chen，et al.，2015；Schoorl，et al.，2014）。因此注意控制能力受

损极可能是毒品成瘾者产生注意偏向的原因，减少毒品对奖赏的替代和恢复注意控制对治疗注意偏向至关重要。

大量研究发现，运动会改善毒品成瘾者的认知控制，并将运动作为治疗药物成瘾的有效策略（Costa，et al.，2019；Somkuwar，et al.，2015）。运动已经显示出改善上述认知过程的积极作用，提升了毒品成瘾者自我控制能力（Wang，et al.，2015b），并重建了奖赏过程中的多巴胺信号传导通路（Lynch，et al.，2013）。研究还表明，运动可通过有效的执行控制来改善健康人群的注意控制（Lynch，et al.，2013），这一发现可能推广到冰毒依赖者的治疗。尽管前人的研究表明，运动可能是冰毒依赖者改善注意偏向的有效措施，但这一说法尚未得到证实，也未对其潜在的神经机制进行探讨。

同时运动强度对冰毒依赖者毒品线索条件下的注意偏向的效益是不确定的。一些研究表明，高强度有氧运动的效益最大（Chang，et al.），然而，有研究者（Wang，et al.，2015a）发现了一种倒 U 形的运动强度模型，其中，中强度有氧运动在冰毒依赖者中比高强度具有更大的积极效益。因此，中等强度有氧运动可能更适宜冰毒依赖者对毒品线索注意偏向的康复。

综上所述，注意偏向是毒品成瘾者的个体特征，并由于注意控制的缺失和奖赏通路受损加剧。上述证据表明，运动可以改善健康人群的注意控制，并一定程度重塑奖赏通路。因此我们假设，运动对冰毒依赖者的注意偏向具有积极影响，通过点探测任务验证这一假设，并通过分析 P2、N2 和 P3 成分来探索注意偏向的神经机制。

三组被试在运动干预前后均进行了点探测任务测试（每个被试运动前后的测试数据在一天中的同一时间段进行）。图 7-1 显示了单个试次的时间流程图。实验程序通过 E-Prime 软件在计算机上呈现。每个试次首先出现注视点持续 1000ms，随后在屏幕上出现一对毒品和中性图片刺激 1000ms，每对图片中，一个刺激出现在注视点左侧，另一个刺激出现在注视点右侧。在所有试次中，毒品相关线索图片出现位置随机分配。图片刺激后跟随着探针，该探针由一对水平或垂直的点组成，并持续 200ms。要求被试尽快判断探针是垂直分布还是水平分布，如果垂直分布，则用左手食指按"F"键；如果水平分布，则用右手食指按"J"键。如果被试的反应时超过 1000ms，则屏幕上会出现一个反馈警告标志（"？"）；如果反应时在 1000 ms 之内，则不会显示任何反馈。最后出现 1350ms 空屏，再进入下一个试次。

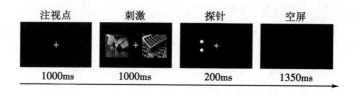

图 7-1　点探测程序流程示意图

如果毒品相关图片与探针呈现在同侧，则认为是一致性条件。例如，毒品相关图片出现在左侧，然后探针也出现在左侧。相比之下，毒品相关图片和探针出现在相反的位置被认为是不一致条件。

使用 E-Prime 软件记录行为数据。在正式实验开始之前，要求被试练习 10 个试次，以确保他们理解实验任务。正式实验包括 3 组，每组包括 80 个试次，每个被试需完成 240 个试次，总共需要约 15min 完成实验。每组结束后，被试可以进行短暂的休息，然后继续进行测试。

在本研究中，在进行高等和中等强度运动干预前，注意偏向分数为正值表明，毒品相关线索可以吸引冰毒依赖者的注意。运动干预后，注意偏向分数变为负值表明长期有氧运动降低了对毒品相关线索的注意维持，并有助于抑制冰毒依赖者对这些毒品线索的注意力。但潜在的神经机制仍需要进一步讨论。

长期有氧运动后，一致与不一致条件下 P2 峰波幅差异消失表明注意过程得到修正。如图 7-2 所示，在本研究中观测到的运动诱发的 P2 波幅变化表

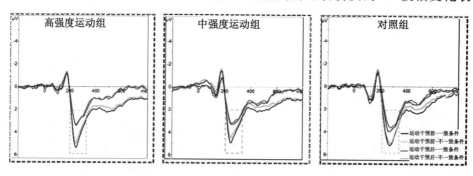

图 7-2　三组被试运动干预前后平均 P2 峰波幅

明，冰毒依赖者可以准确地识别和分类与毒品相关的刺激，并可忽略先前与毒品相关的记忆的感染。因此，P2 峰振幅的变化为认知调控提供了有利的准备。

长期有氧运动干预后的 N2 和 P3 波幅降低表明，运动会转移与毒品相关的注意力，并减少毒品线索引起的冲突。运动可减缓过度关注毒品相关刺激产生的冲突，使冰毒依赖者能够更好地调控注意力。

如图 7-3 所示，长期有氧运动可降低冰毒依赖者对毒品相关刺激的注意偏向。经电生理分析表明，长期有氧运动可以加强对毒品相关线索的早期识别，并转移注意力以减少冲突处理和注意偏向。对毒品相关线索注意偏向的改善有利于冰毒依赖者的康复。

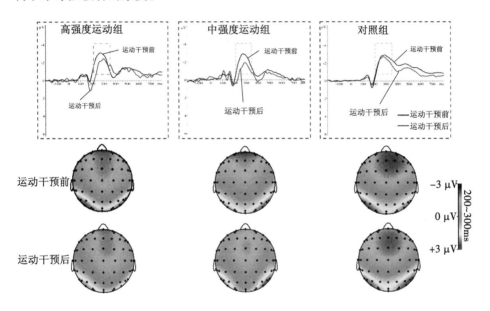

图 7-3　三组被试运动干预前后 Fz 电极点 N2 峰波幅及相关的脑地形图

（亮度带代表刺激后 200~300ms 时间窗口内的峰波幅）

三、长期有氧运动与药物依赖者抑制功能的关系

急性有氧运动对药物依赖者抑制能力的促进作用已得到课题组大量研究证据的支持，但长期规律运动是否对药物依赖者抑制能力产生持续性改变仍需要积极探索。面对急性有氧运动仅带来暂时性的认知改变，若能将其联合长期规律运动进行整合研究，在急性有氧运动干预认知表现的研究基础之上，探索运动对认知表现的长期、持续性提升作用，更具有现实意义。因此，课题组在前期的研究基础上，继续探索了长期有氧运动对药物依赖者抑制功能的影响。

参加此次研究的药物依赖者以新型毒品冰毒类依赖为主，选自浙江省十里坪强制隔离戒毒所，并满足一些基本的筛选标准：① 年龄在 18—45 岁；② 当前正处于监禁状态中；③ 通过结构化的面谈诊断符合 DSM-IV 对药物依赖者的评定标准；④ 没有因头部受损伤而导致意识丧失的历史；⑤ 没有患过精神病或者直系亲属患过精神病的历史；⑥ 文化程度在小学及以上；⑦ 没有身体残疾或医疗问题阻止或禁止参加中等强度有氧运动。

总共有符合条件的 57 名男性冰毒依赖者参加研究，他们被随机分成 3 组，分别参加中等强度、高强度运动锻炼和对照组。其中有氧运动任务为：每周完成 3 次功率自行车运动（每次包括 5min 的热身，20min 的核心运动和 5min 的整理活动），一共持续 12 周。在核心运动过程中，冰毒依赖者均需通过 SHUA_SH_5000U 功率自行车完成 20min 的相应强度的有氧运动。运动强度通过调节功率自行车的负荷来实现，要求被试在运动时的心率分别控制在最大心率的 65%~75%（中等强度）和 75%~85%（高等强度）。其中最大心率是通过（206.9−0.67×年龄）来界定的。对照组则维持正常戒毒所生活。

行为学的结果同前期急性干预的结果类似，12 周的中等和高等强度的有氧运动均可以提高冰毒依赖者的抑制能力，并且两种不同强度的有氧运动的影响效果并无显著差异；此外，对照组被试经过 12 周的正常戒毒所生活，也出现了抑制能力显著提高的现象（见图 7-4），对照组、中等强度后测的 Stroop 效应显著小于前测；高等强度组后测的 Stroop 效应有显著小于前测的趋势。究其原因可能是因为正常的戒毒所生活也会产生一定程度的身体活动，已有研究发现，一些小强度的运动如家务活等也可以有效提高抑制功能（Tsuchiya，et al.，2018）。

而 fNIRS 的结果显示，12 周的中等、高等强度有氧运动和正常戒毒所生活均能够提高前额皮层活性，增强冰毒依赖者的执行控制能力；不同的干预方式在不同的前额皮层分区上有着各自的优势。首先，长期高等强度有氧运动显著增强了左侧背外侧前额叶皮层的活性，已有研究发现左侧背外侧前额叶参与决策加工，并与预知冲突干扰有关（Vanderhasselt，et al.，2009）。该脑区可能在由冲突引起的行为调整中发挥作用，因此，高等强度组长期运动干预后出现该区域活性的提升，则表明被试提高了对 Stroop 任务中即将可能出现的不一致冲突干扰的预知，从而开始注意力的集中。其次，中等强度组被试则在额极区有一定的活动优势。额极区的核心功能是梳理多重认知任务，它能够将先前运行的任务保持在挂起状态，以便在当前任务完成后进行后续的检索和执行

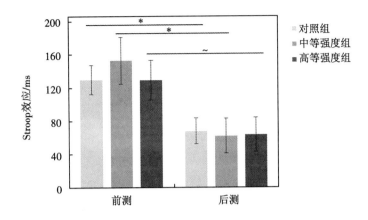

图 7-4　长期有氧运动对 Stroop 效应的影响

（ * 代表 $p<0.05$；~代表 $0.05 \leqslant p<0.1$ ）

（Koechlin，et al.，2007）。被试在完成 Stroop 任务时，不仅需要处理多种刺激信息，同时还要尽快做出对应的反应，此时就可能需要额极区参与调度和调整。而对照组被试则在左侧腹外侧前额叶有着一定的功能优势，该脑区与认知控制相关联，并且负责存储和检索与刺激对应的反应规则（Badre，et al.，2007），提示对照组被试在 12 周的正常戒毒所生活后能够更有效地区分对一致或不一致刺激的不同反应方式，最后提高抑制任务的表现。

第二节　运动对药物依赖者工作记忆康复效果的影响

有氧运动对提高认知功能的积极作用已经被广泛证实（Chang，et al.，2012；Piepmeier，et al.，2015），在冰毒成瘾的群体中也观察到了这种运动效益，主要集中于药物渴求度的下降和抑制能力的提升（Wang，et al.，2015b；Wang，et al.，2017）。然而，作为认知功能的基本组成部分，工作记忆在药物成瘾的戒断中也起着重要作用：工作记忆是执行功能中能够调控选择性注意的关键成分，已有研究发现工作记忆较弱的个体出现复吸行为的概率更高（Chambers，et al.，2009；曾红，等，2011）。然而运动对冰毒依赖者工作记忆的影响仍然鲜有研究。因此，我们课题组尝试探究了这个问题。分别从急性有氧运动和长期有氧运动与药物依赖者工作记忆的关系两部分进行阐述。

一、急性有氧运动与药物依赖者工作记忆的关系

参加此次研究的药物依赖者以新型毒品冰毒类依赖为主，选自浙江省十里坪强制隔离戒毒所，并满足一些基本的筛选标准：① 年龄 18—45 岁；② 当前正处于监禁状态中；③ 通过结构化的面谈诊断符合 DSM-Ⅳ 对药物依赖者的评定标准；④ 没有因头部受损伤而导致意识丧失的历史；⑤ 没有患过精神病或者直系亲属患过精神病的历史；⑥ 文化程度在小学及以上；⑦ 没有身体残疾或医疗问题阻止或禁止参加中等强度有氧运动。

工作记忆的考察选择了经典的 2-back 任务，刺激材料为 0~9 共 10 个数字。任务一共有 6 组，每组呈现前会出现一个白色的 "+" 注视点 10000ms。每组下包含 14 个试次，每个试次中首先向被试呈现白色的刺激材料，呈现时间为 500ms，随后刺激消失，要求被试在刺激消失后的 2500ms 内做出按键反应，之后呈现下一个试次（流程见图 7-5）。实验刺激的呈现及背景同 Stroop 任务。被试对前两个试次不需要做出任何反应。自第三个试次开始，被试需要对当前刺激与之前呈现的倒数第二个刺激是否一致进行判断。被试仅需要对每组下的后 12 个刺激进行一致与否的判断，在保证一致刺激和不一致刺激呈现数目的比例为 1∶2 的情况下，随机分配出现的刺激。实验开始前进行充分练习，以确保被试能够完成实验任务。

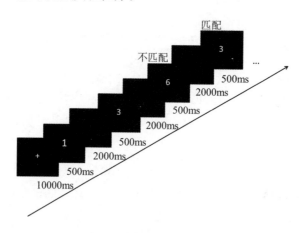

图 7-5　2-back 任务刺激呈现流程

　　总共有符合条件的 35 名男性冰毒类依赖者参加研究，他们被随机分成 2 组分别参加中等强度和高强度运动锻炼。其中有氧运动任务为：包括 5min 的热身，20min 的核心运动和 5min 的整理活动。在核心运动过程中，冰毒依赖者均需通过 SHUA_SH_5000U 功率自行车完成 20min 的相应强度的有氧运动。运动强度通过调节功率自行车的负荷来实现的，要求被试在运动时的心率分别控制在最大心率的 65%~75%（中等强度）和 75%~85%（高等强度）。其中最大心率是通过（206.9-0.67×年龄）来界定的。

　　行为学结果显示，中等强度的急性有氧运动对工作记忆的反应时和辨别力无显著影响。这一结果与前人研究类似，已有研究采用 20min 中等强度急性运动干预后发现被试 n-back 任务的行为表现并未得到显著改善（Lin, et al., 2014）。研究者认为这可能由于急性运动仅能对长时记忆产生积极影响导致（Coles, et al., 2008）。此外，研究还发现高等强度的急性有氧运动能够减少 MA 成瘾者工作记忆的反应时，该发现与众多以正常人群体为被试的研究结果保持一致（Moreau, et al., 2017；Yong, et al., 2017）。但同样的，结果也显示出高强度运动干预后，冰毒依赖者的工作记忆辨别力呈现下降的态势，表现出辨别任务相关信息的能力受损。上述结果也提示，冰毒依赖者在高强度的急性运动干预后，完成 2-back 任务时可能出现了速度-准确性的平衡：高等强度组被试在完成认知任务时采取了不同的行为反应策略，为了快速做出反应而降低了反应的准确性。

　　此外，同行为学结果类似，研究未发现急性有氧运动对工作记忆任务期间前额皮层活动的积极影响。仅发现被试在中等强度的急性有氧运动后，左侧背外侧前额叶的大脑活动趋于减弱的情况，提示该区域出现了一定功能衰退。这一现象可以用 Dietrich 的"额叶瞬间激活降低假说"解释，他认为有氧运动过程中或者之后一段时间内的大脑某特定区域会存在瞬时抑制的现象（Dietrich, et al., 2004）。

　　出现该现象的原因可能有两点：首先工作记忆作为一种容量有限的记忆系统会随着个体年龄的增长而发展，最终在成年期会变得稳定且不易改变（段小菊，等，2009）；此外，负责工作记忆加工的主要脑区为前额皮层（Braver, et al., 1997），而药物成瘾会致使成瘾个体前额皮层功能受损严重（Goldstein, et al., 2011），并在戒断后的短期内无法恢复正常水平。本研究推测，可能是由于急性有氧运动带来的短时增益，无法显著改善长期受损的前额皮层功能与提升工作记忆的加工水平，可能需要更长时间的运动训练才能观察到工作记忆相关的显著改变。

二、长期有氧运动与药物依赖者工作记忆的关系

根据前期急性有氧运动的结果，课题组又进行了长期有氧运动干预，以期发现有氧运动对成瘾者工作记忆的康复效益。

参加此次研究的药物依赖者以新型冰毒依赖为主，选自浙江省十里坪强制隔离戒毒所，并满足一些基本的筛选标准：① 年龄 18—45 岁；② 当前正处于监禁状态中；③ 通过结构化的面谈诊断符合 DSM-V 对药物依赖者的评定标准；④ 没有因头部受损伤而导致意识丧失的历史；⑤ 没有患过精神病或者直系亲属患过精神病的历史；⑥ 文化程度在小学及以上；⑦ 没有身体残疾或医疗问题阻止或禁止参加中等强度有氧运动。

总共有符合条件的 45 名男性冰毒依赖者参加研究，他们被随机分成 3 组，分别参加中等强度、高强度运动锻炼和对照组。其中有氧运动任务为：每周完成三次功率自行车任务（每次包括 5min 的热身，20min 的核心运动和 5min 的整理活动），一共完成 12 周。在核心运动过程中，冰毒依赖者均需通过 SHUA_SH_5000U 功率自行车完成 20min 的相应强度的有氧运动。运动强度是通过调节功率自行车的负荷来实现的，要求被试在运动时的心率分别控制在最大心率的 65%~75%（中等强度）和 75%~85%（高等强度）。其中最大心率是通过（206.9-0.67×年龄）来界定的。对照组则维持正常的戒毒所生活。

结果显示，只有高等强度的长期有氧运动显著提高了冰毒依赖者工作记忆的辨别力，并加快了反应时间（见图 7-6）。神经层面也出现了与行为学表现同步的结果，高等强度组的成瘾者左侧背外侧前额叶皮层的血氧水平显著增加（见图 7-7），表明该脑区功能经过长期的高等强度有氧运动干预后，得到了显著地提升；同时，结果还发现高等强度组被试完成工作记忆任务时，脑电中的 N1 和 P2 成分波幅显著下降。N1 成分与刺激的早期处理有关，并且对刺激的物理特性非常敏感（Morgan, et al., 2008）；一些研究人员发现，N1 成分作为辨别处理的指标，可以反映出对注意资源的分配（Vogel, et al., 2000）。而 P2 成分反映了信息处理的早期阶段，在工作记忆的加工过程中负责对信息进行初始加工（Lenartowicz, et al., 2010），同时也是工作记忆任务顺利完成的关键步骤之一（Yuan, et al., 2016）。这些结果表明，相较于中等强度，高强

度的有氧运动能够更有效地提高电生理活动的效率，表现为投入较少的认知资源却获得更好的工作记忆绩效。

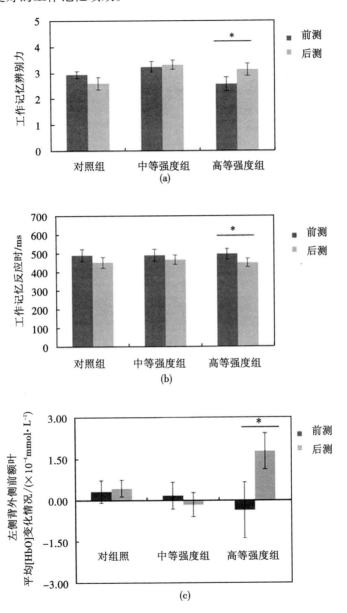

图 7-6　长期的有氧运动与工作记忆的关系

（＊代表 $p < 0.05$）

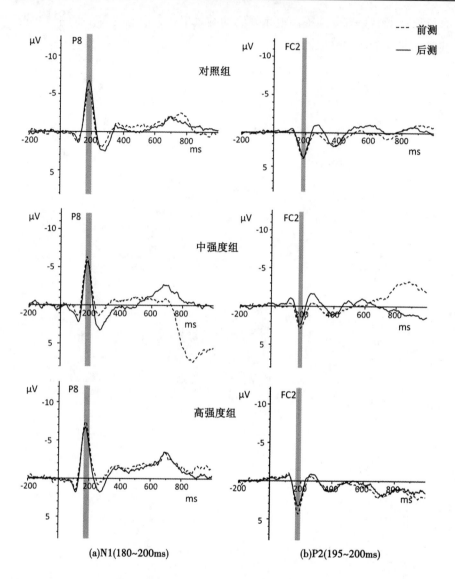

(a)N1(180~200ms)   (b)P2(195~200ms)

图 7-7　高等强度组被试完成工作记忆任务时，N1 与 P2 成分平均波幅在干预前后的变化

第三节　运动对药物依赖者情绪控制能力康复的影响

甲基苯丙胺成瘾的防治，尤其是甲基苯丙胺戒断者的复吸问题，一直以来都是科学研究的难题。药物成瘾患者会同时出现生理成瘾和心理成瘾两种状况，两者共同作用使得药物依赖者无法自控地寻求毒品，复吸率极高。生理成瘾是指机体对毒品的耐受性提高，如果吸食剂量不够或停止用药，身体会出现一系列不适生理反应。心理成瘾是指对药物的心理渴求，渴望吸食毒品之后的药效体验（李平，等，2018）。对于甲基苯丙胺依赖者来说，相较于生理成瘾，心理成瘾对复吸的作用更关键。甲基苯丙胺成瘾形成过程中经常伴随着强烈的情绪体验，甲基苯丙胺依赖者在戒断后会出现一些显著的情绪问题，特别是负性情绪，如出现焦虑、抑郁、乐趣缺失以及容易激怒出现敌意等（Zorick，et al.，2010）。有研究者发现药物依赖者对情绪线索的异常加工可能说明了其对情绪性突显刺激的反应具有减弱或快感缺乏的迹象（Lubman，et al.，2008），长期服用药物还会改变与药物成瘾有关的大脑关键区域的突触可塑性。

而有研究发现，体育锻炼可以有效改善负性情绪造成的种种影响，并与心理健康有着正相关的关系。同样，王则珊提出体育锻炼是一种持续长时间运动后形成的锻炼趋势，是让人身心放松的行为方式。体育锻炼既可以减少抑郁、焦虑以及压力，提高幸福感；还可以调节认知活动如注意定向，改善认知功能。许多医学评论指出，运动在人体内具有显著而持久的抗抑郁作用（Mura，et al.，2013）。临床试验的证据表明，进行为期 2~4 月的体育锻炼可以明显改善抑郁症症状（Gomez-Pinilla，et al.，2014）。

一些问卷调查表明有氧运动可以有效地降低负性情绪，减轻负性情绪易感性，提高自尊和自我概念水平。殷恒蝉等（2007）对 3267 名在校大学生进行情绪问卷调查发现，有运动锻炼习惯的学生其抑郁和慌乱得分显著低于无运动锻炼的群体。Taliaferro 等（2009）的研究调查了 18—25 岁的人群发现，每周都进行体育锻炼的人在无助感和抑郁方面均表现出较低的风险（Taliaferro，et al.，2009）。针对健康老年人、大学生、中年男性、中年女性及情绪障碍患者的流行病学研究报告显示，在控制性别、年龄、教育及社会经济状况等因素后，体育锻炼仍被证明是预防抑郁等情绪的重要保障（Johnson，et al.，2011；van Uffelen，et al.，2013）。

仅使用量表问卷只能得到主观的回答，单单分析问卷结果只能得到运动与情绪间的相关关系，所以要想弄清楚运动是如何改善情绪的，就要知道运动锻炼对情绪改善的脑机制。

运动锻炼会促使大脑发生变化，长期进行体育锻炼可以使额叶网络功能发生变化，从而改善认知功能。近年来，在短时有氧运动改善负性情绪的脑机制方面，李嫚嫚等（2019）研究发现经常参加体育锻炼的女大学生和没有体育锻炼习惯的女大学生对负性情绪投入的注意程度是相似的，但是对负性情绪投入的认知程度是有差别的。其由负性情绪引发的 P3 波幅与锻炼时间和反应时存在相关关系，长期的体育锻炼可以降低女性负性情绪易感性（Qiu, et al., 2019）。短时间的有氧训练也会使得执行功能相关的脑区的灰质质量增加，尤其是控制功能相关脑区。脑电研究发现，有氧运动使得右侧额叶 alpha-1 活动增强，alpha-2 的活动减弱，改善焦虑紧张的情绪（Ohmatsu, et al., 2014）。fNIRS 研究得出，15min 的有氧运动可以增强腹侧前额叶的激活，降低负性情绪体验（Fumoto, et al., 2010）。fMRI 研究发现，30min 的有氧运动使得与奖赏有关的皮层活动强度降低（Goldin, et al., 2013）。

但对于运动是否能够通过改善甲基苯丙胺依赖者的情绪特征从而起到控制其复吸的效果尚不得而知，我们课题组进行的研究涉及这方面的探讨，在下面进行简要阐述。

一、急性有氧运动对甲基苯丙胺戒断者情绪记忆的影响及机制研究

甲基苯丙胺可以直接作用于多巴胺系统的神经元，造成突触间隙内多巴胺含量骤升，使得吸食者在极短的时间内体验强烈的欣快感，这种情绪体验是成瘾记忆的一部分。长期用药经验会形成牢固的成瘾情绪记忆，这是导致复吸的关键性成瘾记忆。有氧运动同样可以促进多巴胺的释放，产生愉悦的情绪体验。前人研究认为，在成瘾形成早期阶段，运动可以作为一种替代性工具取代吸毒（Lynch, et al., 2013）。

甲基苯丙胺成瘾形成过程中经常伴随着强烈的情绪体验，因此，成瘾记忆中包含着许多情绪记忆，即成瘾情绪记忆（Otis, et al., 2015）。例如，甲基苯丙胺可以直接作用于多巴胺系统的神经元，造成突触间隙内多巴胺含量骤升，使得吸食者在极短的时间内体验强烈的欣快感，这种情绪记忆对强迫性用药行为起到了正强化作用，是导致复吸的关键性成瘾记忆。

研究发现，运动对记忆的调节改善作用也是通过促进神经发生和突触可塑性实现的（Sayal, 2015）。目前，针对药物依赖者开展的运动康复治疗逐步得到认可（More, et al., 2017；容浩，等，2019）。运动同样可以促进大脑内多巴胺等激素的分泌，产生欣快感，而且运动促进激素分泌是机体的正常代谢，可以部分缓解吸毒造成的神经损伤（Park, et al., 2012）。前人研究发现，在

成瘾形成的早期阶段，运动可作为一种替代性工具有效地抑制成瘾（Lynch，et al.，2014）。那么对于成瘾形成后的甲基苯丙胺戒断者来说，他们的成瘾情绪记忆到底有何特征？长期的有氧运动干预能否形成运动情绪记忆，进而起到削弱成瘾情绪记忆的作用？另有研究发现，有氧运动的康复成效受到运动强度等因素的影响，那么何种强度的有氧运动更有益于戒断者成瘾情绪记忆的消退？针对这些问题的探索具有非常重要的理论与实际应用价值，可以为药物成瘾的防治工作提供新的思路，也是本节将要解决的科学问题。

（一）中高等强度急性有氧运动对甲基苯丙胺戒断者情绪记忆的影响差异

本研究探讨了中高等强度急性有氧运动对成瘾情绪记忆的影响差异，另外结合比较戒断者对中高强度干预的乐趣性差异，以及干预前后戒断者情绪状态的影响差异，共同揭示更加适合甲基苯丙胺戒断人群康复的运动干预强度。

我们采用改编版的学习再认范式更加全面地揭示急性运动对戒断者情绪记忆的影响特征，即学习记忆任务中需要记忆的是带边框的图片，再认回忆任务中，被试不仅需要辨别是否见过该图片，还需要进一步回忆图片的边框颜色，该任务将情绪记忆的核心内容（情绪图片）和外周细节（边框颜色）进行了区分。

实验选取运动乐趣量表对运动干预的乐趣性进行测评（Mullen，et al.，2011），选取九点自评量表对被试运动前后的情绪状态进行测量。

运动干预方式选取有氧功率自行车运动，运动强度根据被试运动时的心率来划分。本研究将分为中等强度运动组与高等强度运动组。运动干预35min，包括5min热身，25min中等或高等强度有氧功率自行车运动，5min整理运动。

正式实验流程如图7-8所示，学习记忆任务中，被试需集中注意力并尽量多地记住这些图片的内容和图片的边框颜色，包括蓝色、红色边框的毒品、中性图片。

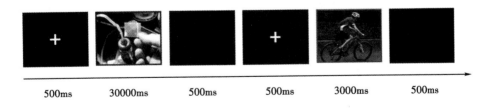

500ms　　30000ms　　500ms　　500ms　　3000ms　　500ms

图7-8　学习记忆任务流程图

再认回忆任务包括图片再认任务和颜色回忆任务。除了学习记忆阶段的图片外，加入新的毒品和中性图片，即"旧图"和"新图"。被试需判断之前是否记过这张图片，进行按键反应。如图7-9所示。

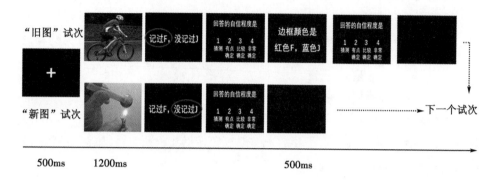

图7-9 再认回忆任务流程图

图片再认任务的结果如图7-10所示，图片再认任务代表了戒断者对图片中央核心内容的记忆水平。即说明相较于中等强度有氧运动，高等强度有氧运动干预更能促进戒断者对核心内容再认记忆水平的提升；并且，对于核心内容的记忆，也存在着成瘾情绪记忆的增强效应，所有实验条件下，被试对毒品图片内容的辨别力均显著地高于其对中性图片内容的辨别力，且对毒品图片内容的辨别正确率更有自信。

颜色回忆任务的结果如图7-11所示。说明对于外周细节内容的记忆，同样具有成瘾情绪记忆增强效应特征。颜色回忆任务代表戒断者对毒品刺激外周细节的记忆水平；另外，不同强度有氧运动下，戒断者对外周细节的记忆绩效没有差异，说明不同强度有氧运动对戒断者外周细节的记忆水平的影响不显著。

本研究发现药物依赖者对毒品图片的记忆更准确，但反应较慢。一方面可能是由于长期的成瘾经历导致戒断者对毒品图片存在注意偏向，会自动向毒品相关刺激投入更多的认知资源（Ersche，2014），因此记忆编码更牢固。另一方面，可能由于毒品图片对于药物依赖者来说是一种特殊的情绪刺激（Dunning, et al., 2011）。与再认任务结果一致，我们的颜色回忆任务结果同样表明，戒断者回忆毒品图片边框的正确率要显著地大于中等图片的边框，自信心也更高。这一结果及其相关机制仍然有待进一步探讨。

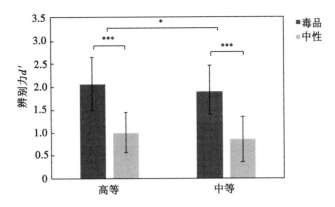

（a）辨别力指数差异

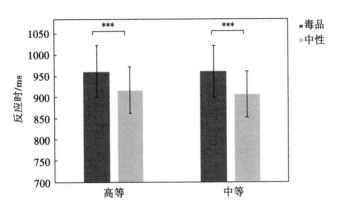

（b）反应时差异

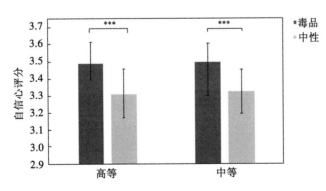

（c）自信心差异

图 7-10　不同条件下图片再认任务的数据结果

（＊＊＊代表 $p<0.001$；＊代表 $p<0.05$）

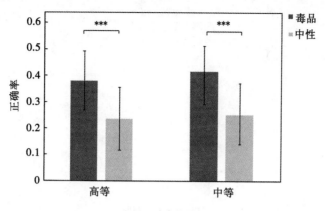

（a）正确率差异

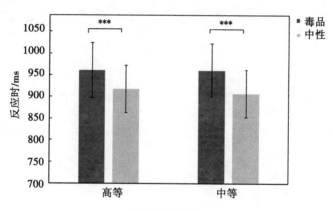

（b）反应时差异

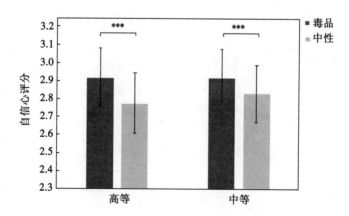

（c）自信心差异

图 7-11 不同实验条件下颜色回忆任务的数据结果

（＊＊＊代表 $p < 0.001$）

我们的实验结果同样表明，相较于中等强度急性有氧运动，高等强度急性有氧运动对药物依赖者记忆绩效的促进效果更好。一方面，我们推测这一结果可能与急性有氧运动促进记忆功能的机制有关，该机制主要通过调节体内相关神经递质的释放来实现。研究表明，BDNF 与大脑中学习记忆的加工过程关系紧密（Du，et al.，2019）。急性有氧运动可以促进大脑内多个脑区 BDNF 相关蛋白的表达，尤其是记忆中枢海马（Sleiman，et al.，2016），进而起到增强记忆的作用。高等强度更能促进记忆提升这一结果可能与甲基苯丙胺成瘾的神经机制有关，吸食冰毒后，甲基苯丙胺会直接作用于单胺类神经元，导致多巴胺等单胺类物质浓度急剧升高，并抑制多巴胺等物质的重摄取，长期服用会导致多巴胺系统及该系统所调控相关脑区结构和功能的损害（王春光，等，2017）。

（二）中等强度急性有氧运动对甲基苯丙胺戒断者情绪记忆的影响特征

第六章中提到，中等强度条件下被试的正性情绪体验更多；而之前的研究却发现高等强度条件下的记忆水平要高于中等强度条件下的记忆水平。那么中等强度有氧运动能否促进戒断者的记忆水平仍然未知。因此，本研究旨在通过被试间（运动组和阅读对照组）实验设计进一步探讨中等强度急性有氧运动对戒断者情绪记忆及情绪状态影响的行为学特征。

同样从浙江省十里坪强制隔离戒毒所筛选了 50 名男性甲基苯丙胺戒断者自愿参与本次实验。另外排除身体残疾或其他疾病不宜参加中等强度有氧运动的戒断者。正式实验开始前，所有被试均自愿签署知情同意书，了解实验过程。

这次实验材料选取毒品和运动图片。另找 30 名戒断者对图片的情绪效价和唤醒度进行评分。同样，选取情绪调节量表和情绪智力量表作为辅助材料。首先向被试说明实验任务及注意事项，之后被试自愿签署知情同意书。

所有人均需完成情绪状态自评、学习记忆任务、再认回忆任务前测，一周后，运动组被试进行 35min 急性中等强度有氧运动干预，对照组进行 35min 阅读对照，干预结束即刻完成情绪状态自评、学习记忆任务、再认回忆任务后测。学习记忆任务中，被试需仔细看并尽量多地记住毒品、中性图片。之后，间隔 20min 被试需完成再认任务，期间让被试完成情绪调节量表和情绪智力量表，目的是为了防止被试对记忆过的图片进行复述。再认任务中，除了编码阶段的图片外，加入新的毒品、中性图片。被试需判断图片是否是在学习记忆阶段的图片外，加入新的毒品、中性图片。被试需判断图片是否是在学习记忆阶段记过，并进行按键反应。被试在判断的过程中可以思考，尽量保证每次反应的正确率，图片呈现顺序随机（见图7-12）。

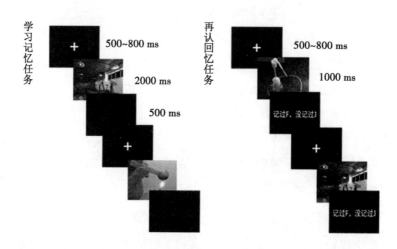

图7-12 学习再认任务流程图

运动干预方式选取有氧功率自行车运动，运动强度根据被试运动时的心率来划分。运动干预35min，包括5min热身，25min中等或高等强度有氧功率自行车运动，5min整理运动。

被试的再认任务辨别力结果显示，对毒品图片的辨别力要显著高于中性图片；运动组后测的辨别力要显著地高于前测，而对照组前后测的辨别力没有显著差异；运动组对毒品图片和运动图片的辨别力，后测均高于前测（见图7-13）。

被试后测的情绪状态得分要显著的高于前测；运动组后测的情绪状态自评得分要显著的高于前测，而对照组前后测的自评分数无显著差异（见图7-14）。

上述实验结果表明，中等强度急性有氧运动能够有效地改善戒断者的再认记忆水平，能够有效地改善戒断者的情绪状态，增多正性情绪体验。

本研究的学习再认任务的结果说明急性有氧运动可以提高戒断者整体的学习再认水平，促进戒断者记忆能力的恢复。情绪状态9点自评的实验结果显示，运动可以有效改善戒断者的情绪状态，戒断者可以体验到更多的正性情绪。

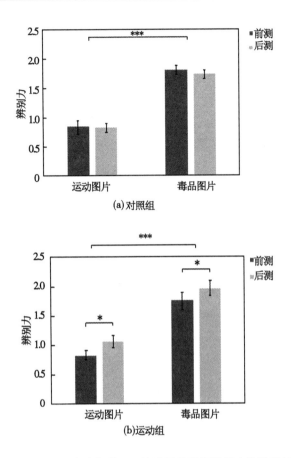

(a) 对照组

(b) 运动组

图 7-13 不同实验条件下，被试再认任务辨别力的数据结果

（＊＊＊代表 $p<0.001$；＊＊代表 $p<0.01$；＊代表 $p<0.05$）

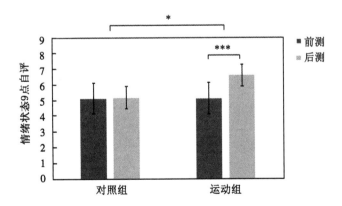

图 7-14 不同实验条件下，被试情绪状态 9 点自评的数据结果

（＊＊＊代表 $p<0.001$；＊代表 $p<0.05$）

以往有关运动影响记忆的研究很多。而本研究再认任务的实验结果显示中等强度急性有氧运动组后测的再认绩效显著优于前测，而对照组前后测并没有这一差异。再认记忆与辨别新旧刺激的能力有关，这种类型的记忆需要人们识别当前刺激的各种特征，并提取已有记忆与之作对比，具有一定的生物适应意义（Squire, et al., 2007）。另外，为了区别急性有氧运动对成瘾情绪记忆和运动相关记忆的影响，我们分别对运动组被试毒品图片和运动图片前后测的再认绩效进行了比较，发现戒断者后测中对两种图片的再认绩效均高于前测。这一结果提示我们，即便成瘾情绪记忆存在增强效应，急性有氧运动同样可以对成瘾情绪记忆产生调节作用。

急性有氧运动可以改善人的情绪状态，而有关戒断人群情绪状态的研究大多是长期运动干预模式下的研究，我们将在下文中展开讨论。另外，研究发现，运动可以提高人们的情绪调节能力，可用于情绪调节障碍患者的康复治疗。在一些容易引发负性情绪的场景中，情绪调节能力的提高意味着人们情绪状态的稳定。急性有氧运动改善戒断者的情绪状态可能与其生理机制有关，运动后机体中内源性大麻素、内啡肽等奖赏类激素的分泌会增多，进而促进体内中枢神经与外周血管中奖赏递质多巴胺等单胺类递质的含量增多，起到奖赏和欣快的作用（Greenwood, et al., 2011）。

本研究探讨了中等强度急性有氧运动对戒断者情绪状态及再认记忆的影响特征。结果发现，运动组的被试不管是对毒品图片还是运动图片的再认记忆水平均优于前测，且运动组后测的正性情绪状态也要高于前测。这一结果揭示中等强度急性有氧运动可以有效改善戒断者的情绪状态，可以有效促进戒断者的再认记忆水平。

二、长期有氧运动对甲基苯丙胺戒断者情绪记忆的影响及机制特征

在第二节基础上，本研究将选取中等强度有氧运动对戒断者进行长期的干预，着重探讨长期有氧运动对戒断者情绪记忆的影响及机制特征。我们将结合ERP技术，通过比较不同组别被试（运动组、对照组）在长期干预前后的学习再认任务的行为和脑电指标，探讨长期中等强度有氧运动对情绪记忆的影响及电生理机制特征，揭示长期中等强度有氧运动干预能否形成运动情绪记忆，对成瘾情绪记忆的影响。结合前人研究，如果运动产生的新记忆和成瘾形成的

旧记忆有部分重合，就很有可能会刷新替代旧记忆。

依旧是从浙江省十里坪强制隔离戒毒所筛选 50 名男性甲基苯丙胺戒断者自愿参与本次实验。排除身体残疾或其他疾病不宜参加中高等强度有氧运动的戒断者。正式实验开始前，所有被试均自愿签署知情同意书，了解实验过程。

实验流程与上一个研究相同。采用情绪状态自评、学习记忆任务以及再认回忆任务。

再认辨别力的结果（见图 7-15）表明，长期中等强度有氧运动干预能够有效提升戒断者对运动图片的再认记忆水平，表现为对运动图片的再认辨别更准确；而运动干预并没有同样提升戒断者对毒品图片的再认记忆水平；两者结合共同揭示长期的有氧运动促使戒断者形成了增强性运动情绪记忆。

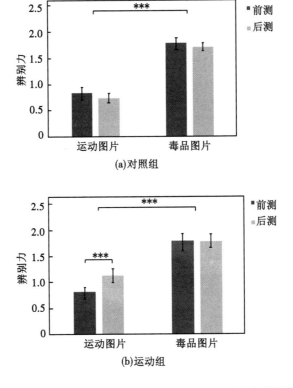

图 7-15 不同实验条件下，再认任务辨别力数据结果

（＊＊＊代表 $p < 0.001$）

上述学习记忆任务中的 P2 成分（见图 7-16）与再认回忆任务（见图 7-17）中的新旧差异波的脑电结果表明，相较于普通对照组，长期中等强度有氧运动干预组的戒断者对运动图片进行记忆编码时会投入更多的认知资源，储存得更牢；运动干预后，新旧运动图片的差异波的平均波幅明显增大，表明大脑对运动图片的辨别力也会显著增强，更容易提取。

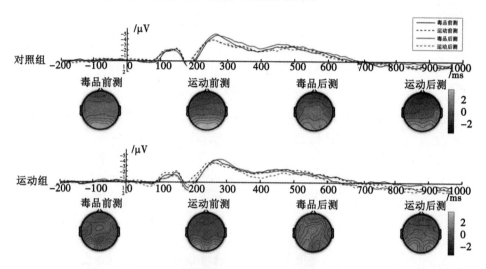

图 7-16 学习记忆任务中，不同实验条件下的 P2 成分在时间窗 180~220ms、电极点 Fz、FCz 的波形图和脑地形图

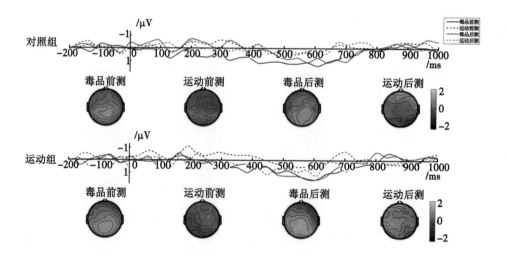

图 7-17 再认回忆任务中，不同实验条件下的"新旧差异波"在时间窗 500~700ms、电极点 CP1，CP2，C1，C2，Cz 和 CPz 的平均波形图和脑地形图

　　再认任务的行为数据结果揭示，运动组被试后测中对运动图片的再认记忆绩效显著地大于前测，而前后测中毒品图片的再认绩效并没有差异，表明长期有氧运动干预促进了对运动图片的再认记忆绩效，而对成瘾图片的记忆绩效没有影响，即这一干预形成了增强性运动情绪记忆，为有效消除成瘾情绪记忆提供了更多可能性。但是使得戒断者产生增强性运动记忆的原因有两个：其一，长期多次有氧运动干预中，习得了运动-愉悦感的联结，运动刺激对于戒断者来说成为了一种正性刺激，因此在后测的再认记忆中出现了情绪记忆的增强效应，即形成了运动情绪记忆；其二，与前人研究中多次重复的结果一样，长期的运动干预使得大脑内相关记忆脑区发生了神经可塑性变化（El-Sayes, et al., 2019），促进了戒断者的整体学习再认能力。但如果是这一原因导致了增强性运动记忆，那么对毒品图片的再认能力也会同样提升。然而，我们的研究结果中仅发现了对运动图片再认绩效的提升，并没有发现对毒品图片再认绩效的提升。因此，本研究推测长期有氧运动干预形成了增强性运动情绪记忆。

　　学习记忆任务中对运动图片和毒品图片的记忆编码特征显示，经过长期运动干预之后，运动组被试在对运动图片进行编码加工时投入了更多的认知资源，记忆绩效更好。再认回忆任务中的差异波数据结果和P2的数据结果一致，这说明运动组被试经过长期的运动干预之后，大脑对新旧运动图片的分辨更高效，更准确。这一促进作用一方面可能是运动缓解戒断者的神经损伤，促进了记忆相关激素的分泌，进而使得大脑对运动图片进行记忆编码时可以投入更多的认知资源，能够更高效地分辨出新旧图片刺激（Morais, et al., 2018）。这一假设成立的话，运动后测中，无论是运动图片还是毒品图片的大脑激活程度都应该得到显著提升，而我们的实验结果显示运动组被试前后测中，仅运动图片条件下的大脑激活程度增强，毒品图片条件下的大脑激活程度（P2和差异波）并没有显著提升。因此，我们推测要想通过中等强度有氧运动来缓解戒断者的神经损伤，改善记忆水平，干预时间至少应该在三个月以上。另一方面可能与海马、杏仁核等脑区的可塑性变化有关，长期的运动干预可以促进记忆脑区的新生神经元的生成以及结构、功能的可塑性变化，形成运动情绪记忆，进而表现出运动情绪记忆的增强效应特征，且根据前人研究的成果，运动情绪记忆的新生可以有效地促进成瘾情绪记忆的消退。

　　本研究结果表明，长期中等强度有氧运动干预使戒断者形成了增强性运动情绪记忆。这一结果提示我们，通过长期的运动干预可以促进相关脑区的神经发生和突触可塑性变化，形成运动情绪记忆，这会对成瘾情绪记忆的消除起到促进作用，对预防复吸起到一定的防治作用。

三、不同运动方式对甲基苯丙胺依赖者的不同效价负性情绪加工的影响

甲基苯丙胺的成瘾过程中不仅是通过躯体戒断症状来维持推进其成瘾行为的，负性情绪也是导致药物依赖者难以戒断的重要原因。负性情绪如焦虑、抑郁、乐趣缺失以及容易激怒而出现敌意等，会促使已经度过了生理脱毒期、无明显戒断反应的甲基苯丙胺依赖者复吸，导致甲基苯丙胺成瘾难以戒断（Cruickshank，et al.，2009）。

这其中的主要原因是长期服用药物导致大脑区域网络连接和突触可塑性的改变。有 fMRI 研究表明，海洛因依赖者的前扣带回皮层、颈上运动区、前额叶、海马体、杏仁核以及尾状核等区域的连接更偏向随机化网络，强度变大（Yuan，et al.，2009），杏仁核与眶额皮层，腹侧前扣带皮层与伏隔核的功能连接增强（Ma，et al.，2010），其中杏仁核是主要的情绪中枢，在情绪加工中发挥着重要的作用，主要负责悲伤、愤怒、恐惧以及高兴等情绪的加工。由于伏隔核在奖赏处理中起重要作用，腹侧前扣带皮层是前扣带皮层的情绪分支，处理与情绪相关信息，所以猜测成瘾人员的情绪状态及情绪加工影响其对毒品的渴望，增加觅药行为。另外，也有研究者发现药物依赖者对情绪线索的异常加工可能说明了其对情绪性凸显刺激的反应具有减弱或快感缺乏（anhedonia）的迹象，其原因为长期服用药物改变了与药物成瘾有关的大脑关键区域的突触可塑性。

现在较多研究采用了不同的干预手段，如使用认知干预，注意偏向干预，药物干预等（Hao，et al.，2019）。但是都是短期内有效，而且无法长期干预；而体育锻炼不同，药物依赖者在干预结束之后完全可以保留运动习惯以预防复吸。从机制上讲，身体活动和锻炼通过增加多巴胺浓度激活了与滥用药物相同的奖赏途径。运动会影响多巴胺能和谷氨酸能神经递质信号通路，这两种信号通路与药物摄入和依赖的发展有关。药物依赖者使用毒品的多巴胺奖赏效应是一种渴求作用，有时也是为了逃避负性情绪，这种主观的心理渴求是诱发药物复吸的心理基础。运动可引起愉快的情绪体验，用以减少药物渴求和复发的风

险，是治疗成瘾的一种潜在的非药理学疗法。

本研究旨在探讨不同的运动干预手段对甲基苯丙胺依赖者负性情绪加工的影响。研究人员招募了正在戒毒所内进行康复治疗的甲基苯丙胺依赖者，将其随机分为有氧运动组、神经肌肉训练组和控制组，进行为期 12 周的运动干预，并用贝克抑郁量表以及情绪 oddball 范式进行前后测。

情绪图片的双选 oddball 任务指包含刺激为不变的标准刺激和每组中不同的偏差刺激，偏差刺激共三种：极端负性、中等负性和中性图片。被试需集中注意力进行反应，对标准刺激按"F"，偏差刺激按"J"。如图 7-18 所示。

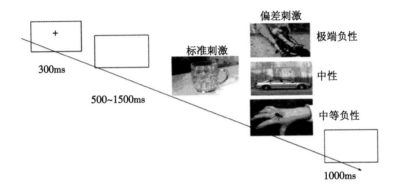

图 7-18　情绪 oddball 实验流程

有氧运动采取每周 4 次，每次 1h（包含热身与放松）的有氧运动，运动强度为第一次通气无氧阈达到的心率值。神经肌肉组进行抗阻运动以及各部位神经性运动（如跳绳、平板支撑、俯卧推球等），使用高强度间歇性练习，强度同样是第一次通气无氧阈达到的心率值，每组之间间歇时间为 30～60s。力量抗阻练习强度为 50%～69% 1RM，8～12RM 进行 2～3 组（RPE12-13）。两组都每四周进行一次身体能力测量以调整其强度。

结果发现经过运动干预的两组贝克抑郁量表得分显著下降，并且对负性情绪的反应时（RTs）缩短，大脑后半区 P3 波幅提高。更重要的是，大脑前半区 N2 反应有氧运动组后测较前测显著增高，神经肌肉训练组后测极度负性的 N2 成分与其他情绪的 N2 成分更加分离。这些结果表明运动干预可以降低药物依赖者的抑郁程度，提高反应能力，改善甲基苯丙胺依赖者对负性情绪的易感性，其中有氧运动能短期内提高对情绪的加工，而神经肌肉训练能够加速药物依赖者的情绪加工恢复正常的进程。

第四节　运动对药物依赖者大脑状态康复的影响

药物依赖的危害以及运动锻炼对于大脑的改善在之前的章节中已经较为详细透彻地进行了介绍说明。虽然之前的发现为体育锻炼在甲基苯丙胺成瘾患者个体中的积极作用提供了证据，但甲基苯丙胺成瘾患者中与体育锻炼相关的大脑活动尚未完全阐明。因为已经证明，我们推测运动锻炼对戒断的正向影响会在大脑状态中反映出来，比如大脑在静息和观看物品时的活动状态。

静息和行为任务是评估大脑心理健康和认知能力的关键。近几十年来，大量发表的研究结果表明，当大脑不参与任务导向的活动或处于静息状态时，仍有许多可测量的活动模式，它们反映了我们大脑的"默认模式"。这些活动被证明与白日做梦、自我反思、自我思考、担忧过去或对未来感到焦虑等过程存在潜在关联。如果静息态下的活动出现异常，那可能与认知功能异常，甚至是精神疾病，如抑郁、焦虑、成瘾、阿尔兹海默病、自闭症、创伤后应激障碍和双相情感障碍有很大的潜在关联。因此，评估运动治疗前后自主静息状态活动的特征，是评价药物成瘾患者心理健康的必要手段。

一、急性有氧运动对药物依赖者加工毒品线索的大脑活动的影响

定量脑电图分析已广泛用于反映大脑活动的变化。前人研究发现，戒断早期的药物依赖会引起大脑中心区域的活动异常，而脑电图可以记录并分析这些活动的特征。脑电的功率与不同的认知功能相关，因此可以通过脑电功率的变化来反映甲基苯丙胺依赖者的功能受损的情况。

本研究被试依然是从中国浙江十里坪强制隔离戒毒所招募，选取符合标准的 63 人，随机分为阻抗运动组、有氧单车组和对照组。运动干预同样进行了12 周，每周三次。在第一周前与最后一周后记录了被试在四种不同的实验设置下的大脑活动：① 在"睁眼"条件下 3min，② 在"闭眼"条件下 3min；③ 在"中性提示"（即暴露于日常生活用品）条件下 2.5min；④ 在"药物提示"（即暴露于与药物相关的物品）条件下 2.5min。并用视觉模拟评分法对被试进行主观渴求度评分。我们计算了不同组别在干预前后的 EEG 活动的平均频率、功率、alpha 阻断率以及偏侧化指数。

经过分析我们发现，两个运动组的 VAS 评分显著地降低了，而对照组没有发生显著变化。

平均频率显示，在药物提示线索下，额叶、颞叶、枕叶在阻抗运动组后测的平均频率显著低于前测，其他组则显示出增高的趋势，但并没有出现显著性的差异。见图 7-19。

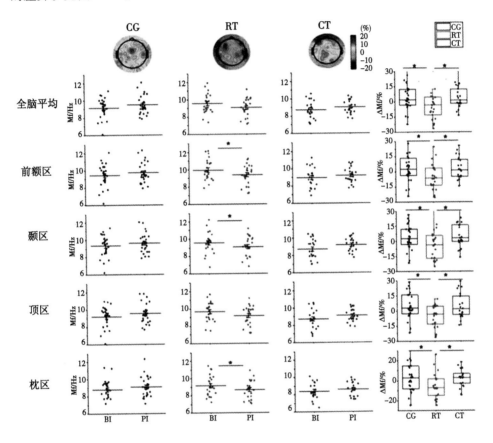

图 7-19　不同组别在运动前后的平均频率

在静息条件下运动组 alpha 节律与 beta 节律的功率是增加的，对照组是下降的，尤其是在闭眼条件下的顶叶以及睁眼条件下的所有脑区。在睁眼条件下，控制组与抗阻运动组的 delta 节律的绝对功率是下降的，有氧单车组则是显著上升的。药物线索下有氧单车组的 delta 与 theta 的相对功率变化是大于其他两组的，阻抗运动组的全脑平均以及有氧单车组的枕叶区的相对功率相比控制组是相对下降的。beta 的所有脑区的相对功率在两个运动组也同样是降低的。中性提示条件下，只有阻抗运动组顶叶的 delta 与 beta 的相对功率出现了显著增加。

在睁眼条件下，控制组后侧的阻断率明显下降，尤其是额叶与颞叶。而两个运动组在不同的脑区发生了一定的上升，且运动组的 alpha 阻断率的变化十分显著。药物线索下的结果与睁眼条件相似，同样是运动组在部分脑区的 alpha 阻断率出现了显著的提高。

图 7-20 为闭眼条件下的额叶的偏侧化结果。两运动组结果相似，都发生了一定程度的左偏，说明左脑被激活了。

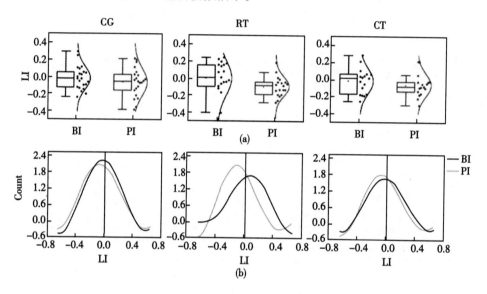

图 7-20　闭眼条件下额叶区偏侧化

以上研究结果表明，运动修复了与记忆相关的脑区的功能，有望改善成瘾患者的记忆问题。而本研究结果显示运动可以使药物依赖者的慢波出现逐渐消失的征兆，并且快波会发生显著增加。慢波通常是脑慢病的一种体现，而过量的 beta 波的增加也有可能是药物使用导致的永久性神经后果，因为 beta 波通常与皮质区的血流量减少有关。但具体戒毒人员能否通过运动完全使大脑康复还有待更进一步的研究与更长时间的干预。

alpha 阻断是指人在睁眼或执行一些注意任务时 alpha 波突然出现暂停的现象。在运动组发现了 alpha 阻断在某些脑区有一定恢复现象，说明其注意能力可能会恢复。在额叶的偏侧化现象通常与情绪控制有关，吸毒者通常有不同程度的抑郁与焦虑，受负性情绪的影响较大。之前的研究结果表明急性有氧运动可以改善情绪状态，促进积极情绪，并且左额叶的激活通常与积极情绪有关。

所以我们的结果同样支持了运动对成瘾患者情绪的改善作用。

二、长期有氧运动对药物依赖者加工毒品线索的大脑活动的影响

近年来，有氧运动逐渐作为戒毒康复主要的辅助疗法之一。从生理层面分析，毒品通过影响多巴胺分泌造成对毒品的异常渴望，有氧运动则通过增加多巴胺浓度及多巴胺受体结合（Lynch，et al.，2014），降低药物依赖者的渴望，但尚未揭示当药物依赖者处于药物渴求状态下，大脑通过何种电生理机制改善药物依赖者的渴求。已有研究论证自我调控功能对药物依赖者是否能成功戒断毒品起关键作用（Connolly，et al.，2012）。并发现单次有氧运动可同时有效改善甲基苯丙胺依赖者的主观渴求和大脑额区抑制控制功能（Wang，et al.，2016），但该研究测试抑制控制功能的任务并不能直接诱发药物依赖者对毒品的渴求，且并未发现主观渴求与大脑自我控制功能的相关性。单次有氧运动操作方便，但运动效益维持时间短，而长期有氧运动是大量单次运动的叠加，运动效益维持时间长，效果更加明显。

临床上，研究药物渴求最常用的范式是线索暴露任务（Wilson，et al.，2004）。当药物依赖者暴露在毒品线索条件下时，会增加其对毒品的渴望，引发复吸。在毒品线索暴露诱发渴求的过程中，大脑功能主要包括自下而上的感知和自上而下的监控两条路径，并通过多个脑区的活动变化产生渴望，其中大脑额区在药物渴求中起主要作用（Jarmolowicz，et al.，2014）。额区与大脑认知功能密切相关，更是自我调控能力的关键脑区（Schmeichel，et al.，2015）。额区 alpha 波段（8~13Hz）脑电波代表大脑自发的觉醒意识，可对正在执行的认知任务进行调节，并与注意调控及抑制功能相关（Giattino，et al.，2017），通过对额区 alpha 波能量的计算可了解大脑自我调控功能的变化。脑电波（EEG）技术可以通过电位变化精准记录 alpha 波能量，且安全无害，具有便携易操作的特点，现已广泛应用到对认知能力的测评当中。

因此，本研究采用线索暴露任务并采用视觉模拟评分法（visual analogue scale，VAS）对被试进行主观渴求度评分，通过 EEG 的方法，探究长期有氧运动对甲基苯丙胺依赖者药物渴求的改善，并分析改善过程的脑功能机制。将甲基苯丙胺依赖者随机分为对照组、中等强度运动组和高等强度运动组，在12 周有氧运动干预前后，测试其在毒品线索暴露条件下抑制控制脑区 alpha 波能量及主观渴求度，并分析二者之间的相关性。

研究发现对照组 VAS 得分前后测无显著差异，两个运动组后测 VAS 得分显著低于前测（见图 7-21）。

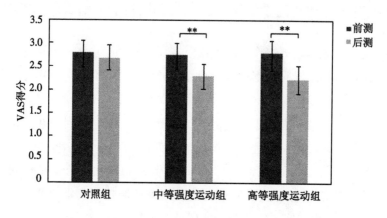

图 7-21　主观渴求度得分

（＊＊代表 $p<0.01$）

在脑电方面，前测对照组、中等强度运动组和高等强度运动组观看毒品线索时 alpha 波能量值均显著低于观察中性线索时 alpha 波能量值。后测对照组观看毒品线索时 alpha 波能量值依旧显著低于观察中性线索，但中等强度运动组和高等强度运动组观看毒品线索和中性线索时 alpha 波能量值已无显著差异（见图 7-22）。

对以上行为结果与脑电结果做相关分析发现前测时 VAS 得分与 Fz 点 alpha 波能量值呈显著负相关（见图 7-23），同时，后测时 VAS 得分也与 Fz 点 alpha 波能量值呈显著负相关。

研究说明了长期有氧运动降低甲基苯丙胺依赖者的主观渴求。在前人研究中已发现单次有氧运动后药物依赖者主观渴求明显降低（Ellingsen, et al., 2018），长期有氧运动也可以通过加强多巴胺的结合能力来降低药物依赖者使用甲基苯丙胺的渴望（Lynch, et al., 2014）。运动与毒品渴望拥有相似的神经通路，二者具有此消彼长的关系（Somkuwar, et al., 2016）。长期有氧运动后，大脑活性物质与毒品环境的联结被扰乱，药物依赖者的主观渴求降低。

有氧运动通过何种电生理机制改善药物依赖者的渴求问题一直有待探索。本研究通过线索暴露任务成功诱发药物依赖者对毒品的渴求，同时记录大脑额区 alpha 波能量和 VAS 得分，发现二者呈显著负相关，有氧运动后 alpha 波能量增加可理解为运动后的一种放松状态，焦虑状态减少，自我控制能力提升。

且高的 alpha 波能量可以有效抑制对环境的关注，同时分散对不适当感知信息的关注。因此，经长期有氧运动后，药物依赖者面对药物相关线索时会试图调节渴望，控制渴求毒品的冲动，对药物相关环境线索进行认知重评。

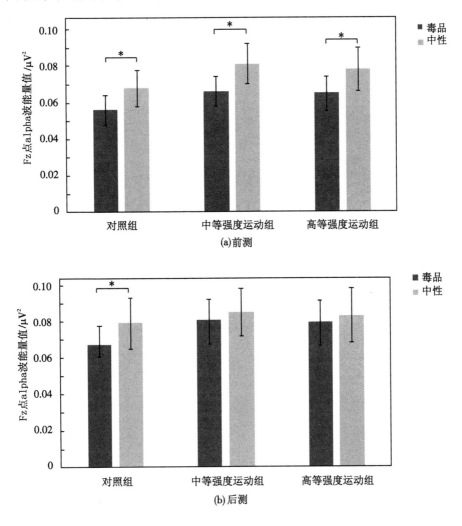

图 7-22 Fz 点 alpha 波能量值

（ * 代表 p<0.05）

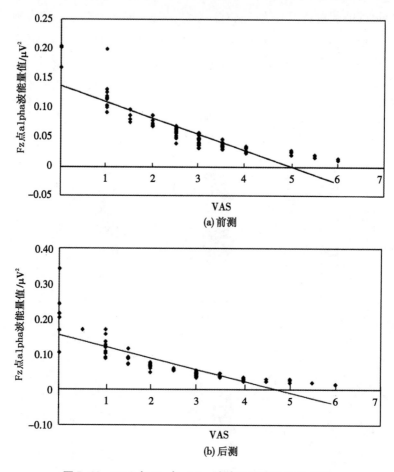

图 7-23 VAS 与 Fz 点 alpha 波能量值相关性散点图

参 考 文 献

Badre D, Wagner A D, 2007. Left ventrolateral prefrontal cortex and the cognitive control of memory[J].Neuropsychologia, 45(13):2883-2901.

Basanovic J, Notebaert L, Grafton B, et al, 2017. Attentional control predicts change in bias in response to attentional bias modification[J].Behaviour Research and Therapy, 99:47-56.

Braver T S, Cohen J D, Nystrom L E, et al, 1997. A parametric study of prefrontal cortex involvement in human working memory[J].Neuroimage,5(1):49-62.

Brown A D,Mcmorris C A,Longman R S,et al,2010. Effects of cardiorespiratory fitness and cerebral blood flow on cognitive outcomes in older women[J].Neurobiology of Aging,31(12):2047-2057.

Brown R A,Abrantes A M,Haruka M,et al,2014. A preliminary,randomized trial of aerobic exercise for alcohol dependence[J].Journal of Substance Abuse Treatment,47(1):1-9.

Chambers C D,Hugh G,Bellgrove M A,2009. Insights into the neural basis of response inhibition from cognitive and clinical neuroscience[J]. Neuroscience & Biobehavioral Reviews,33(5):631-646.

Chang Y K,Labban J D,Gapin J I,et al,2012. The effects of acute exercise on cognitive performance:a meta-analysis[J].Brain Research,1453(1):87-101.

Chen L C,Sandmann P,Thorne J D,et al,2015. Association of concurrent fNIRS and EEG signatures in response to auditory and visual stimuli[J].Brain Topography,28(5):710-725.

Chen N T,Clarke P J,Watson T L,et al,2015. Attentional bias modification facilitates attentional control mechanisms:evidence from eye tracking[J].Biological Psychology,104:139-146.

Coles K,Tomporowski P D,2008. Effects of acute exercise on executive processing,short-term and long-term memory[J].Journal of Sports Sciences,26(3):333-344.

Connolly C G,Foxe J J,Nierenberg J,et al,2012. The neurobiology of cognitive control in successful cocaine abstinence[J].Drug and Alcohol Dependence,121(1/2):45-53.

Costa K G,Cabral D A,Hohl R,et al,2019. Rewiring the addicted brain through a psychobiological model of physical exercise[J].Frontiers in Psychiatry,27:10600.

Cruickshank C C,Dyer K R,2009. A review of the clinical pharmacology of methamphetamine[J].Addiction,104(7):1085-1099.

Dawe S,Gullo M J,Loxton N J,2004. Reward drive and rash impulsiveness as dimensions of impulsivity:implications for substance misuse[J].Addictive Behaviors,29(7):1389-1405.

Dietrich A,Sparling P B,2004. Endurance exercise selectively impairs prefrontal-dependent cognition[J].Brain Cogn,55(3):516-524.

Du Q,Zhu X,Si J,2020. Angelica polysaccharide ameliorates memory impairment in Alzheimer's disease rat through activating BDNF/TrkB/CREB pathway[J].Experimental Biology and Medicine,245(1):1-10.

Dunning J P,Parvaz M A,Hajcak G,et al,2011. Motivated attention to cocaine and emotional cues in abstinent and current cocaine users:an ERP study[J].European Journal of Neuroscience,33(9):1716-1723.

Ellingsen M M,Johannesen S L,Martinsen E W,et al,2018. Effects of acute exercise on drug craving,self-esteem,mood and affect in adults with poly-substance dependence:feasibility and preliminary findings[J].Drug and Alcohol Review,37(6): 789-793.

El-Sayes J,Harasym D,Turco C V,et al,2019. Exercise-induced neuroplasticity:a mechanistic model and prospects for promoting plasticity[J].Neuroscientist,25 (1):65-85.

Ersche K D,2014. Paying attention to biased attention in drug addiction[J].CNS Spectrums,19(3):213-214.

Field M,Munafò M R,Franken I H,2009. A meta-analytic investigation of the relationship between attentional bias and subjective craving in substance abuse[J]. Psychological Bulletin,135(4):589.

Field M,Werthmann J,Franken I,et al,2016. The role of attentional bias in obesity and addiction[J].Health Psychology,35(8):767.

Franken I H,Booij J,van den Brink W,2005. The role of dopamine in human addiction:from reward to motivated attention[J].European Journal of Pharmacology,526 (1/2/3):199-206.

Fumoto M,Oshima T,Kamiya K,et al,2010. Ventral prefrontal cortex and serotonergic system activation during pedaling exercise induces negative mood improvement and increased alpha band in EEG[J].Behavioural Brain Research,213(1):1-9.

Funahashi S,2001. Neuronal mechanisms of executive control by the prefrontal cortex [J].Neuroscience Research,39(2):147-165.

Giattino C M,Gardner J E,Sbahi F M,2017. Intraoperative frontal alpha-band power correlates with preoperative neurocognitive function in older adults[J].Frontiers in

Systems Neuroscience,11:1-11.

Goldin P,Ziv M,Jazaieri H,et al,2013. MBSR vs aerobic exercise in social anxiety: fMRI of emotion regulation of negative self-beliefs[J].Social Cognitive and Affective Neuroscience,8(1):65-72.

Goldstein R Z,Volkow N D,2011. Dysfunction of the prefrontal cortex in addiction: neuroimaging findings and clinical implications[J].Nature Reviews Neuroscience, 12(11):652-669.

Gomez-Pinilla F,Hillman C,2013. The influence of exercise on cognitive abilities: comprehensive physiology[J].Comprehensive Physiology,3(1):403-428.

Greenwood B N,Foley T E,Le T V,et al,2011. Long-term voluntary wheel running is rewarding and produces plasticity in the mesolimbic reward pathway[J].Behavioural Brain Research,217(2):354-362.

Haasova M,Warren F C,Ussher M,et al,2013. The acute effects of physical activity on cigarette cravings:systematic review and meta-analysis with individual participant data[J].Addiction,108(1):26-37.

Hao T,Wei W,Hongyuan C U I,2019. Effects of attentional bias training on emotional regulation in methamphetamine addicts[J].Chinese Journal of Drug Abuse Prevention and Treatment,25(1):6-10.

Hiroki Y,Ippeita D,Daisuke T,et al,2010. Acute moderate exercise elicits increased dorsolateral prefrontal activation and improves cognitive performance with Stroop test[J].Neuroimage,50(4):1702-1710.

Hugh G,Stout J,2005. Neurocognitive insights into substance abuse[J].Trends in Cognitive Sciences,9(4):195-201.

Jarmolowicz D P,Sofis M,Martin L,2014. Competing neurobehavioral decision systems and the neuroeconomics of craving in opioid addiction[J].Neuroscience and Neuroeconomics,3:87-98.

Johnson K,Taliaferro L A,2011. Relationships between physical activity and depressive symptoms among middle and older adolescents:a review of the research literature[J].Journal for Specialists in Pediatric Nursing,16(4):235-251.

Kemmotsu N,Villalobos M E,Gaffrey M S,et al,2005. Activity and functional connectivity of inferior frontal cortex associated with response conflict[J].Cognitive

Brain Research,24(2):335-342.

Koechlin E,Hyafil A,2007. Anterior prefrontal function and the limits of human deci-sion-making[J].Science,318(5850):594-598.

Kujach S,Byun K,Hyodo K,et al,2018. A transferable high-intensity intermittent ex-ercise improves executive performance in association with dorsolateral prefrontal ac-tivation in young adults[J].Neuroimage,169:117-125.

Lenartowicz A,Escobedo-Quiroz R,Cohen J D,2010. Updating of context in working memory:an event-related potential study[J].Cognitive Affective & Behavioral Neu-roscience,10(2):298-315.

Leung H C,Skudlarski P,Gatenby J C,et al,2000. An event-related functional MRI study of the stroop color word interference task[J].Cerebral Cortex,10(6):552-560.

Li L,Men W W,Chang Y K,et al,2014. Acute aerobic exercise increases cortical ac-tivity during working memory:a functional MRI study in female college students [J].Plos One,9(6):1-8:e99222.

Lista I,Sorrentino G,2010. Biological mechanisms of physical activity in preventing cognitive decline[J].Cellular & Molecular Neurobiology,30(4):493-503.

Lubman D I,Allen N B,Peters L A,et al,2008. Electrophysiological evidence that drug cues have greater salience than other affective stimuli in opiate addiction[J]. Journal of Psychopharmacology,22(8):836-842.

Lynch W J,Peterson A B,Sanchez V,et al,2013. Exercise as a novel treatment for drug addiction:a neurobiological and stage-dependent hypothesis[J].Neuroscience and Biobehavioral Reviews,37(8):1622-1644.

Lynch W J,Peterson A B,Sanchez V,et al,2013. Exercise as a novel treatment for drug addiction:a neurobiological and stage-dependent hypothesis[J].Neuroscience and Biobehavioral Reviews,37(8):1622-1644.

Lynch W J,Peterson A B,Sanchez V,et al,2014. Exercise as a novel treatment for drug addiction: a neurobiological and stage-dependent hypothesis [J]. Neurosci Biobehavioral Reviews,37(8):1622-1644.

Ma N,Liu Y,Li N,et al,2010. Addiction related alteration in resting-state brain con-nectivity[J].NeuroImage,49(1):738-744.

Macdonald A W,Cohen J D,Stenger V A,et al,2000. Dissociating the role of the dorsolateral prefrontal and anterior cingulate cortex in cognitive control[J].Science, 288(5472):1835-1838.

Morais A P D,Pita I R,Fontes-Ribeiro C A,et al,2018. The neurobiological mechanisms of physical exercise in methamphetamine addiction[J].CNS Neuroscience and Therapeutics,24(2):85-97.

More A,Jackson B,Dimmock J A,et al,2017. Exercise in the treatment of youth substance use disorders:review and recommendations[J].Frontiers in Psychology,8:1-12.

Moreau D,Kirk I J,Waldie K E,2017. High-intensity training enhances executive function in children in a randomized,placebo-controlled trial[J].ELife,6:e25062.

Morgan H M,Klein C,Boehm S G,et al,2008. Working memory load for faces modulates P300,N170,and N250r[J].Journal of Cognitive Neuroscience,20(6):989-1002.

Mullen S P,Olson E A,Phillips S M,et al,2011. Measuring enjoyment of physical activity in older adults:invariance of the physical activity enjoyment scale(paces) across groups and time[J].International Journal of Behavioral Nutrition and Physical Activity,8:1-9.

Mura G,Moro M F,Patten S B,et al,2013. Exercise as an add-on strategy for the treatment of major depressive disorder:a systematic review[J].CNS Spectrums,19(6):496-508.

Ohmatsu S,Nakano H,Tominaga T,et al,2014. Activation of the serotonergic system by pedaling exercise changes anterior cingulate cortex activity and improves negative emotion[J].Behavioural Brain Research,270:112-117.

O'Neill A,Bachi B,Bhattacharyya S,2020. Attentional bias towards cannabis cues in cannabis users:a systematic review and meta-analysis[J].Drug and Alcohol Dependence,206:107719.

Otis J M,Werner C T,Mueller D,2015. Noradrenergic regulation of fear and drug-associated memory reconsolidation[J].Neuropsychopharmacology,40(4):793-803.

Park M,Levine H,Toborek M,2016. Exercise protects against methamphetamine-induced aberrant neurogenesis[J].Scientific Reports,6:1-14.

Paulewicz B,Blaut A,Kłosowska J,2012. Cognitive effects of attentional training depend on attentional control[J].Polish Psychological Bulletin,43(4):272-277.

Piepmeier A T, Etnier J L, 2015. Brain-derived neurotrophic factor (BDNF) as a potential mechanism of the effects of acute exercise on cognitive performance [J]. Journal of Sport and Health Science, 4(1):14-23.

Qiu F, Peng W, Li M, et al, 2019. Effects of physical exercise on negative emotional susceptibility in young adult females: an event-related potential study [J]. Brain Research, 1722:146382.

Rashidy-Pour A, Bavarsad K, Miladi-Gorji H, et al, 2019. Voluntary exercise and estradiol reverse ovariectomy-induced spatial learning and memory deficits and reduction in hippocampal brain-derived neurotrophic factor in rats [J]. Pharmacology Biochemistry and Behavior, 187:172819.

Rita Z G, Nora D V, 2011. Dysfunction of the prefrontal cortex in addiction: neuroimaging findings and clinical implications [J]. Nature Reviews Neuroscience, 12(11):652.

Sayal N, 2015. Exercise training increases size of hippocampus and improves memory [J]. Annals of Neurosciences, 22(2):107.

Schmeichel B J, Crowell A, Harmon-Jones E, 2015. Exercising self-control increases relative left frontal cortical activation [J]. Social Cognitive and Affective Neuroscience, 11(2):282-288.

Schoorl M, Putman P, van der Werff S, et al, 2014. Attentional bias and attentional control in posttraumatic stress disorder [J]. Journal of Anxiety Disorders, 28(2):203-210.

Schroeter M L, Zysset S, Kupka T, et al, 2002. Near-infrared spectroscopy can detect brain activity during a color-word matching Stroop task in an event-related design [J]. Human Brain Mapping, 17(1):61-71.

Sleiman S F, Henry J, Al-Haddad R, et al, 2016. Exercise promotes the expression of brain derived neurotrophic factor (BDNF) through the action of the ketone body β-hydroxybutyrate [J]. ELife, 5:1-21.

Sofuoglu M, DeVito E E, Waters A J, et al, 2013. Cognitive enhancement as a treatment for drug addictions [J]. Neuropharmacology, 64(1):452-463.

Somkuwar S S, Staples M C, Fannon M J, et al, 2015. Evaluating exercise as a therapeutic intervention for methamphetamine addiction-like behavior [J]. Brain Plasticity,1(1):63-81.

Squire L R,Wixted J T,Clark R E,2007. Recognition memory and the medial temporal lobe:a new perspective[J].Nature Reviews Neuroscience,8(11):872-883.

Taliaferro L A,Rienzo B A,Pigg R M,et al,2009. Associations between physical activity and reduced rates of hopelessness,depression,and suicidal behavior among college students[J].Journal of American College Health,57(4):427-435.

Teige-Mocigemba S,Klauer K C,2013. On the controllability of evaluative-priming effects:some limits that are none[J].Cognition & Emotion,27(4):632-657.

Tsuchiya K,Mitsui S,Fukuyama R,et al,2018. An acute bout of housework activities has beneficial effects on executive function[J].Neuropsychiatric Disease and Treatment,14:61-72.

van Uffelen J G Z,van Gellecum Y R,Burton N W,et al,2013. Sitting-time,physical activity,and depressive symptoms in mid-aged women[J].American Journal of Preventive Medicine,45(3):276-281.

Vanderhasselt M A,Raedt R D,Baeken C,2009. Dorsolateral prefrontal cortex and stroop performance:tackling the lateralization[J].Psychonomic Bulletin Review,16(3):609-612.

Viña J,Sanchis-Gomar F,Martinez-Bello V,2012. Exercise acts as a drug:the pharmacological benefits of exercise[J].British Journal of Pharmacology,167(1):1-12.

Vogel E K,Luck S J,2000. The visual N1 component as an index of a discrimination process[J].Psychophysiology,37(2):190-203.

Volkow N D,Wang G J,Fowler J S,et al,2012. Addiction circuitry in the human brain[J].Annual Review of Pharmacology and Toxicology,52:321-336.

Wang D,Wang Y,Wang Y,et al,2014. Impact of physical exercise on substance use disorders:a meta-analysis[J].Plos One,9(10):e110728.

Wang D,Zhou C,Chang Y K,2015.Acute exercise ameliorates craving and inhibitory deficits in methamphetamine:an ERP study[J].Physiology & Behavior,147:38-46.

Wang D,Zhu T,Zhou C,et al,2017. Aerobic exercise training ameliorates craving and inhibitory control in methamphetamine dependencies:a randomized controlled trial and event-related potential study[J].Psychology of Sport & Exercise,30:82-90.

Wang D,Zhou C,Zhao M,et al,2016. Dose-response relationships between exercise intensity, cravings, and inhibitory control in methamphetamine dependence: an ERPs study[J].Drug and Alcohol Dependence,161:331-339.

Wilson S J,Sayette M A,Fiez J A,2004. Prefrontal responses to drug cues:a neuro-cognitive analysis[J].Nature Neuroscience,7(3):211-214.

Yong K J,Chang H H,2017. The effect of exercise intensity on brain derived neuro-trophic factor and memory in adolescents[J].Environmental Health & Preventive Medicine,22(1):27.

Yuan Y,Leung A W S,Duan H,et al,2016. The effects of long-term stress on neural dynamics of working memory processing:an investigation using ERP[J].Scientific Reports,6:23217.

Yuan Y,Zhu Z,Shi J,et al,2009. Gray matter density negatively correlates with dura-tion of heroin use in young lifetime heroin-dependent individuals[J].Brain and Cognition,71(3):223-228.

Zorick T,Nestor L,Miotto K,2010. Withdrawal symptoms in abstinent methamphet-amine-dependent subjects[J].Addiction,105(10):1809-1818.

Zschucke E,Heinz A,Strhle A,2012. Exercise and physical activity in the therapy of substance use disorders[J].The Scientific World Journal,2012(5):1-19.

Zysset S,Müller K,Lohmann G,et al,2001. Color-word matching stroop task:separa-ting interference and response conflict[J].Neuroimage,13(1):29-36.

曾红,郭斯萍,2011. 易感人格的工作记忆特征对药物成瘾的调节机制[J].心理科学进展,19(3):420-426.

段小菊,施建农,冉瑜英,2009. 8岁到成年期工作记忆广度的发展[J].心理科学,32(2):324-326.

李平,王晓琴,孙振武,2018. 药物成瘾记忆及其神经环路研究进展[J].生物学杂志,35(1):93-95.

容浩,刘佳宁,刘旭东,2019. 有氧运动改善甲基苯丙胺成瘾者执行控制能力的脑机制研究[J].中国药物依赖性杂志,26(3):138-144.

王春光,袁明,罗贵伶,2017. 甲基苯丙胺成瘾者情绪加工障碍的机制及其临床干预方法的整合研究进展[J].生物化学与生物物理进展,44(6):1-14.

王艳秋,施大庆,赵敏,等,2015. 有氧运动对改善甲基苯丙胺类成瘾者抑制能力的研究:来自ERP的证据[J].中国运动医学杂志(3):297-302.

第八章 运动对药物依赖者大脑奖赏系统调控影响研究

运动锻炼在药物依赖治疗中的显著效果已经引起了广泛关注，临床研究也不断报告运动锻炼可以减缓依赖者的药物渴求，进一步降低复吸风险。与此同时，戒毒工作者们也开始关注奖赏系统在其中的积极作用。药物依赖与大脑奖赏系统失衡密切相关。运动能否帮助药物依赖者恢复受损的奖赏功能，降低其对药物的病态依赖，并提高对自然奖赏（包括食物、金钱等）的敏感性，从而达到减少复吸的目的？下面就针对运动对药物依赖者大脑奖赏功能康复的影响，从行为、脑功能以及血液激素等方面进行详细的介绍。

第一节 运动对药物依赖者大脑奖赏功能康复的影响

一、急性有氧运动与药物依赖者食物奖赏的关系

长期药物依赖会促使药物依赖者对药物的奖赏效应增大，相应地，对非药物奖赏即自然奖赏的奖赏效应则会减弱，最终导致强迫性、不计后果的用药动机和渴求。自然奖赏一般分为初级奖赏（食物、水等）和次级奖赏（金钱、权力等），其中食物奖赏与药物奖赏有很大相似之处。食物奖赏与药物奖赏的神经解剖学基础有着广泛的重叠区域，食物强化涉及与药物依赖相似的回路和分子底物，并导致类似药物依赖的行为。例如适口性食物和药物都是通过激活奖赏系统和多巴胺（dopamine，DA）信号通路来调节动物行为（陈嘉卉，等，2020）。运动可能通过与药物的自我摄入行为进行竞争，进而减少药物的摄取量（Kanarek，et al.，1995）。那么，运动能否通过增强药物依赖者对食物线索

的奖赏效应，进而调整其行为并减少强迫性用药呢？我们课题组对该问题展开了研究。

研究选取了浙江省十里坪强制隔离戒毒所 44 名男性甲基苯丙胺依赖者为对象，首先所有参与者均符合 DSM-V 甲基苯丙胺依赖标准，且体重稳定（近 3 个月变化小于 ±3kg），同时年龄处于 18—45 岁，且无胃肠道手术史或相关疾病，无糖尿病，未服用已知影响胃排空或食欲的药物。44 名参与者被随机分配到中等强度组（$n=22$）和高强度组（$n=22$）。每组完成两次实验，即运动干预实验和控制实验，两次实验间隔 1 周，实验顺序平衡。其中运动任务包括 5min 的热身，20min 的核心运动和 5min 的整理活动。在核心运动过程中，参与者均需通过功率自行车完成 20min 的相应强度的有氧运动。运动强度通过调节功率自行车的负荷来实现的，要求参与者在运动时的心率分别控制在最大心率的 65%~75%（中等强度）和 75%~85%（高等强度）。其中最大心率是通过（206.9-0.67×年龄）来界定的。每组在完成运动干预或控制实验后，立刻进行食物奖赏和食欲的测试（见图 8-1）。研究要求参与者在测试前 2h 内禁食，并且禁止饮用含咖啡因的饮料。

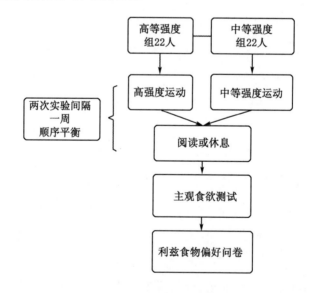

图 8-1 实验顺序示意图

研究使用利兹食物偏好问卷（LFPQ）测量食物奖赏功能，该问卷提供了对不同食物类别的内隐渴望、外显喜欢和相对偏好的测量。问卷图片的选择来自付费图片库。课题组选取了 50 幅美食图片，采用李克特 7 分制，要求参与者对食物的甜味强度（从不甜到甜）和脂肪含量（从低脂到高脂）进行评分，根据分值将图片归属到对应类别，即高脂咸（HFSA）、低脂咸（LFSA）、高脂甜（HFSW）和低脂甜（LFSW），同时剔除不熟悉的食物图片（辨认率小于80%）。最后总共选出 16 张图片，每个类别 4 张。问卷具体的测试方法如下：

内隐渴望与相对偏好测试方法：在迫选范式中，每次呈现两张食物图片，参与者被要求每次选择他们"现在更想吃的食物"（见图 8-2）。一共有 96 组，每个图片刺激出现 12 次，每一组之间会有短暂的注视点间隔，被试反应时应该在 500ms 到 4000ms。通过计算选择食物类别时的平均反应时作为标准化内隐渴望得分，并根据对每个食物类别的选择频率进行校正。在内隐渴望测试中，得分为正数的人，相较于其他类别的食物，选择该类别食物更迅速，内隐渴望程度越高；得分为负数的人，则表示相反的情况。此外，还测量了选择每个食物类别的频率（可能的范围为 0~48），这显示了对不同食物类别的相对偏好。

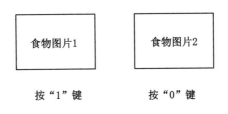

图 8-2　通过迫选测量食物内隐渴望和相对偏好

外显喜欢测试方法：每次呈现一种食物刺激图片，并通过 100mm 的视觉模拟量表（VAS）评分来评定，VAS 的两端分别以"一点也不喜欢 = 0"和"极其喜欢 = 100"为基准（见图 8-3）。参与者在测试时使用鼠标移动光标选择量尺的不同位置，以表示他们喜爱程度。当评分完成后，会自动按照随机顺序跳到下一个图片刺激。

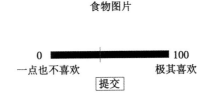

图 8-3　通过 VAS 测量食物的外显喜欢

同时，研究还要求参与者在运动或休息后立即使用食欲评定系统上的视觉模拟量表测量主观食欲感觉。受试被要求用 100mm 视觉模拟量表对饥饿感、饱腹感和进食欲望进行评分，量表两端分别是"完全没有＝0"，和"极度＝100"。

研究的结果显示，急性中强度和高强度有氧运动都增加了对高脂肪咸口味食物的内隐渴望［见图 8-4（a）］和相对偏好［见图 8-4（b）］。此外，高强度的急性运动还增加了对高脂咸口味食物的进食动机（如图 8-5）。主观饥饿感、对高脂肪咸口味食物的内隐渴望和相对偏好的增加，说明了参与者的自然进食动机增加，反映出他们对食物线索的奖赏效应有所增强。即运动后，食欲和自然食物奖赏的正常化取代了甲基苯丙胺依赖者对成瘾性药物的奖赏。

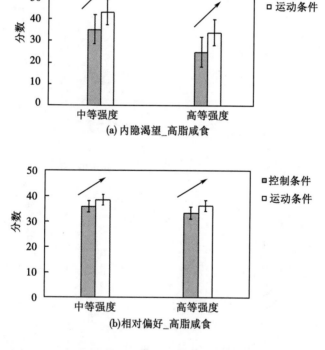

图 8-4　中等和高等强度组，运动干预和控制条件后的对

高脂食物图片的内隐渴望和相对偏好显著增加

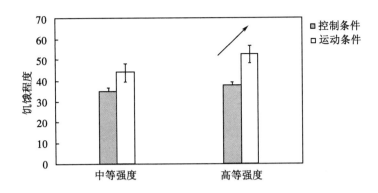

图 8-5　运动干预和控制条件后的饥饿程度显著增加

二、急性有氧运动与药物依赖者奖赏决策能力的关系

药物依赖者普遍存在决策障碍，决策能力已经成为预测药物依赖治疗成功与否的一个重要指标。有氧运动在药物依赖治疗领域的应用逐渐增多，但是关于有氧运动与药物依赖者决策能力之间关系的研究却较少。于是，本课题组采用了应用广泛的决策能力范式——爱荷华赌博任务（IGT），并借助功能性近红外成像技术（fNIRS）来探究有氧运动对药物依赖者的决策能力和大脑活动的影响。

课题组一共招募了 30 名甲基苯丙胺依赖者（平均年龄为 32.29 岁±5.74 岁），纳入标准为：首先被试符合 DSM-V 的甲基苯丙胺诊断标准，无海洛因、可卡因等其他药物依赖，且经过生理脱毒后处于康复巩固期（即强制隔离戒断时间为 1~3 月）；年龄 18—45 岁；文化程度均在小学及以上并且均为右利手。这些参与者没有精神分裂症、抑郁症和焦虑症等明显的精神疾病或者头部损伤病史，且无肢体残疾或者躯体功能障碍，能够正常进行大强度有氧运动。

30 名参与者随机分成了 3 组，分别是高等强度有氧运动组（以下简称高等强度组），中等强度有氧运动组（以下简称中等强度组）和对照组。在经过急性干预后，有 2 人因为强制隔离戒毒所临时管理而未完成实验，最终有 28 名甲基苯丙胺依赖者纳入数据分析：高等强度组共 9 人；中等强度组共 10 人；对照组共 9 人。

整个实验均在浙江省十里坪强制隔离戒毒所进行。研究采用了爱荷华赌博任务。首先，会在电脑屏幕中呈现 4 组牌，任务要求参与者在四组牌中不断地进行选择（用鼠标在牌面上单击），直到电脑提示任务结束为止。每选择一张牌电脑都会显示其输了多少钱或者是赢了多少钱（在电脑屏幕正上方一直会显示总金额），此时的牌组会被一个绿色方框标记，参与者不能进行选择，只有在绿色方框消失后才能进行下一次选择。每次选择的时间是 6s，若 6s 内参与者没有做出选择，则电脑会随机帮助参与者进行选择。任务开始前，参与者不知道哪组牌是"有利"牌，哪组牌是"不利"牌，也不知道需要选择多少次，但是会被告知要尽可能避开输钱的牌，选择更多赢钱的牌，以赢更多的钱为目标。

运动组甲基苯丙胺依赖者使用 SHUA 功率自行车（型号 SHUA_SH_5000U）进行不同强度的急性有氧运动干预。运动组被试每次来到干预场所，会先进行 5min 的热身活动，然后再通过 5min 的加速活动使心率逐渐达到目标心率，继而是 25min 维持目标心率的对应强度骑行运动，最后再进行 10min 的减速和拉伸活动，整个过程大约 45min。中等强度为最大心率的 65%～75%，高等强度则为最大心率的 75%～85%，最大心率采用（206.9-0.67×年龄）来界定。运动过程中被试的心率通过松拓蓝牙心率带（SUUNTO S 甲基苯丙胺 rt Sensor）来监测，被试需要在主试的监督下调节自己的速度和功率自行车的阻力使自己的心率维持在对应的区间。对照组甲基苯丙胺依赖者则进行对等时间的常规戒毒所生活。

IGT 行为学数据结果显示，前测时 3 组参与者的总分均小于零，说明甲基苯丙胺依赖者并未表现出该任务的学习效应，存在着严重的决策障碍，这与前人的研究结果一致（庄文旭，等，2015）。后测时，对照组和中等强度组的甲基苯丙胺依赖者仍然表现为选择更多的"不利牌"，只有高等强度组的被试从第三组开始选择了更多的"有利牌"，最终 IGT 成绩显著优于前测，并且大于零，这些结果也说明了高等强度的有氧运动对甲基苯丙胺依赖者的决策能力有一定的改善作用。

三、长期有氧运动对药物依赖者冲动性决策的关系

药物依赖者存在着严重的决策缺陷，并表现出冲动性、风险寻求、奖赏失调、躯体内感信号缺失等特征。其中，冲动性的特征会导致依赖者对即时奖赏的冲动性选择。心理学中，常用时间贴现的概念对此进行解释。时间贴现主要指对事物主观价值的判断随着时间的推移而降低，对未来得到的奖赏进行折

扣。时间贴现可以表达为如下双曲线模型：$V_d = V/(1+kd)$，V_d 是结果的贴现值，V 是未折现的值或金额，k 是根据经验得出的常数与时间贴现程度比例，d 是延迟的时间。模型表明随着时间的推移，贴现值逐渐降低，且不同个体 k 值不同，k 值越大的个体贴现值越低。时间贴现合理地解释了为何毒品依赖者了解吸食毒品带来的长期危害，但依旧无法抑制当下自身渴望，身心受损后依旧反复选择吸食毒品。

时间贴现主要由两个神经系统竞争组成：对未来奖赏进行选择的执行系统，对即时奖赏进行选择的冲动系统。冲动系统主要包括杏仁核、伏隔核、腹侧苍白球等相关结构。执行系统主要包括前额叶皮层，其功能主要是为实现目标制订计划，对结果进行预期，确定当前活动对未来后果的影响。前额是各种信息来源整合的重要位置，当前额受损后，往往会进行错误决策，导致负面结果的产生。

当个体选择即刻奖赏时，边缘系统激活增强。当个体选择延迟奖励时，额叶区域进行更大的活动。对毒品依赖者而言，过度活跃的冲动系统削弱执行系统的相对影响。当冲动系统压倒执行系统时，毒品依赖性会产生。在执行系统中大脑活动减少的个体可能会减少延迟奖励的选择。并经综述发现，阿片类、海洛因、可卡因等毒品依赖者均存在时间贴现率高，更容易做出冲动性决策选择当下奖赏，且戒断一段时间后依旧没有明显改善。

目前，已有大量研究应用事件相关电位（ERP）技术测试时间贴现任务，最简单的范式即是在屏幕左右同时呈现较大的未来奖赏和较小的即时奖赏，要求被试进行选择。对未来时间贴现主要包括不确定程度，比如中断收到奖励的可能性以及奖励价值的变化。时间贴现主要包括两个处理阶段：评估和选择。评估过程主要是对可选择价值进行计算，涉及腹侧纹状体、眶额皮层、腹内侧前额叶皮层和后扣带回。选择阶段包括冲突监控、认知控制和对结果的预测。选择过程激活的脑区主要包括背外侧前额叶、前扣带回和外侧顶叶。如下 ERP 成分反映时间贴现的认知过程：P2 是注意相关指标，反映了刺激的简单特征，表明对奖赏和时间延迟的最初评估。N2 代表心理冲突，与个体对奖赏的选择相关，N2 是对时间和奖赏交互作用评估的关键成分，N2 波幅可能是进行冲动性选择的标志。LPP 受到 N2 的调节。P3 受到任务难度和心理资源使用的影响，可以有效加工输入信息，对刺激进行评估和分类并进行记忆编码，在复杂背景下做出决策。

针对运动对药物依赖者冲动性决策的影响作用，课题组采用了时间贴现任务，通过 ERP 的技术手段，对长期有氧运动对甲基苯丙胺依赖者时间贴现的改善作用和脑机制进行了探究。

课题组首先在浙江十里坪强制隔离戒毒所进行被试招募，被试吸食毒品类型均为甲基苯丙胺，戒断强制时长处于 3~6 月。且全部为男性，年龄 20—45 岁，教育水平均在小学以上。所有被试健康状况良好，无脑部损伤及精神类疾病，无色盲或色弱，视力或矫正后视力正常，且自愿参加本实验，并签署知情同意书。将招募到的甲基苯丙胺依赖者随机分为对照组、中等强度运动组和高等强度运动组三组。

中等强度运动组和高等强度运动组需要进行为期 12 周，每周 3 次，每次 40min 的运动干预。运动干预方式主要为功率自行车运动，首先热身 5min，而后有氧运动 30min，最后拉伸 5min，同时采用 SUUNTO 心率带对心率进行监控。中等强度运动时心率保持在最大心率的 65%~75%，高等强度运动组运动时心率维持在最大心率的 75%~85%（最大心率＝206.9-0.67×年龄）。对照组维持在戒毒所正常生活的低身体活动量不变。

在 12 周运动干预前后，分别进行时间贴现任务测试。在测试开始前，由主试向被试讲解试验任务，要求被试在接下来的大约 10min 时间里，集中注意力完成实验任务。该任务首先出现 500ms 注视点，而后呈现 500~800ms 空屏，之后在屏幕左右两侧随机呈现即刻满足和延迟满足两种方式，要求被试进行选择，选择左边按 F 键，右边按 J 键（见图 8-6），记录毒品依赖者每次任务的选择和反应时间。时间贴现共有四种条件，小奖赏短时、小奖赏长时、大奖赏短时、大奖赏长时。大奖赏为 100 元，小奖赏为 60 元。长时为 6 个月、9 个月和 1 年，短时为 1 天、3 天和 5 天。本实验共 240 个试次。

研究结果发现长期中等强度运动显著降低了男性依赖者的冲动决策能力，通过使用时间折扣的行为模型进行了检验。电生理分析表明，中等强度的慢性运动加速了早期信息处理和冲突检测，并在面对冲突时产生了更强的自制力，这些变化可能是做出更合适决策的基础。

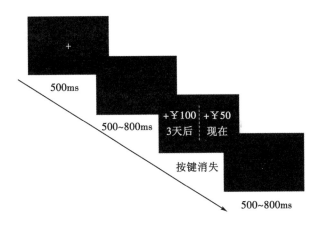

图 8-6　时间贴现任务

四、长期有氧运动与药物依赖者决策能力的关系

在前期研究的基础上，我们课题组继续探究运动对非药物奖赏效应的影响。从金钱奖赏这一角度出发，对甲基苯丙胺依赖者进行 12 周的有氧运动干预，并设立对照组。在干预前、后测试采用应用广泛的决策能力范式——爱荷华赌博任务，并借助功能性近红外成像技术来探测背外侧前额叶皮层和眶额叶皮层的活性变化，用来探究有氧运动对甲基苯丙胺依赖者的决策能力的影响及其大脑加工特点。

本实验在浙江省十里坪强制隔离戒毒所进行，在 303 名处于康复巩固期（戒断时间：1~3 月）的强制隔离戒毒人员中招募 60 名（平均 32.83 岁±6.53 岁）甲基苯丙胺依赖者参与本实验。选择符合 DSM-V 的甲基苯丙胺诊断标准，无海洛因、可卡因等其他药物依赖，且经过生理脱毒后处于康复巩固期（即强制隔离戒断时间为 1~3 月），同时年龄为 18—45 岁，文化程度均在小学及以上右利手的被试，同时这些被试没有精神分裂症、抑郁症和焦虑症等明显的精神疾病或者头部损伤病史，且无肢体残疾或者躯体功能障碍而不能正常进行大强度有氧运动。

被试被随机分成 3 组，分别是高等强度有氧运动组（以下简称高等强度组，n=21）、中等强度有氧运动组（以下简称中等强度组，n=22）和对照组（n=17）。在经过 12 周干预后，有 7 人被排除在最后的数据分析之外。

研究采用电脑版的爱荷华赌博任务。同时使用视觉模拟评估量表（VAS）

评估被试对甲基苯丙胺的即时渴求度。该量表从左至右为 0 到 10，"0"代表一点也不想吸食甲基苯丙胺，最右边的"10"代表非常想要吸食甲基苯丙胺。数字越大，代表对甲基苯丙胺的渴求越大（见图 8-7）。分别在前测、后测时，对甲基苯丙胺依赖者进行渴求度评估。每次评估都在被试完成 IGT 测试后进行。

现在，我渴望要冰毒的程度？

0表示"一点也不想"，10表示"非常想要"。
数字越大，表示渴求程度越高！

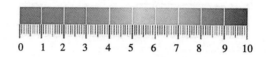

图 8-7 药物渴求度视觉模拟评估量表

中等强度运动组和高等强度运动组需要进行为期 12 周，每周 3 次，每次 40min 的运动干预。运动干预方式主要为功率自行车运动，首先热身 5min，而后有氧运动 30min，最后拉伸 5min，同时采用 SUUNTO 心率带对心率进行监控。中等强度运动时心率保持在最大心率的 65%~75%，高等强度运动组运动时心率维持在最大心率的 75%~85%（最大心率＝206.9−0.67×年龄）。对照组维持在戒毒所正常生活的低身体活动量不变。

课题组经过 12 周的干预实验，发现高等强度有氧运动可以提高甲基苯丙胺依赖者的 IGT 成绩表现。IGT 将结果维度和时间维度结合起来，考察个体现实生活中在即时的奖赏和长期的惩罚之间的决策过程，这较好地模拟了药物依赖者现实中决策的过程，IGT 的成绩提高即代表着甲基苯丙胺依赖者的决策能力的改善，并且所评估出来的决策能力独立于其他认知功能（Toplak, et al., 2010）。许多研究已经将 IGT 的表现作为一项预测药物复吸的重要指标，IGT 表现越差，暗示着个体进行复吸的概率越高，所以对照组甲基苯丙胺依赖者的 IGT 表现较差可能意味着其在强制隔离戒毒结束后有更大的复吸可能性。中等强度的有氧运动组后测的 IGT 行为学表现相较于前测并无显著改善，但是仍存在改善的趋势，而高等强度组的甲基苯丙胺依赖者 IGT 成绩显示运动干预效应显著，表示高等强度的有氧运动对甲基苯丙胺依赖者的决策能力改善效果可能优于中等强度的有氧运动。

fNIRS 结果显示在甲基苯丙胺依赖者进行 IGT 时，高等强度组被试左侧 DLPFC 和右侧 DLPFC 的 HbO 浓度水平均显著增加，而且从增幅角度上观察，会发现右侧 DLPFC 的增幅略高于左侧 DLPFC。HbO 的浓度增加代表着脑区活性的增强，经过运动干预后，甲基苯丙胺依赖者在决策任务中的右侧 DLPFC 的活性增强，这可能在决策能力的改善中起着重要作用。对于健康成年人，右侧 DLPFC 活性的增强可能与 IGT 成绩的变差有关，IGT 表现差的个体与表现好的个体相比，其背外侧前额叶在完成任务时活性较低，这可能跟他们本身的决策能力较差有关（Suhr, et al., 2010）。研究证明，甲基苯丙胺依赖者的前额叶本身就存在功能障碍（Grandjean, et al., 2017），当有氧运动干预引起的 DLPFC 活性增强时，其 IGT 表现也变好，这说明有氧运动改善了甲基苯丙胺依赖者 DLPFC 的功能，因而其决策能力得到了部分恢复。

第二节　运动对药物依赖者前额叶皮层血氧浓度恢复的影响

一、急性有氧运动对药物依赖者前额皮层血氧变化的影响

长时间药物滥用会造成大范围的认知功能损伤，并影响后续成瘾治疗的效果。于是，改善抑制控制能力和工作记忆等方面也成为成瘾治疗的潜在目标，针对这些认知功能的康复疗法可能会是治疗药物依赖的新途径。另一方面，众多研究已经证明了有氧运动对认知功能的改善作用，因此，通过有氧运动针对性地增强依赖者的认知功能，进而治疗药物依赖具有一定的可行性。

尽管已有大量相关研究提示了有氧运动对药物依赖者身体素质、精神健康等的积极作用，但这种积极作用的神经作用机制仍有待发现。伴随运动而出现的前额皮层中含氧和脱氧血红蛋白水平的变化可能是潜在的神经基础，在运动过程中和运动后增加的脑氧合也是解释认知功能改善的潜在机制。已有研究者利用功能性近红外成像（fNIRS）发现，正常人群在运动过程中皮层脑血流量的变化会随着运动强度的提升而增加，尤其是在前额皮层（Rooks, et al., 2010）；并且，在运动强度不超过次大负荷强度的情况下，增加运动强度可以有效地促进前额皮层的脑氧合水平（Subudhi, 2009）。然而，依赖者的前额皮

层如何受到有氧运动的影响，从而发生激活情况的改变仍然缺乏直接的研究。在前额皮层受损的甲基苯丙胺成瘾人群中，是否还存在运动强度与运动效果的正性关系仍需要实证研究来证明。为了解决该问题，我们课题组从探究不同强度有氧运动对甲基苯丙胺依赖者前额皮层血氧变化的影响入手，辅助 fNIRS 探测运动过程中的脑氧合水平，以期对运动强度间的差异进行系统的比较，验证在甲基苯丙胺成瘾人群中是否依旧存在运动强度与运动效果的正相关性。

研究从浙江十里坪强制隔离戒毒所筛选 20 名处于教育矫治期的男性甲基苯丙胺依赖者参与本次实验。选取的被试年龄为 20—45 岁，当前处于隔离状态并经历了 12 个月以内的强制隔离戒断，同时这些被试根据 DSM-V 依赖综合诊断标准为甲基苯丙胺依赖者，并且排除其他物质（如大麻、海洛因和可卡因等）共用依赖。被试没有身体残疾或医疗问题而被阻止或禁止参加中、高强度有氧运动，无精神病史和脑部创伤及酒精依赖等影响大脑结构和功能的疾病，近期未服用精神类药物。随后将被试随机分为两组，分别完成一次性中等强度和高等强度的有氧运动，并对两组被试的基本信息（包括年龄、身高、体重、受教育年限、吸毒年限、复吸次数等）进行匹配。

中、高等强度组均完成 35min 的有氧运动任务。被试首先进行 5 min 的热身运动使心率水平达到相应数值，中等强度组需要将心率维持在最大心率的 65%~75% 范围内，高等强度组需要维持在最大心率的 75%~85%。最大心率通过公式（206.90-0.67×年龄）来界定。随后开始 25 min 的功率自行车运动，各组需在运动过程中维持目标心率。结束后进行 5 min 的整理运动（具体流程见图 8-8）。功率自行车运动过程中，运动强度的调控主要通过调节功率自行车阻力大小，及被试自我控制运动的频率来完成。运动中通过松拓蓝牙心率带来监控被试心率的变化。

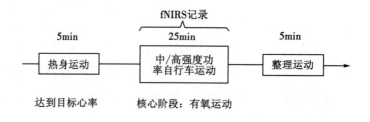

图 8-8　运动干预任务流程图

　　研究结果显示，相较于中等强度，高等强度的急性有氧运动在运动后期给前额皮层带来了更多的神经活动（见图8-9）；更多地，相较于中等强度，高等强度的急性有氧运动在运动中前段，为左侧背外侧前额叶带来了更多的神经活动。这一结果表明，在甲基苯丙胺成瘾人群中存在运动强度与运动效果的正性关系。与正常人群的研究结论相似，在运动强度不超过次大负荷强度的情况下，高强度可以更加有效地促进前额皮层的脑氧合水平（Giles，et al.，2014）。

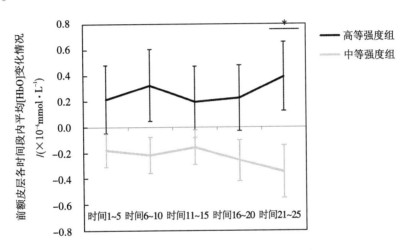

图8-9　前额皮层各时间段内［HbO］均值的变化情况

　　已有研究表明，运动可促进脑区血管生长和血流量的增加，以响应生理、代谢和神经元的变化（Ogoh，et al.，2009），而局部血流量的过量供应会导致［HbO］的增加（Perrey，2008）。在本研究中，高等强度组显示出了［HbO］的上升，这也表明在运动期间，高强度的有氧运动增加了向前额皮层的氧气供应，以满足神经元对营养物质需求的增加。此外，在运动过程中前额皮层氧合的增加也与生理和认知的需求相关联（Tempest，et al.，2017）。因此，即使由于滥用药物而导致前额皮层功能受损，甲基苯丙胺依赖者也能够通过高强度的运动增加脑氧合以提高认知水平等。而中等强度的有氧运动并没有对甲基苯丙胺依赖者的前额皮层血氧变化带来提升，这也符合内驱力理论和前人的研究结果，提示进行更高强度的运动能带来更多益处（Smith，et al.，2012）。

　　通过对比两组被试前额皮层血氧浓度随时间的变化趋势发现，中等强度组在运动中程（11~15min）达到血氧变化的一个高峰；相比之下，高等强度组则较快，在有氧运动的 5～10min 内达到峰值。两组被试的变化均在峰值后出现了下降的趋势，不同的是随后高等强度组的脑血氧变化再次升高，而中等强度组在有氧运动的后半程则一直呈下降状态。这种强度间的差异也进一步说明，相较于中强度，高强度的有氧运动可以更有效率地提升前额皮层脑氧合，并且在运动过程中维持住这种积极效益。不同的是，前人研究发现正常年轻人在完成 30min 不同强度有氧运动时（低强度：维持 52% 的最大心率；中强度：维持 68% 的最大心率；高强度：维持 84% 的最大心率），前额皮层的血氧浓度会随着时间的增加而一直提升，在运动过程的中后段才逐渐放缓增加的趋势，达到峰值（Giles, et al., 2014）。研究推测，在甲基苯丙胺成瘾人群的研究中会出现血氧浓度变化的回落，可能是由于长期使用药物导致的前额皮层功能和结构变化紊乱，代谢活性降低（Goldstein, et al., 2011），因此运动的积极作用无法达到同正常人群相似的效果。同时也有研究表明，与正常人群相比，多药物依赖者会呈现出较低的认知功能和前额皮层氧合水平（Kell, et al., 2017）。这些可能是导致两者运动过程中脑氧合变化趋势不同的原因。

总结来看，课题组通过对甲基苯丙胺成瘾人群在急性有氧运动过程中前额皮层血氧变化的测量，验证了高等强度的运动可以带来更多前额皮层神经活动的提升。这一结果也提示，在运动强度不超过次大负荷强度的情况下，进行更高强度的运动可能会为药物依赖者带来更多益处，如大脑功能的增强等。

二、急性有氧运动对药物依赖者食物线索加工的影响

课题组先前的研究已经发现，运动能够通过增强药物依赖者对食物线索的奖赏效应，进而一定程度地修复依赖者受损的奖赏系统。那么在此过程中，依赖者的大脑前额叶神经活动又会有怎样的变化呢？针对该问题，课题组展开了相关研究，对甲基苯丙胺依赖者在观看高脂和低脂食物图像时，急性中等和高强度有氧运动对大脑前额叶神经活动的影响以及自然奖赏刺激的加工特征进行了探索。

研究从浙江省十里坪戒毒所招募 56 名（年龄 30.2 岁 ±5.1 岁；BMI 24.7kg/m^2±3.5kg/m^2）符合 DSM-V 甲基苯丙胺依赖标准的男性甲基苯丙胺依赖者作为被试。参与者没有代谢或慢性疾病，没有服用已知影响胃排空或食欲的药物，无进食障碍、精神疾病或神经系统疾病，并且体重稳定（近 3 个月体重变化小于 3 kg），年龄为 18—45 岁。

　　56 名参与者完成了整个试验，他们被随机分配到中等强度组和高等强度组。中等强度（$n=28$）和高等强度（$n=28$）被试在人口特征（年龄、体重和身高）、体适能（BMI 和静息心率）和药物使用情况（使用时间、用量和频率）信息上没有明显差异。每组完成两次实验，即运动干预实验和控制实验，两次实验间隔 1 周，实验顺序平衡。每组在完成同等实验的干预或控制实验后，立刻完成视觉食物线索范式。要求参与者在测试前 2h 内禁食，并且禁止饮用含咖啡因的饮料。

　　研究使用视觉食物线索范式，视觉食物线索范式是根据先前的研究（Killgore, et al., 2003）改编而来的，使用的是来自商业库存摄影网站（https：//www. 58pic. com/tupian/shiwutupian. html）的高质量全彩照片。参与者被要求在完成这个任务时，用 fNIRS 监测前额脑区激活。这些图片呈现在距离被试眼睛 30cm 的电脑屏幕上。对照图片是来自自然界的非食物物体图片（如花朵），它们在形状、颜色和质地上与食物相似。低卡路里的食物图片是水果和蔬菜、全麦食品等，而高卡路里的食物图片是汉堡包、冰激凌等。按照图 8-10 所示的顺序，以每张图片 3s 的时间分别呈现 10 张食物图片和非食物图片，共 7 组，每组之间以 10s 注视点（+）分隔。整个任务持续了 240s。

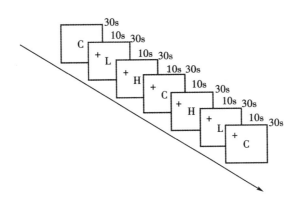

图 8-10　视觉食物线索范式

（C 代表非食物图片；L 代表低热量食物图片；H 代表高热量食物图片；+代表注视点）

　　运动干预在戒毒所的运动馆进行，有氧运动通过功率自行车实现，包括 5min 的热身、25min 的运动保持时间和 5min 的减速。在运动保持过程中，参与者被要求持续骑车，同时保持他们的心率在两种运动强度之一，即中等组保持在中等强度（65%～75%的最大心率），高等组保持在高等强度（75%～85%的最大心率），最大心率的估算方式为 HRmax = 206.9 - 0.67×年龄。运动过程通过智能传感器全程监测心率。

研究结果表明，在中等强度的有氧运动后，与控制条件相比，观看高热量食物图片时左侧眶额皮层的激活显著增加。以往研究发现，非吸毒者、正常体重或肥胖人群对视觉食物线索在奖赏脑区表现出不同的神经激活：肥胖的人比正常体重的人对食物的神经激活更强，无论他们是饥饿还是饱腹状态（Dimitropoulos, et al., 2012）。这与吸毒者形成鲜明对比，因为毒品依赖者对自然奖赏线索的神经反应低于非吸毒者，包括对食物线索的反应（Volkow, et al., 2010）。大量研究表明，短期锻炼可以调节正常体重、超重和肥胖个体中枢和外周层面的食欲调节。有研究发现，与控制组相比，参与者在进行急性中等强度有氧运动后，在观看食物线索时，脑岛和眶额皮层激活显著降低，这种激活降低与享乐的"喜欢"相关，壳核激活的降低与食物动机"渴求"有关（Evero, et al., 2012）。这与我们的研究结果不一致，我们的研究发现运动增加了甲基苯丙胺使用者对高热量食物线索的神经元激活，鉴于两种人群在基线水平上，对食物线索的激活程度不同，可以作为结果不同的解释，但是可以推测急性有氧运动可以促进食物奖赏功能的平衡。

第三节　运动对药物依赖者食欲激素的影响

药物依赖人群存在严重的奖赏功能受损，体现在提高了对药物相关奖赏的敏感性，降低了对自然奖赏（食物奖赏）的敏感性。甲基苯丙胺是世界上第二大非法滥用的毒品种类，研究表明，长期有氧运动可以降低依赖者对甲基苯丙胺相关线索的渴望度，但长期有氧运动对这类人群食物奖赏的影响尚待确定。因此需探讨长期中高强度的有氧运动对甲基苯丙胺依赖者食欲激素、食物奖赏以及神经激活特征的影响。

胃饥饿素是一种主要在胃中产生的与进食有关的肽，除了和冲动特性有关外，还与食物和药物滥用的奖赏机制有关。尽管胃饥饿素是一种胃源性激素，通过下丘脑回路参与能量平衡、饥饿和进餐起始过程，但现在看来很明显，它也通过激活所谓"胆碱能-多巴胺能奖赏联系"，在动机性奖励驱动行为中发挥作用。它还被证明可以减少饮酒，抑制酒精、可卡因和安非他明引起的奖赏。因此，中枢胃饥饿素信号系统连接着神经生物学回路，这些回路涉及食物和化学药物的奖赏；直接或间接抑制这一系统的药物作为潜在的候选药物出现，可抑制导致肥胖的过度饮食问题以及药物使用障碍的治疗（Dickson，et al.，2011）。一项关于胃饥饿素水平与人格特征（如奖赏敏感性和社交饮酒者易冲动等方面）的直接关系的研究发现：胃饥饿素水平越高的个体对奖赏越敏感。此外，他们缺乏自我控制的能力，在某种程度上更有可能不经思考就采取行动（Ralevski，et al.，2018）。

研究选取了符合 DSM－V 甲基苯丙胺依赖标准的 48 名男性随机分为中（$n=19$）、高（$n=18$）强度运动组和对照（$n=11$）组，运动组分别完成 12 周，每周三次，每次 35min 的中等强度（65%~75% HRmax）和高等强度（75%~85%胺 HRmax）有氧运动，对照组则正常参与 12 周的戒断生活。分别在运动干预前后，测量被试空腹瘦素、胃饥饿素水平和体重，同时通过利兹食物偏好问卷测量不同类别食物奖赏成分，以及利用 fNIRS 对完成食物图片线索范式时前额叶血氧动力学变化进行监测。同时分别在干预前后，通过药物线索暴露测量暴露前后甲基苯丙胺依赖者的药物渴求度。

研究结果发现，甲基苯丙胺依赖者的体重与瘦素、对高脂咸口味食物的偏好以及观看高热量食物图片时腹外侧前额叶激活水平呈正相关，与对高脂甜口味食物的偏好呈负相关。同时，甲基苯丙胺依赖者在药物线索暴露前后的药物渴求度同观看高热量食物图片时腹外侧前额叶激活呈负相关。研究还发现，甲基苯丙胺依赖者的空腹瘦素水平与对高脂咸口味食物偏好呈负相关，胃饥饿素水平与观看食物线索时眶额叶激活水平呈正相关。此外，高强度运动组在长期运动干预后，对高脂咸口味食物偏好显著增加，对高脂甜口味食物偏好显著降低，并且增加了观看食物图片时腹外侧前额叶激活水平以及空腹胃饥饿素水平，同时显著降低药物线索暴露后的渴求度。这些结果也从行为、脑机制、血液等层面说明，长期高强度有氧运动能够降低甲基苯丙胺依赖者的药物渴求，提高受损的食物奖赏水平。

参考文献

Dickson S L, Egecioglu E, Landgren S, et al, 2011. The role of the central ghrelin system in reward from food and chemical drugs[J].Molecular & Cellular Endocrinology, 340(1):80-87.

Dimitropoulos A, Tkach J, Ho A, et al, 2012. Greater corticolimbic activation to high-calorie food cues after eating in obese vs. normal-weight adults[J].Appetite, 58(1):303-312.

Evero N, Hackett L C, Clark R D, et al, 2012. Aerobic exercise reduces neuronal responses in food reward brain regions[J].Journal of Applied Physiology, 112(9):1612-1619.

Giles G E, Brunyé T T, Eddy M D, et al, 2014. Acute exercise increases oxygenated and deoxygenated hemoglobin in the prefrontal cortex[J].Neuroreport, 25(16):1320-1325.

Goldstein R Z, Volkow N D, 2011. Dysfunction of the prefrontal cortex in addiction: neuroimaging findings and clinical implications[J].Nature Reviews Neuroscience, 12(11):652-669.

Grandjean D C K, Soares R V, Quirino A D S W, et al, 2017. Drug abusers have impaired cerebral oxygenation and cognition during exercise[J].PloS One, 12(11):e0188030.

Kanarek R B, Markskaufman R, D'Anci K E, et al, 1995. Exercise attenuates oral intake of amphetamine in rats[J].Pharmacology Biochemistry and Behavior, 51(4):725-729.

Killgore W D, Young A D, Femia L A, et al, 2003. Cortical and limbic activation during viewing of high- versus low-calorie foods[J].Neuroimage, 19(4):1381-1394.

Ogoh S, Ainslie P N, 2009. Cerebral blood flow during exercise: mechanisms of regulation[J].Journal of Applied Physiology, 107(5):1370-1380.

Perrey S, 2008. Non-invasive NIR spectroscopy of human brain function during exercise[J].Methods, 45(4):289-299.

Ralevski E, Shanabrough M, Newcomb J, et al, 2018. Ghrelin is related to personality differences in reward sensitivity and impulsivity[J].Alcohol Alcohol,53(1):1-5.

Rooks C R,Thom N J,McCully K K,et al,2010. Effects of incremental exercise on cerebral oxygenation measured by near-infrared spectroscopy:a systematic review [J].Progress in Neurobiology,92(2):134-150.

Smith M A,Lynch W J,2012. Exercise as a potential treatment for drug abuse:evidence from preclinical studies[J].Frontiers in Psychiatry,2:82.

Subudhi A,Miramon B,Me,et al,2009. Frontal and motor cortex oxygenation during maximal exercise in normoxia and hypoxia[J].Journal of Applied Physiology,106 (4):1153-1158.

Suhr J,Hammers D,2010. Who fails the Iowa gambling test(IGT)? Personality,neuropsychological,and near-infrared spectroscopy findings in healthy young controls [J].Archives of Clinical Neuropsychology,25(4):293-302.

Tempest G D,Davranche K,Brisswalter J,et al,2017. The differential effects of prolonged exercise upon executive function and cerebral oxygenation[J].Brain and Cognition,113:133-141.

Toplak M E,Sorge G B,Benoit A,et al,2010. Decision-making and cognitive abilities:a review of associations between Iowa gambling task performance,executive functions,and intelligence[J].Clinical Psychology Review,30(5):562-581.

Volkow N D,Wang G J,Fowler J S,et al,2010. Addiction:decreased reward sensitivity and increased expectation sensitivity conspire to overwhelm the brain's control circuit[J].Bioessays,32(9):748-755.

陈嘉卉,刘舒华,2020. 食物奖赏对药物奖赏的作用及神经机制[J].生命科学研究,24(2):160-167.

庄文旭,陈红,钟娜,等,2015. 甲基苯丙胺长期戒断者的决策特点[J].中华行为医学与脑科学杂志,24(2):117-119.

第九章　运动戒毒模式评价标准的建立与应用

在以上章节中，我们将运动戒毒的理论基础，实证性的研究成果，具体的实施案例逐一进行了展示。自从 2012 年研究人员提出"运动是良药"后，经过前期一系列的科学论证，已经证实运动可以有效促进戒毒人员的身心状态，运动戒毒确有实效。目前，运动戒毒已经在北京、上海、广东、浙江、山东、湖南等省份广泛开展。任何一项新政策、新手段的有效实施都离不开评价标准的建立，只有建立起严谨、完善的评价标准，才能实时评估新政策开展的效度，才能给实践工作提供指导，推动新政策的不断前进。运动戒毒干预手段的有效推广同样离不开评价标准的建立。无论是借鉴优良的运动戒毒模式，还是从失败的运动戒毒模式实践中吸取经验教训、改正不足，都是提升运动戒毒成效的有效途径。那么，我们怎样判断何种运动戒毒模式有效，何种运动模式效果不太理想呢？全国各个戒毒所都在积极展开运动戒毒实践工作，经过一段时间后，其中，有的戒毒所说："我们的运动戒毒效果很好，我们的运动方案是一周多次高强度有氧运动。"有的戒毒所说："我们的运动戒毒模式也很有效，我们的运动方案是每周让戒毒人员进行有氧活动结合抗阻训练。"各说各的好，是否真的有效？具体表现在哪些方面？戒毒人员的康复水平如何？方案一与方案二相比较，哪个更好？想要回答这些问题，就需要我们建立统一的、量化的评价标准，对运动戒毒效果进行评估，赋予标准参考的意义。以前期科学实证研究和后期实践经验的结合成果为基础，标准的建立可以作为共同遵守的准则和依据，为运动戒毒实施及其实效提供规则和指导。

2020 年 8 月，为了更好地为评估戒毒人员运动康复效果提供标准性依据，弥补目前以戒断时间为标准的"一刀切"式的不足，通过量化评分，科学评估个体的康复效果和预测复吸可能，用以评价戒毒人员回归社会的状态和可能性，并且为政府机构实施干预提供培训方案上的指导，我们通过数据的分析和模型的建立，制定并发布了《强制隔离戒毒人员运动戒毒康复评价标准》（以下简称《标准》）团体标准。与此同时，我们在《运动戒毒康复标准诠释的理论与应用》一书中也有详细介绍：为了高效、便捷地落实使用《标准》，根据《标准》中各项指标的监测要求，开发了"运动戒毒康复评估系统"（后简称评估系统），以期在戒毒所内实施常态化的评价系统，测试和保存、查看数据，完成数字化评价标准的建立。对于《标准》的制定原理和使用方法，以及评估系统的具体操作指南，我们已经在《运动戒毒康复标准诠释的理论与应用》一书中给出了翔实的解读和步骤解析，在此不一一赘述。

本章，我们将回顾《运动促进药物依赖者康复的理论与应用》（周成林，王东石著，后简称《运动促进康复》）、《运动戒毒康复标准诠释的理论与应用》（周成林著，后简称《标准诠释》）到本书《运动戒毒康复理论与应用》（后简称《运动戒毒康复》）整个系列的完成。我们将从运动锻炼促进药物依赖者康复的基本理论、运动戒毒的康复效益评价手段、运动戒毒的康复状态评价、相应的康复指导方案生成，以及智能化的运动戒毒系统几个方面进行逐一介绍。

1. 运动锻炼促进药物依赖者康复的基本理论

大脑奖赏系统的受损是药物依赖者频繁出现觅药行为的重要原因之一，由此，药物依赖也成为一种慢性、复发性的脑病。我们对我国药物依赖的现状和治疗的特征进行了分析（见《运动促进康复》第一章和《运动戒毒康复》第一章）。对于药物成瘾人群大脑环路的解读，最典型的是来自 Baler 和 Volkow 在 2006 年发表的研究——药物成瘾脑区环路（见《运动促进康复》第二章）。Volkow 提出了与成瘾行为密切相关的四个环路：奖赏系统、动机或驱力系统、记忆和学习系统，以及认知控制系统。这四个系统既与成瘾人群加工药物时对奖赏信息的识别、判断、估计产生异常有关联，也与他们进行记忆加工和抑制加工等基本认知能力具有一定的关联。上述 4 个系统直接或间接地通过神经解剖通路受到多巴胺调节，相互之间的联系多通过神经递质投射，神经递质可塑性的改变可能会最终在分子层面造成长期的改变，从而形成成瘾行为。个体是否会对既有刺激产生反应，取决于其基于过去经验和当前内在需要及预期评价这个刺激和其他刺激的价值。而对于成瘾者，药物和线索的价值估计要高于普通人，因此弱化了自然强化刺激的效果（例如，食物奖赏）（见《运动戒毒康复》第八章）。此外，成瘾者的抑制控制功能下降（见《运动戒毒康复》第二章），使得整个过程成为一个不封闭的环路，最终导致不计后果的强迫用药行为。

针对上述已发现的药物成瘾人群的受损特征，运动锻炼的方式作为一种绿色、无副作用的干预手段，得到了研究者的关注。显然，运动锻炼最初被视为一种有效的干预方式，最可见的原因是其为体质健康带来的益处。科学有效的运动锻炼是成瘾人群在康复阶段中恢复基本体力、强壮体魄的有效途径（见《运动戒毒康复》第六章）。然而，从更深入的层面，运动锻炼带来的效益，更大一部分是其对成瘾人群认知功能，以及相应大脑功能的康复。通过对大脑奖赏功能的修复，真正实现药物的戒断和复吸率的显著下降。也就是说，通过对脑功能康复为核心的干预靶向来实现药物依赖者的康复。由此，在此系列书中，我们在《标准诠释》的第一章主要围绕着行为层面、认知加工层面和神经加工层面展开论述；也在本书中从健康教育、奖赏加工系统机制、自我控制能力的方面做出讲解。

2. 运动戒毒康复的干预方案

进行科学干预的第一步是要找到可行的干预方案。最初，我们对大量的国内外研究进行了分析，通过动物实验、人体实验等多个角度，也通过元分析的视角，尝试从理论角度获取最有利于药物依赖者康复的运动方案（见《运动促进康复》第三章、《运动戒毒康复》第三章）。在此基础上，我们进一步对运动的方案进行了探索，通过设定不同强度的比较（即中等强度、高等强度、急性运动和长期运动），得到了中-高等强度，以及12周的运动锻炼能得到最佳的康复效益（见《运动促进康复》第四章、《运动戒毒康复》第四章）的结论。

基于此，我们为符合基本身体活动能力的药物依赖者设立了"有氧运动康复处方""力量训练康复处方""女性康复操运动处方"三个方案。上述三个方案均在《标准诠释》第二章进行了详细陈述。这三套方案随后也在浙江省十里坪强制隔离戒毒所和浙江省莫干山女子强制隔离戒毒所严格执行了12周。并在此基础上，得以筛查得到有效的检测药物依赖者运动戒毒康复状态的评价指标。

3. 药物依赖者运动戒毒康复状态的检测技术

在此基础上，我们确立了有效的锻炼方案，进一步尝试找到能够科学精准地评价康复程度的指标。在理解了为什么运动可以有效促进成瘾人员的康复后，我们对成瘾人群的康复状态进行评估。这一方面是为初次采用运动锻炼干预的人群提供基线水平，用以评估其在干预开始前的初始状态；另一方面是在运动干预之后，对锻炼效果进行适当的评价，并根据康复程度调整锻炼方案，以取得不同阶段、不同状态下更合理的干预参数。然而，测评方式多种多样，传统测评主要集中在对戒毒人员的体适能进行测量，体适能的测评虽然可以在一定程度上反映戒毒人员的身体素质康复程度，但尚不能对其心理状态，特别是认知能力和大脑功能的康复程度进行评估。

通过比较处于康复阶段的 532 名强制隔离戒毒人员（分为高强度有氧运动、中等强度有氧运动和抗阻运动锻炼三种干预手段）在锻炼前和锻炼后在行为问卷、抑制控制测试、工作记忆测试等方面的 45 项指标（《标准诠释》第三章），最终筛查得到最能精准反映康复状态的 10 项指标。并通过数据的拟合，将 10 项指标在评价康复过程中的权重比例加以调整，建立了运动戒毒康复的评价方案（《标准诠释》第四章）。10 项指标分属于行为康复、认知康复和奖赏系统康复三个方面，我们在《运动戒毒康复》的第六章、第七章和第八章分别对干预的效益进行了阐述，并进一步分析了其内在的机制，为指标的选用提供了科学的支持。

10 项指标分别包括：BMI、伸肌耐力、屈肌耐力、锻炼态度、强迫行为、状态焦虑、注意能力、抑制能力、工作记忆能力和奖赏决策。关于 10 项指标的基本介绍和测评方法，可以在《标准诠释》的第三章查询；根据测评得到结果，进行计分运算的方法可见《标准诠释》的第四章。由此，我们可以通过最终的分数评价戒毒人员的康复水平。

4. 药物依赖者康复与预防的指导方案

在得到药物依赖者的康复评估后，康复者需要依据自身状态，对运动锻炼的方案进行调整。我们为不同身体状态的个体提供了多样化的运动处方建议，对于特殊人群，如老年群体、高血压患者、HIV 感染者可以参阅《运动促进康复》第六章相应指导方案进行锻炼。而对于具有基本身体活动能力，并经历过相应康复治疗的成瘾人群，可以依据自己在评价中的得分情况，参考《标准诠释》第四章中的表 4-3，进行指导性身体锻炼调整。

戒毒防治也是康复的重要一环，在《运动促进康复》的第七章，我们向青少年提供学校运动锻炼指导方案，向社会人士提供户外运动锻炼指导方案，用以强壮体魄，科学预防。同时，我们也向回归社会，进行社区戒治的人群提供社区运动锻炼指导方案，为居家自觉科学地参与运动锻炼提供指导。

5. 智能化的运动戒毒系统

上述内容，无论干预方案的选择，还是运动状态的监测，以及康复成效的评估，都存在一个难点——具有专业化技能人员紧缺，并且要想实现个性化训练程度，需要人力投入。然而，随着科技化水平的提高，智能化的运动戒毒系统应运而生。根据课题组的研究成果，在转换成应用的过程中，努力实现操作的智能一体化。首先，课题组研发了"药物依赖性测试及运动处方生成系统"，该系统主要服务于科研工作者、康复工作者和药物依赖者，主要提供毒品依赖者快速评估，以及运动处方的快速生成。我们在《运动促进康复》的第八章提供了该系统的操作方法。然而，该系统的测评方式相对简单，主要依赖个体的主观性回答，具有速度快、效率高的特征。但经过对测评指标不断完善后，我们发布了《强制隔离戒毒人员运动戒毒康复评价标准》团体标准，该标准中包含了更多客观性指标，甚至血液和大脑状态的测评指标，为了高效、便捷地使用该《标准》，联合赛翁思科技开发了"运动戒毒康复评估系统1.0"。我们在《标准诠释》的第五章详细介绍了这套系统软件和硬件的操作方式。由此，整个运动戒毒的体系得以完整，从入所的状态测试，到初步的运动干预，随后依据不同时间段的康复状态评估，获取并更新运动处方，使康复人员能够形成自助式的状态评估和完成科学运动方案获取。

后 记

自 2017 年获得国家社会科学基金重大项目资金资助以来，本课题组在多方支持下，通过社会调研、实证研究、数据建模等多种技术手段，对我国戒毒教育矫治的现状与特征、运动锻炼促进戒毒康复的理论基础与进展、运动戒毒的实证研究与检测技术、运动戒毒模式的评价标准等方面进行了考察和分析，最终形成了《运动戒毒康复理论与应用》。本书的撰写不仅丰富了运动促进戒毒康复的理论，同时为广大在基层进行戒毒康复实践的工作者提供了积极的指导，是对理论研究应用于社会服务的重要探索。

本书的撰写基于大量的数据采集和实证分析，由周成林、金鑫虹撰写第一章；周成林、赵琦撰写第二章；王小春、金鑫虹撰写第三章；王小春、陈一凡撰写第四章；王小春、陈一凡撰写第五章；卢天凤、刘佳宁撰写第六章；赵琦、刘旭东撰写第七章；周成林、周宇撰写第八章；陆颖之、王莹莹撰写第九章；最终由周成林、王小春和陆颖之统稿，娄莹校稿。此外，要感谢课题组其他成员姬庆春、李夏雯、李雅南、王家宽、唐傲、赵祁伟、周祺宸、梁轶睿等在数据收集过程中做出的不懈努力。同时，本书的完成也离不开合作单位的鼎立支持，谨此表示衷心的感谢。感谢浙江省戒毒管理局陈玉海局长在项目开展过程中的鼎力支持，感谢浙江省戒毒管理局、浙江省十里坪强制隔离戒毒所、浙江省莫干山女子强制隔离戒毒所、湖南省白泥湖强制隔离戒毒所在实验研究和标准制订过程中给予的大力支持和协助。感谢杭州赛翁思科技有限公司将研究成果转向实践应用。感谢东北大学出版社孟颖同志为本书出版付出的辛苦劳动。千言万语汇成一句话——感谢！

最终，希望本书的出版能为运动戒毒事业的发展带来新的思路，注入新的活力！

著 者

2021 年 5 月